中國近代中醫藥期刊彙編

第一輯

39

中西醫學報

（德華醫學雜誌）

上海辭書出版社

目録

Deu Hua Medizinische Monatsschrift

德華醫學雜誌

Verlag: E. Yoh Medical Press, Shanghai, Myburgh Road 121

德華醫藥學會出版 上海梅白格路一百廿一號醫學書局印行

I Jahrgang 第一卷 | March 1928 | No. 3. 第三號

編輯者 Herausgegeben von: 醫學博士丁名全 Dr. med. M. T. Ding 醫學博士丁錫康 Dr. S. K. Ting M. D. 德醫學士丁惠康 Dr. W. K. Ting

撰述者 Unter Mitwirkung von:

醫學博士尤彭熙 Dr. med. B. C. Yuh; 醫學博士王畿道 Dr. med. C. D. Huang; 醫學博士江俊孫 Dr. med. T. S. Kiang; 醫學博士朱仰高 Dr. C. K. Tsue; 醫學博士李元善 Dr. med. Y. C. Li; 醫學博士李梅齡 Dr. med. M. L. Li; 醫學博士李中庸 Dr. med. C. J. Li 德醫學士杜克明 Dr. K. M. Doo; 醫學博士金問祺 Dr med. W. K. King; 醫學博士胡定安 Dr. med. Ping Hu; 醫學博士周景文 Dr. med. K. W. Chow. 醫學博士周綸 Dr. medL. Chow. 醫學博士周君常 Dr. med. C T. Chow 德醫學士張森玉 Dr. S. N. Dschang; 醫學博士俞鳳賓 Dr. med Voonping Yu 醫學博士曾立羣 Dr. med. L. K. Tschen; 醫學博士曹芳濤 Dr. F. D. Zau M. D.; 醫學博士趙志芳 Dr. med. C. F. Chao; 醫師蔡禹門 Dr. Y. M. Tscha; 醫師陳邦賢 Dr. P. I. Chen; 醫師孫祖烈 Dr. T. L. Sun; 醫學博士屠開元 Dr. med. K. Y. Do; 醫學博士顧祖仁 Dr. med. T. C. Koh

EUKODAL

德國怡默克廠 總經理

上海興華公司 廣東路十九號

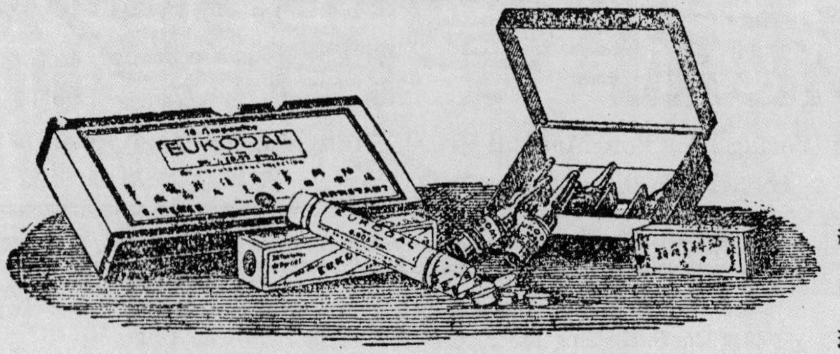

油科達爾

用法

安神咳嗽每次可服半片至一片

止痛每次可服一片至兩片最多至四片

油科達爾

止痛鎮靜醫藥界多藉重麻醉品然皆含有毒性亦易養成習慣性致使用之者有欲却不能之勢怡默克藥廠有見及此欲矯此弊是以特發明一種新藥定名

油科達爾

其功用與各麻醉品相等然毒性毫無已經內務部化驗認可批准行銷即日日用之亦無習慣性所謂習慣性者即如飲酒者思飲吸紙煙者思吸是此則不然用以治病病愈後可隨時不用故欲

鎮痛安神莫如用油科達爾

油科達爾可治咳嗽氣喘腹痛牙痛神經痛再加乾性水胸膜炎胃潰傷十二指腸炎心肉炎等以能安神亦有用以戒除雅片者

E. MERCK, DARMSTADT

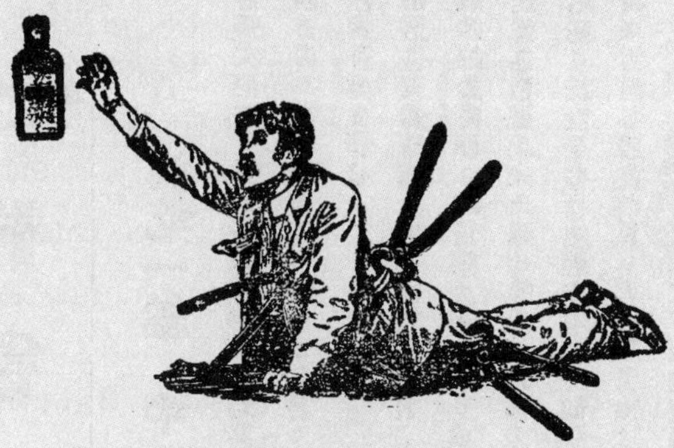

Urodonal

靈驗育杜納

比雲母LITIA强三十七倍專治關節炎僂痲質斯血管硬化腎臟腫痛風濕骨痛肢節酸痛浮腫結核諸症爲獨一無二神品係最有効力之靈藥

HÄMATOPAN

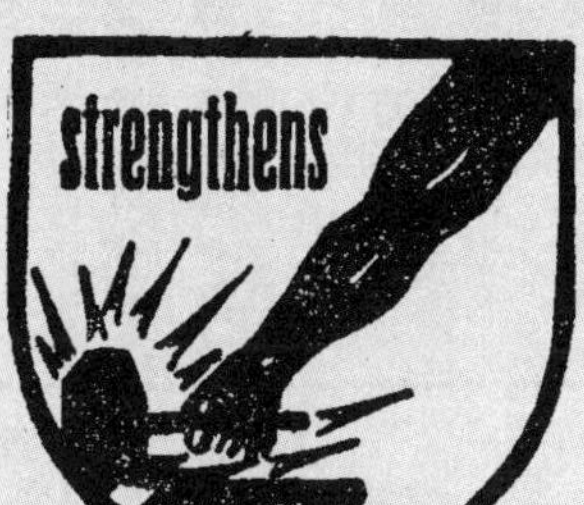

BIOOD **NERVES**

海馬土朋

此藥爲紅血色素鐵質與麥精等份配合而成爲治療佝僂病身體衰弱神經衰弱貧血委黃病肺病瘰癧胃口及身體衰弱等症聖品在歐西已盛行二十五載醫家無不贊賞者

此外有海馬土朋內加砒質鐵質極亞哥爾碘溴砂等數種又有加鈣質一種產婦及乳兒用之特佳因其能健骨益神故也

樣品及說明書請正式函索即奉上

金山洋行

上海漢口路A字九號

瑞士國汽巴藥廠監製

Society of Chemical Industry in Easle, Switzerland

ELBON 'CIBA,,

專治肺癆午後潮熱 愛爾邦

肺癆結核素稱難治東西醫家之所束手者也此症之潮熱惡寒盜汗咳嗽精神困頓胃口呆滯等症狀皆斯症漸次加重之明證尤以午後潮熱一症更宜留意然非採用除根絕源之法無以達其治療之目的也其法爲何即殺滅病菌消除毒素是已本藥廠本乎斯旨特製愛爾邦新藥藥性溫和効力確實能抗毒防腐對於斯症具有特效其治病之原理在抵禦結核菌之毒素助白血球蝕菌之力使發熱根源絕滅於是斯症之各種症狀從而消滅患者自覺精神振作食慾增加體魄康健抵抗力強大實近世治癆劑中最進步之品也

包裝 片劑管二十片每片含藥一格蘭姆 藥粉 每瓶二十五格蘭姆

詳細仿單及實驗錄樣品承醫生試用請賜簽名蓋印函索即奉

中國總發行處 上海交通路中新華大藥行

南方發行處 廣州市惠愛東路三四大新華公司

北方發行處 天津法租界亨達利洋行

VITAMIN-A

REGISTERED "JECOR AMIN" TRADE NAME

The Prinicpal element of cod liver oil, for the tretment og tuberculosis, asthma, nyctalopia, infant's weakness, dry conjuntiva etc.

NIPPON SHINYAKU CO. Ltd. KYOTO JAPAN

肺結核患者之唯一營養劑

維他命A

又名也可拉明
可供內服及注射之用

夫鰵魚肝油為補身健體妙品盡人而知之而尤以對於肺癆病人之營養不良身體虛弱為有效亦素知之事也然其奏效之最重要成分果為何物乎此醫藥界素未能解決之問題也在昔化學幼稚時代或謂其油質容易吸收故有益或謂其所含微量之碘質為其奏效之原因議論紛歧訖無定論迨至晚近維他命學說闡明以來始知魚肝油中含有無味無臭之維他命A為其最重要成分即此油之能奏其療治肺癆補身健體之效者實基於此

於是東西醫藥界均注重於此維他命A早思單獨應用以免服食腥難堪之魚肝油且可發揮其重要之治療的功效是為唯一目的然此質在魚肝油中為量甚微且提取艱難消耗甚大是製造上之難關也

本社悉心研究提鍊方法不惜金錢與時間之重大損失卒抵於成製為內服用膠球及注射用液劑以供醫療界之用自發行以來備蒙東西醫藥界之推許均謂魚肝油之偉效盡聚於此其特點在無腥無臭容易服食雖病體沈重食慾不振者服之仍能盡量吸收且能增進食慾婦人小孩亦樂於服食更有注射劑可由非經口的用法而能達其治療目的尤為特長誠良藥也

效用　統治肺結核之營養不良身體虛弱夜盲症氣喘小兒瘦弱等症

包裝　內服用膠球每瓶五十粒每粒含量〇・三瓦大瓶二百五十粒　注射劑五管裝及十管裝每管一西西

製造廠日本新藥株式會社

總發行處上海交通路中新華大藥行

NIPPON SHINYAKU CO. Ltd. KYOTO. JAPAN

SANTSOL

A permanent aseptic aqueous solution of soluble SANTONINE preparation for Santonine-therapy.

世界最新注射用蛔蟲驅除劑

珊篤曹爾

珊篤甯（山道年）爲驅除蛔蟲要藥乃醫藥界之所公認然其奏效遲緩效率低微且有不測之副作用亦屬素知之事實也且其奏效之原理向未明瞭是以學界之研究不遺餘力迨至晚近始有新學說之發明焉謂珊篤甯在胃腸內對於蛔蟲初無直接毒殺作用乃須在胃腸內先受分解而一部分被吸收經循環系移入肝臟變成一種特殊物質逐漸流入胆囊內與胆汁相混和再行分泌於腸管於是此物質對於蛔蟲有毒殺作用也自此理闡明以來知珊篤甯奏效之路徑及時間長遠悠久輾轉周折故其奏效率之低微爲臨床家所不滿意者良有以也

本會社有慨乎此特由專門家之研究製成珊篤甯酸鈉化合物更進而製爲無菌水溶液注射劑以期直接注入體內卽達肝臟以縮短經由路徑節減藥力之損失爲主要目的曾經廣博之實驗俱得良好成績奏効迅速而確實藥力强大而無副作用是以創製未久卽轟傳醫藥界得有嘖嘖好評均稱爲能盡珊篤甯本來藥性之無上良劑也

包裝分爲五%一西西五管裝盒裝及十%一西西五管裝二種

製造廠　日本京都日本新藥株式會社

總經理　上海英租界交通路中新華大藥行

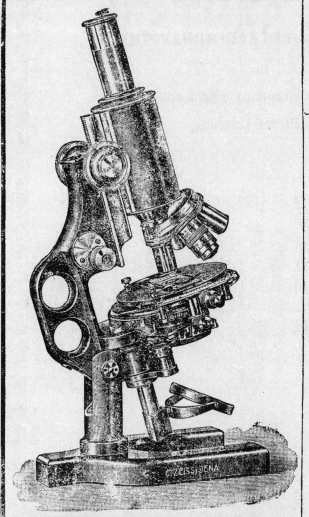

SIEMENS CHINA CO.

Simple Roentgen-apparatus

for

Radioscopy Radiotherapy and Radiography

for Direct Current.

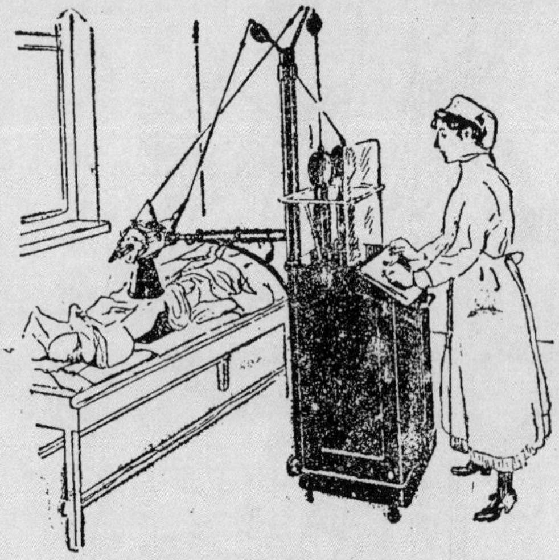

輕便愛克司光機

比機爲敝廠最新發明者運用靈便裝置極易既可診斷骨骼心肺腸胃各症及攝影又能用以表面治療各式皮膚症誠醫界不可不備之器械也敝廠備有暗室以便隨時試驗之用倘蒙惠臨參觀不勝歡迎之至

分行　天津　北京　濟南　重慶　南京　奉天　漢口　成都　香港　廣州

上海江西路二十四號　西門子電機廠啓

選購愛克斯X光器械須知

凡醫生。或病院。欲裝設愛克斯X光器械。應將以下諸端詳細指明之。

甲　所需電氣來源之情形。

乙　對於裝設此器之要求。

愛克斯X光裝設之價値。卽全繫于此。

對於甲項。計有以下問題。

(一)或直流電。電壓力幾何。日間或夜間發電。

(二)或交流電。電壓力幾何。循環次數若干。日間或夜間發電。

以上一二兩條。係由公共電氣廠。供給電氣而言。

(三)或係自備發電機。與愛克斯X光器械。一同購之。

乙項計有以下問題。

(一)係欲透照。與時間治療。及時間照像。

(二)或係欲時間。兼速治療。與透照。及時間。兼速照像。

(三)抑或係欲時間。兼速。併兼片刻治療。與透照。及時間。兼速。併兼片刻照像。

此器之價値。按其要求而有增加。並按其所帶附屬品之多寡。而有不同。如附帶愛克斯X光筒。三腳架。安裝件。療病台。與療病附屬品。各若干是也。

茲請按照以上諸端。詳細註明。俾可具單開列價値

上海西門子電機廠啓

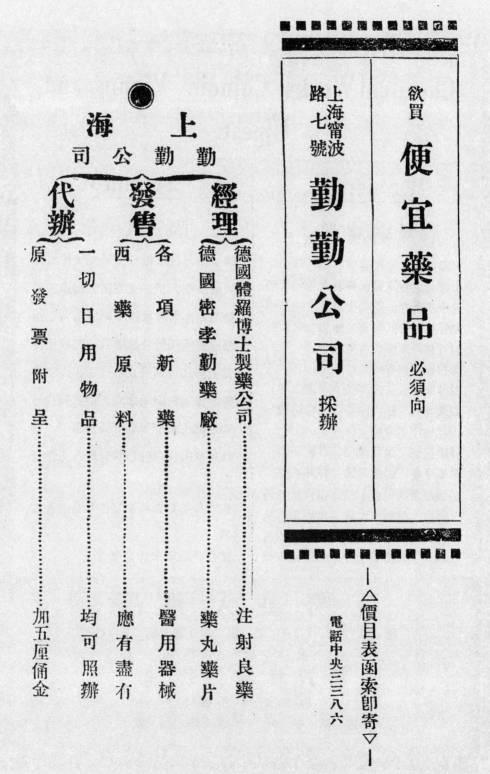

上海集成藥房公記有限公司

J. D. CHANG & COMPANY, LTD.

Chemists & Druggists

54 NANKING ROAD
SHANGHAI

Cabfe Add:
"Chamieus,,
Skanghai.

Telephone
C. 7533
7534

本藥房創設多年備蒙社會信仰茲因擴充營業重行改組添加公記總發行所遷至南京路抛球場口五十四號新屋內容外部大加整頓專售泰西各國原料藥品醫院醫生應用器械上等香料化粧物品並設專廠製造補身家用良藥選貨精良定價低廉批發格外公道如蒙賜顧無任歡迎

集成藥房公記有限公司謹啓

總發行所　南京路抛球場口五十四號　電話中央第七五三三號

製藥廠　英租界泗涇路十二號　電話中央七五三四號

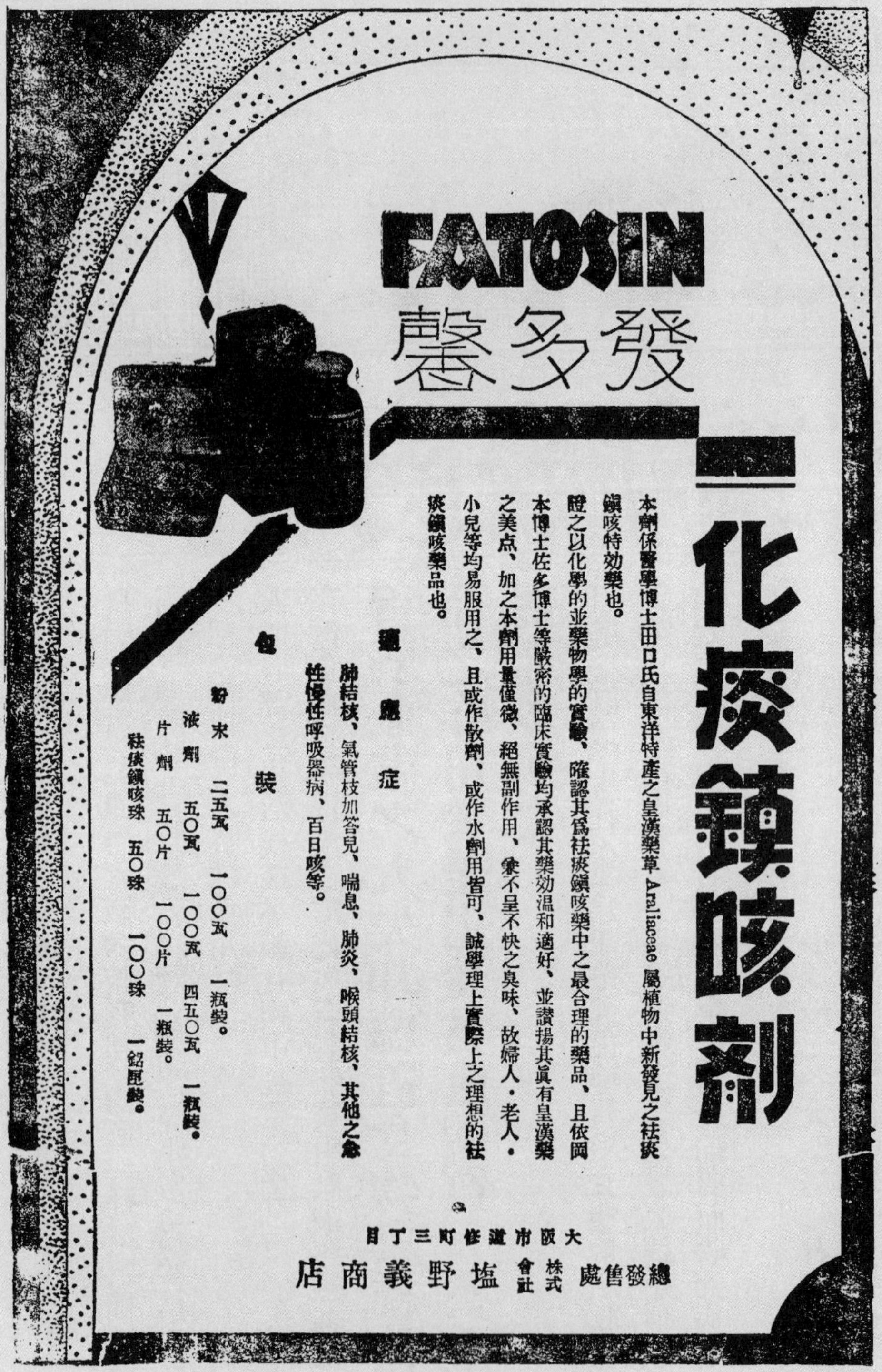

FATOSIN
發多馨
化痰鎮咳劑
本劑係醫學博士田口氏自東洋特產之皇漢藥草 Araliaceae 屬植物中新發見之祛痰鎮咳特効藥也。
證之以化學的並藥物學的實驗、確認其爲祛痰鎮咳藥中之最合理的藥品、且依岡本博士佐多博士等嚴密的臨床實驗均承認其藥効溫和適好、並讚揚其眞有皇漢藥之美点、加之本劑用量僅微、絕無副作用、兼不呈不快之臭味、故婦人・老人・小兒等均易服用之、且或作散劑、或作水劑用皆可、誠學理上實際上之理想的祛痰鎮咳藥品也。
適應症
肺結核、氣管枝加答兒、喘息、肺炎、喉頭結核、其他之急性慢性呼吸器病、百日咳等。
包裝
粉末　二五瓦　一〇〇瓦　一瓶裝。
液劑　五〇瓦　一〇〇瓦　四五〇瓦　一瓶裝。
片劑　五〇片　一〇〇片　一瓶裝。
祛痰鎮咳珠　五〇珠　一〇〇珠　一鋁匣裝。
大阪市道修町三丁目
總發售處　株式會社　塩野義商店

Deu Hua Medizinische Monatsschrift

Vol.1 March 1928 No.3

德華醫學雜誌

第一卷第三號目錄

勒吐精老牌代乳粉
乳水不足？
乳質淡薄？
及雇用奶娘
之麻煩？
欲解此三種育嬰
難題　一言以蔽之用
勒吐精老牌代乳粉
蓋此粉成分
及性質與康健母乳
相同
贈券
奉上郵票
十分乞將勒吐精
代乳粉一小罐
惠下為荷此請
上海蘇州路二十號
英瑞煉乳公司鑒
姓名
住址
LACTOGEN
NET WEIGHT
3lbs
LACTOGEN
THE NATURAL MILK FOOD
FOR INFANTS AND INVALIDS
PREPARED IN AUSTRALIA

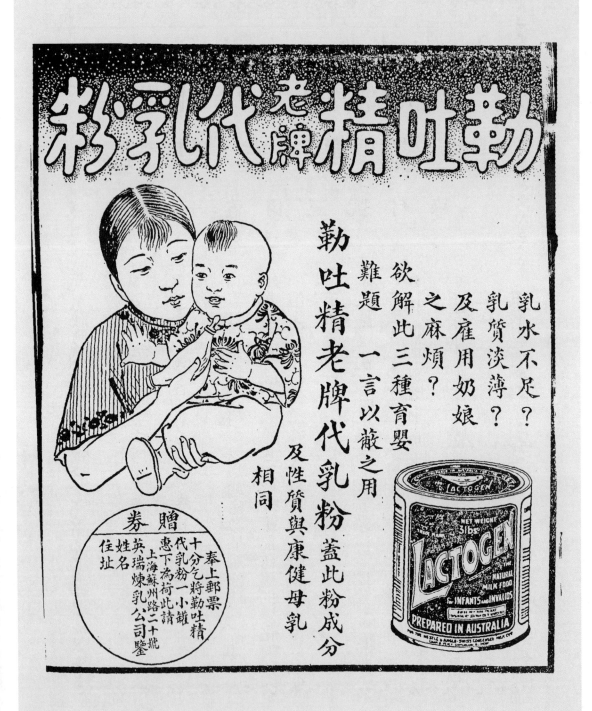

德華醫學雜誌 第一卷第三號

Die moderne Therapie der Bronchiektasen.

氣管枝擴張症之縮合療法

大學教授包爾著

丁惠康譯

氣管枝擴張症之臨床解剖的症候。再爲變化莫測。而典籍所載。多簡而不詳。以致最初氣管枝與氣管枝肺炎。Bronchitiden und Bronchopneumonien 之病的經過。每有視爲已愈。而數年之後病勢益增進者。蓋此病之初起。世人多忽視之。且不易診斷。故誤其臨牀的（藥物的物理的）治療。而後日每有變成極嚴重之症候也。故余以爲此症之早期診斷。與合宜之臨牀治療。實爲至要之務。庶能將病的變化。完全消除之。而使患者之各種痛苦與困難。亦絲毫不復存在。

氣管枝擴張症之初期症候。甚爲複雜。於成人有單葉下或雙下葉『圓形性加答兒者』。Stehende Katarrhe 大都與第二期肋膜變硬症 Sekundaer Pleura Schwarten相連而生。其加答兒之傾向。在幼童之百日咳痲疹。流行性感冒。氣管枝肺炎等症。俱可聽得之。其後幼童漸長。而慢性加答兒。仍潛伏在肺下。葉而爲日後氣管枝擴張症之原因。此卽爲醫籍所載之前驅期也。

此外之應注意者。卽由以上各症而成氣管枝擴張症之前驅期。以百分計論之。鮮有變成嚴重之症候者。但應用肺縮合或肺截開術之重症。以百分計論之。則大都無前驅期之發現。故患病者之絕對數。決不可輕視之。故氣管枝擴張症之症候。每有極爲嚴重者。而病人與醫生除藥物的與機械的治療之外。其應用手術與否。有時亦莫得而決定之。此亦毫無足異者也。故如何決斷而定其治療之方針。已屬困難。而與論界復持種種之議論。對於治療之結果。或失敗。有種種之猜測。且更有困難者。卽此症之治療時機。貽誤已久。致根深底固。治療之有極著明之危險。或毫無結果。——故吾人所當注意者。將氣管枝擴張症之病的現象。詳加研究。則知其屬於何類。而勿致失其正當療治之時機。

在余之維斯白特志地方報告中。Wiesradener Referate（一千九百廿五年之內科會議）對於氣管枝擴張症之病理的與解剖的臨床現象及其變化狀態等。言之綦詳。並於其病原因上。有特殊之意見。

此病之種類。以有腐敗性分泌物者 Putride Auswurfmengen 爲最多數。似可用外科手術。然病的趨勢。反以蔓延。乃成出血性或復發性氣管枝肺炎。有兇惡之咳嗽普通現象的繼發性障礙等。由於以上各種結合的障礙之結果。乃成一種的治療方針。蓋欲除以上種種之障礙則採用下列諸法。肺縮合療法。Lungenkollaps Verfahren 肺之外科手術法。Pneumotomie 再後爲肺葉全部鋸骨截除法。Total-Resektion 或橫截除法。Quer-Resektion

疾病之治療。各隨病之程度與變化而異。近今多用肺縮合之手術。Kollapstherapie 用此手術而療治肺結核。多有良好之結果。以之治氣管枝擴張症亦有佳果。而比較的無危險

肺縮合療法。何以可治療氣管枝擴張症乎。此爲至有興趣之一事。而吾人所應研究者也。

氣管枝擴張症療治之唯一目的。在於限制其氣管枝患處之發炎性滲出物。與禁止其病變化之蔓延。故勿使痰液凝滯。爲治療目的之第一要務。

肺臟與氣管枝。具有自己清潔與排泄能力之學說。但此時吾人已多知其爲不確矣。

特別在慢性肺出膿症。則完全無自己清潔能力之作用。又宜加考察者。爲病機蔓延。而凝滯之分泌物。吾人若欲根本去此病原。當設法除去痰液之分泌。然後可望病之告痊。故痰液之凝滯。爲氣管枝擴張症不完全療法之主要原因。

分泌物凝滯之原因。吾人初不難知之。如氣管枝狹窄症 Bonchostenose 其一也。

卽兒惡性之氣管枝狹窄症與慢性之肺出膿症相合時。吾人名之爲氣管枝擴張症矣。Bronchiektasie 然氣管枝經圓柱形擴張後。痰液何以凝滯。此吾人尙不能十分明瞭者也。——此項原因。在余維斯白特舊報告中。(一九二五年之內科會議)已約畧述之。今且舉一臨症之經過與觀察。可證痰液凝滯之程度。至爲頑固也。前有一十六歲之患者。患同形性下葉肺管枝擴張症。爲局部感覺性者。患者及其兩親均拒絕用局部麻醉法。余等擬破例實行全身麻醉法。因經過久臥之後。痰量漸減。僅有十至十五立方公分。Ccm 於是在施手術日之晨間。令其將痰液儘量吐出。復施以規間氏懸掛法。Quinckesche Hangelage 余以爲氣管枝。已將痰量完全排泄。無復有慮矣。乃在初期麻醉時。立時吐出多量之痰液竟有七十至八十立公分之多。而其吐出之痰量。有高度之黏液性。幾完全將上呼吸道塞止。面部起嚴重之籃白色。麻醉術此時雖尙須繼續施行。不得已遂中止焉。患者此時。僅有昏迷狀態。故未幾卽行醒覺。遂將上呼吸道之黏性排泄物。盡行驅除之。如是約一刻鐘之後。吾人以爲肺中之痰。大多已經排泄盡淨。故卽施行第二次之麻醉。但未幾仍呈嚴重之現象。復有多量之排泄物吐出。面部亦現靑白色。而此時之最感困難者。卽上呼吸道之多量黏性排泄物。如何驅除之也。此等之困難現象。將使下部塑成形術 Untere Teilplastik 之施行方針完全妨礙矣。——以上可證明。——普通之麻醉法。在肺手術上之能否施行。將猶豫而莫能決。——而尤以肺管枝擴張症。因多量之排泄物故。其應用尤當謹慎也。又服藥療法。雖可減少其排泄物。與減少排泄物之黏液性。然呼吸道則決不能因之而通暢。若用痲醉術。又將引起所有之排泄量。現種種不快之現象。略如上述。

試觀下列第一與第二愛克司光圖。可知此種驚異之現象。蓋有由來也。第一圖(胡氏患者)係在心臟之影中。其旁爲一極闊之氣管枝。與許多附着之小袋 Saeckchen 余名之曰小穴。Caverniculae 此種葡萄形之擴張物。如肺中用育碘品 Jocipin 注入之。則在愛克司光圖中。可觀出氣管枝擴張症之諸形狀。大都懸在肺之下部。故可在橫隔膜影 Zwerchfellshatten 處攝得之。或自心影處作圖亦可。自上而下與縱隔膜相並行之氣管枝。圖中常現出特別清楚而整齊之印象。如檢查小穴與氣管枝互相連合之關係。則可見擴張之氣管枝。與此小穴相對向者。有比較的狹窄處。其病理之解剖變化。以余現在之觀察視之。則此種小穴。大多數消滅。此種解釋之觀察。新爲樂來氏 Lorey 所研究。經尸體解剖而縮合之肺臟。此種小穴須經特別之注意。始得見之。與自尸體中取出之氣管枝擴張症患者之肺臟。經育碘品注射後之愛克司光圖。正復相類。可見此種小穴。在尸體解剖時。卽全行縮合。故檢察者。若不特加注意卽將交臂失之。——此種觀察。貽吾人以一種之證明。卽研究氣管枝擴張症時。對於尸體解剖。與已變硬之肺臟。其關係甚爲重要也。故欲其見解之不謬。當一方分別爲氣管枝之呼吸變化與擴張物。一方分別爲肺臟腺細胞之發炎性空穴。——第一圖之邊部。其一部分爲注滿碘後之平常肺氣胞。其另一部分。爲多數極微之空穴。氣管枝之擴張。在此部不甚清楚。故以臨症上的診斷而論。與愛克司光圖之觀察。爲氣管枝擴張症之前驅期。係一種慢性浸潤性之氣管枝炎與周圍氣管枝炎。Chronische, infiltrative Bronchitis und Peribronchitis,

第一圖有極著明之變化狀。第二圖之變化狀態。雖不甚著明，然其變化狀態之意義。初互相一致。吾人於邊部可見極密之斑點狀。與普通之肺氣胞部相符合。圖之中央。可見擴張之氣管枝。與其附屬之小穴。而此小穴每達於橫隔膜部之影。而與心影相結合此圖之注意點。卽受患之氣管枝。有平均的陰影經過是也。故此係十分嚴重之氣管枝周圍炎。間質結締織之發炎與肺硬結也。Peribronchitische interstitielle Entzundung. einer Lungenschwarte"

祝以上二圖之觀察。可知肺縮合法治療之結果。氣管枝擴張症之性質與解剖之變化而異。此種硬結與浸潤性質者。自不能達於縮合之境。卽其中擴張之氣管枝。亦無縮合之望。故遇此等情狀時。僅有使肺臟安靜休息之一法。因呼吸之動作阻止後。則痰液之吸入。與淋巴管循環。皆因之而得以限制也。

肺縮合手術之治療。尤合宜於空穴性形狀之氣管枝擴張症。惟蔓延性與浸潤性者。其結果良者少。蓋氣管枝擴張症治療之最大目的。在不使其痰液停滯。故在空穴性形之症。經肺縮合手術後。自易奏効。但此種病的變化。若與胸廓塑成形。Thrakoplas ik,相連合時。則肺縮合之手術。僅有一部分之功効。故其結果亦不良。若欲患者經過胸廓塑成形。而仍具肺縮合之效能。則不能僅使肺臟組織失其彈力性。必使其有完全之縮合方可。但於事實上。不免各種之紛亂。因不能施以嚴密之鑑別也。又再感困難者。如無專門的眼光。與機械之常識。而加以塑成形之開刀。如以上所述。當判斷塑成形在氣管枝擴張症之結果。在各種手術中。其機械的結果。大相懸殊。

第三圖爲眞正之症候與塑成形之一例。患者係一婦人。在肺之右中與右下葉有極著明氣管枝之擴張。患婦已四十二歲。開刀時極呈衰弱與可憐之狀。在手術前所攝取之愛克司光圖在肺之下葉。可見一氣管枝擴張的大空洞。傍有浸潤物與擴張之氣管枝。以臨床之症候觀之。則爲進行極烈之肋膜硬結。Pleuraschwarte 而此多量之分泌物。有復發性氣管枝肺炎之傾向。有時肺出血。與帶有臭性之分泌物。均必需用手術。但肺尖仍爲自由而游離者。故截斷第二至第十之肋骨則可。

第三圖爲一完成之胸廓塑成形狀態。經過碘之注入後。致其影象極爲精密。此稍稍擴張之氣管枝與小穴。已比較的無狹窄。由浸潤性肺臟硬結包圍之氣管枝。經

中國近代中醫藥期刊彙編　第一輯

過此塑成形。幾無壓迫之傾向。卽有之亦僅小穴而已。在此小穴中。卽盛有多量之排泄物。患者在麻醉中時。吾人可得而見之者也。此乃氣管枝刺激之所以持續之最大之原因也。——但此種小穴經過肺縮合後。卽能消滅。故可知患者可得佳良之影響。經過普通療治後。可使排泄物。咳嗽之刺激。與惡液質。完全消滅。此患婦得達此種療治之結果。蓋肺縮合法之療治氣管枝擴張症。大抵多有效也。

吾人又亟宜注意與肺結核重要之分別。當結核病竈經過肺縮合手術後。如用肩胛下脊髓胸廓塑成形術者。Subskapular-Paravertebrale Thorakoplastik 其療治多成爲結締織。在氣管枝擴張之肺中。此受病之氣管枝。大多仍稍有變化。余至今尙不得眞確之意見。此氣管枝擴張症之肺臟。經過肺縮合手術後。結締織將稍硬化。如肺結核之亦然者。但余以爲肺縮合療法之結果。在肺結核與氣管枝擴張症之主義。初不一致。固無疑義。肺結核經肺縮合療法後。成瘢痕縮合性。Narbi e Schrumpfu ng 而氣管枝擴張症。雖經過其可悲慘之病變化多。結果較少。惟續發性者或尙有效。——與病的變化。果將因此不良之影響。而停止。獨未加注意及之。但氣管枝擴張症之病理的與病狀的現象之最要者。卽周圍氣管枝淋巴管炎與小穴是也。此周圍氣管枝淋巴管炎。Peribronchitische Lymphangitis 在獸類患肺炎時。可常見之。其病理的關係與氣管枝擴張症之變化與造成。在人類的病現狀上。尙不十分注意。而肺之動作協助淋巴管炎之蔓延。肺縮合遂因之而發生妨礙。

經肺縮合療法後。小穴卽行崩潰。Zusammenfallen 而痰液之黏滯。於以停止。——吾人可知氣管枝擴張症。經過肺縮合療法後。雖不在解剖之理想上。結成硬瘢。但漸有極良之影響。在實驗上。可使患者達於痊可之境也。

吾人既知以上之所述。則當分別縮合療法之應用。此種療法有三。卽氣胸術。胸廓塑成形術。與橫隔膜截斷術是也。Den Pneumothorax, die Thorakoplastik und die Phrenikotomie.

氣胸術之有效範圍甚尠。在大多數之氣管枝擴張症。咸有黏着性之肋膜炎。僅在童年之患者。其病的變化。尚未至復發性淋巴鬱積。而達於第二期肋膜疾患。則或尙有自由之肋膜空間。兒科醫士施行氣胸術。於氣管枝擴張症。有時成績極佳。余亦曾見年壯之患者。有極良之治愈成績也。但此種結果。尚不能十分眞確。因氣胸術對於氣管枝擴張擴。效力甚微。如前所述之肺結核與氣管枝擴張症之各異的療治結果。當肺結核經氣胸術後。則有瘢痕之造成。但在氣管枝擴張症。則不能造成。故吾人僅能以爲氣胸術可使小穴崩潰。與制止淋巴。在患部之循環而已。故氣胸術在新學說中。已成比較的陳舊矣。

其相對而立者。則惟塑成形術。既具前述之利益。與其永久持續之能力。——

前已有關克氏。與其他學者等。在肺葉之患部。一部分之塑成形術)試用肋骨截去法。但其結果則不能滿意。故欲達到完全發達之塑成形。必須在肩胛下脊髓之部分。予以肺結核性之治療法。亦在氣管枝擴張症。有特效。此種確實之經過。已有極富之經驗。在各種流行之醫籍中。亦已有述之者矣。

總而言之。則塑胸術 Thorakoplastik (塑成形術) 在氣管枝擴張症治療上。如得相當之方法。與時機。則大可樂觀焉。其結果不良者。大抵人多有一種之心理。以爲在患部舉行一部分之塑成形術卽可。如第一與第三肋骨仍在者。則在胸廓之中間與下部分。可較闊的截除之。而胸廓之斜方向。亦極微也。又有誤者。則僅截除極短之肋骨。(骨髓塑成形術) 而縮合之程度。遂不完全。且十分不宜於氣管枝擴張症。此外尚有誤者。卽骨膜與肋間筋亦同時截去也。

此外亦往往有不良之結果。如肺臟經高度之硬化後。此葡萄形之小穴。將無從而崩潰也。

橫隔膜切斷術。(司德氏) Die Phrenikotomie (Sturtz) 在氣管枝擴張症諸種的變化狀態中。不甚賞用之。余欲試驗其功效。曾實行此法多次。覺橫隔膜切斷術。在氣管枝擴張症上。若無他項治法合併。其佳良之結果亦甚尠。但亦無若何不良之影響。僅有一次。余之助手曾告我。其結果乃屬不良。卽一患者曾生雙方之橫隔膜切斷術。發現極惡之呼吸困難。與藍白色。後患者竟致不起。

橫隔膜切斷術進行之問題。在輕與初步之病情上。其肺臟組織。尚未硬化者。又余見有吐血傾向者之結果。多不見咯血症。此橫隔膜切斷術之功用。自易見之。因小穴多在肺之下部分。緊接橫隔膜上。而位置者也。故橫隔膜上升許多公分(Cm後對於此部有特殊之功效。——施行此法後。尚有極堪介紹者。則氣管枝擴張症。經育碘品之注入。先後在橫隔膜切斷術時。而施行檢察也。吾人於此可得一精密之觀察。蓋在橫隔膜上而呼吸時伸入橫隔膜影內之小穴。均已實際的縮合矣。

以結果而言之。氣管枝擴張症在愛克司光學中。與解剖的及病理的經過觀察之。已有十分佳良之經驗。施行治療。亦已明瞭。如何可以奏功。則肺縮合之治療法是也。總之嚴密精確之診斷。與科學的判斷。能引吾人在氣管枝擴張症之治療上。漸入光明之境矣。(愛克司光圖因製板後不甚清楚故未刊出讀者諒之)(德文原稿曾載同濟雜誌)

醫學與衛生

研究者之參考用書

醫學書局印行

- 藥師開業術 八角
- 醫學新名詞解釋 八角
- 中外藥名對照表 四角
- 中外病名對照表 五角
- 生理學中外名詞對照表 五角
- 新出中國醫史 一元六角
- 西洋醫學史 五角
- 子之有無法 三角
- 歷代名醫列傳 五角
- 南洋醫考試問題答案 二角
- 腦髓與生殖之大研究 四角
- 人體寄生蟲病[illegible] 七角
- 身之肥瘦法 六角
- 近世催眠術 五角
- 心理療法 三角
- 醫話叢存 五角
- 醫學碎金錄 四角
- 醫海一滴 四角
- 司氏眼科學 克氏耳科學 合編 三角
- 嘉氏頸病及胸病 施氏喉頸病學 合編 二角
- 學校健康之保護 五角
- 醫海文庫 六角
- 醫學叢刊 六角
- 頓死論 二角
- 心身強健之祕訣 實洋二角
- 中西醫學報 全年三元

▲中醫書及中西醫匯通書類

- 太醫局程文 一元
- 歷代醫學書目 二角
- 家庭新本草 四角
- 古方通今 二角
- 漢法醫典 一元
- 中國經驗良方 二角
- 醫界之鐵椎 八角
- 漢藥實驗談 一元七角
- 化學實驗新本草 一元四角
- 刪定傷寒論 二角
- 傷寒論通論 二角
- 內經通論 難經通論 合編 三角

▲細菌學書類

- 中外醫通 二元
- 中西醫方會通 二元
- 病原細菌學 三元

▲法醫學書類

- 近世法醫學 一元八角

▲看護學書類

- 家庭侍疾法 八角
- 看護學 七角

▲婦人科及產科學書類

- 人類的生殖 實價一元五角
- 生殖談 五角
- 近世婦人科全書 五元
- 姙娠生理篇 七角
- 分娩生理篇 產褥生理篇 合編 八角
- 不姙症及治法 四角
- 姙婦診察法 三角
- 產科學初步 七角
- 竹氏產婆學 六角
- 富氏產科及婦人科學 三角

▲兒科學書類

- 育兒談 四角
- 育兒之模範 八角
- 莫氏小兒科學 惠氏兒科學 合編 一元二角

▲藥物學及處方學書類

- 藥物學大成 四元
- 藥物學一夕談 六角
- 新訂藥物學綱要 二元五角
- 普通藥物學教科書 一元六角
- 西藥實驗談 一元六角
- 新萬國藥方 三元
- 實用兒科經驗良方 四角
- 簡明調劑學 四角
- 醫科大學經驗良方 一元二角

德華醫學雜誌 第一卷第三號

Behandlung des Fluor alb. durch Spuman

女子白濁白帶之治療法

醫學博士 婦科專家

丁名全著

Von Dr. med. M. Ding

女子疾病之所以多于男子者。大半是出于生殖器。女子之生殖器不如男子。污濁的東西是容易進去。加之女子每次月經來時。子宮內部。乃是出血的地方污濁之物。更易入內。所以女子的病要比男子加多白濁的由來讀者知之已詳。但治女子之白濁並非易事。因爲女子的生殖器。內通腹之內部。

蔓延起來是非常不容易除根。若是不立刻求醫。將來終生終世。要受此累。非特不能生育。卽使平常生活。飲食乏味。精神柔弱。種種疾病。亦因此而生。俗語所謂瘋症。也有很多因此而來的。白帶固然比較輕一點。但是普通一班。不能分別白濁白帶。因爲這兩種病。非要顯微鏡下檢查過隨何高明的醫師。也不能斷定說病屬何類。因此之故白帶白濁兩種病。實際上可以當一種病看。他的治療法。除藥的成份不同外。藥的用法。完全一樣。玆將最新的治療法述下。

白濁白帶。皆出自女子陰部。其色白或微黃。踏白血球多少與陰戶排洩多少而定。微菌入陰戶後。聚集于陰戶內部凹處。刺激內部腺液。使內部發炎。白血球乃是血保獲液之惟一利器。一見邊防受敵。立刻出來抵抗。因此而死傷者甚多。血液中凡有無用之物卽行排泄。或阻止其入內。所以一切白血球在外抵抗而死傷者。均不能復入血液內部。已死之白血球便與同死或未死之微菌成爲俗語所謂膿。女子下部之白濁白帶除幾個細胞 Epithelien 及腺液 Sekret 外。都是膿。所以出膿照理論上講起來。是一種好現像。不過若是沒有微菌侵入。膿是不會出的。換一句話講。膿出不出是不成問題的。殺菌是第一要緊。

殺菌的方法。有多種。若是微菌未入血液之前。殺菌之法以局部殺法爲佳。因爲當地用藥。那藥性一定要比普通吞服或打針見效來得快。但是一方面也要顧到。凡是有病的皮膚或臟腑。是非常柔弱。不能用過激的藥品。若是一用過激性的藥性。內部反應。療處受損。非特用藥不能告愈。反而增加。因此之故。當地用藥。不得不小心一點。還有一層。女子陰部乃是粘膜。與外部皮膚大不相同。比較要柔弱得多。非常容易受傷。所以用藥一方面。非有和善之藥。不能用之。

近代醫學家。漸漸文明起來。橫來的時候已經過了。從來以爲有何病用何藥醫。不管病體能受與否。現在的醫學界。先問病體然後用藥。現又因藥的作用甚微。因此想加高本體所俱有的反抗力。女子陰部素有幾種微菌。常生于其凹處。乃用以抵抗外界侵入微菌的。此種微菌。發有一種酸素。Milchsaeure 此種酸素卽平常殺微菌之利器也。

近代婦女科專家均以爲此酸素出自女子陰部。那末女子陰部對于此種酸素必俱有一種容合性。若將此酸素加高。必對于陰部粘膜。無大損失。而殺菌之力。仍舊很大。因此種種原因便有以下的藥品出現。

史把孟 Spuman 乃是德國羅以保藥廠出品 Luitpold werke Muenchen

此藥含有一種酸素(炭酸)Kohlensaeure與陰部本來的酸素。毒性不相上下。其之所以用炭酸的道理很大。因爲固體炭酸沒有作用。一遇液體便發生炭酸。化爲氣體。便把他的面積脹大。換句話說便他的細粒。分散的面積大。因此收效用亦大。其他還有種種理化上的緣由。在此不便一一述來。與以醫爲業者也沒有十二分用處。

總之此藥一出以後。用之者很非常滿意。

第一這藥品隨用多少。不會發生變故及反應。

第二此藥品發生炭酸力甚强(上圖)白色者便是炭酸泡沫。所以隨便什樣細的峯裏。也能侵入進去。因此見效非常廣大。

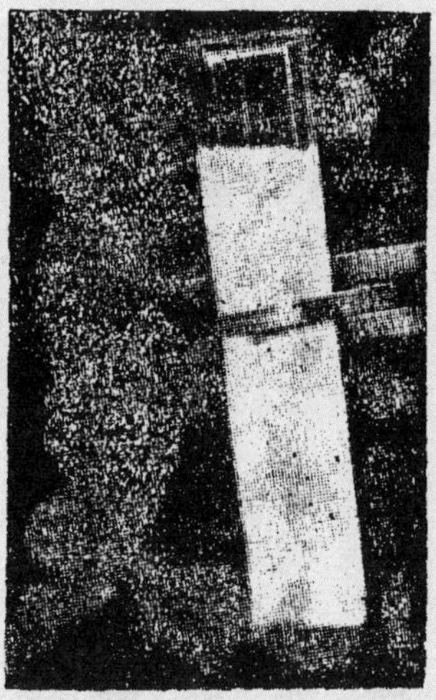

第三用法便當病人可以自己用之

有此三種好處。所以在德國推銷很廣因此而治愈。醫學專報上。時常看見。玆將著者在滬所得之經試述之。

(一)前史　病者患有淋症。據言一年前巳有之。小便酸痛。有膿。時常小便。但不多。一月後便愈。現在復發。小腹亦脹痛。

檢查　小便及膿中均有白濁菌 Gonokokken 。第一次小便及第二次小便均有膿在內。小便有蛋白質。白血球些少紅血球。陰部淋黃白色無臭味濃液體。子宮口亦有此類液體。子宮口稍紅發炎。液體檢查。有白濁菌。

診斷　膀胱炎。膀胱管炎。陰戶炎發作者均是白濁菌Cystisis. Uretritis Vaginitis, Gonorrhoica.

治療　治膀胱及膀胱管炎用 Urotropin. Cylotropin, Trypflavin.

治陰戶炎卽治白濁用史把孟每日兩次。早晚各一。一星期後白濁不淋。病者面色改變。血色驟增。

(二)前史　二年前時常傷風。前數月忽然全身骨痛起牀都不易。今日來診已能步。前醫曾注射過六〇六及巳死白濁菌。據言比較好些。但根未除。現病者患白帶。因此身體柔弱。

檢查　病者身體細瘦。據言因病所致。神精易受刺激。難于聽人說話。自有主張。除病者自言渾身酸痛外陰部有白帶。內無白濁菌。餘無他病。

診斷 慢性的瘋症— Chron. Rheumatismus

治療 用 Atophanyl 見效不大治白帶用史把孟效用四日後。白帶盡去。病者因事多。白帶愈後。便不來就醫。

以上兩個人是專用史把孟治愈的。所以功效專歸于史把孟。其餘的因先用他藥治療過。再用史把孟的。功用不能說一定是歸于史把孟的。所以不多記述在此。總之我所得的經試完全可以與別家的報告合併。(按史把孟現在滬上尚未出售。著者所用之藥。須由德國帶來。現聞上海寶隆藥房有經售此藥之說)

藥方

Rp.

I Original Spuman—Protein Nitr

I ,, ,, —Amm.

I ,, ,, —Zink. sulf.

I ,, ,, —Arg. nitr.

I ,, ,, —Purun

以上各種。當依白濁白帶病原之不同。而應用之。

催眠藥之經驗

[illegible]企張

一　支持我人類生理之最要條件厥惟神經而保持神經之平衡狀態在心理學生理學上尤有貴重之價値我儕日處紅塵堆裏刺戟孔多乃神經極易改變其感受性而失其常度故鎭靜催眠作用卽爲維持其平衡狀態之一

神經失常卽俗謂神經衰弱（衰弱意謂減退若過敏反有增進意故擬稱失常）本有銳鈍兩型藥物對此卽有裒多益寡之目的銳型宜鎭靜而鈍型當興奮也茲專就鎭靜方面言

失眠症卽屬神經失常中之銳型我儕見者最多鄙人自身卽居其一緣是對於本症時加注意而略有用藥經驗蓋恆以身嘗試也按失眠症亦有兩型故應用催眠藥時常宜注意選擇偶或不愼不僅寡效流弊滋多有輾轉枕上不易合眼者有時入黑甜而時覺者雖同一失眠宜對症下藥庶克奏功我儕共知催眠藥本有兩種一屬溶解性一屬不溶解性前者奏效速而失效亦速後者反是故難睡者欲使其卽睡非溶解性者不可易醒者欲使其久睡宜用不溶解性者而求一兩全者則甚難予十餘年來應用較多者爲 Chloralhydrat. Chloralformamid Luminal. Luminal Sodium. Sulfonal. Methylsulfonal. Trional. Tetronal Hedonal. Veronal. Veronalnatrium. Proponal. Dial. Adalin. Broval. Brovarin. Neuronal. Bromural. Urethan等其中尤可厭者爲副作用如 Chloralhydrat 等服后不特睡眠不久醒后約有十小時以上之頭暈 Luminal 等亦難免若Dial 等則較勝惟其中多不溶解性物服后約須經二三十分鐘不爲功近一年來應用德國先靈藥廠之 Medinal 一劑屬溶解性故服後僅五分乃至十分卽奏效味亦可口價亦不昂普通用量〇・五能安睡至六小時以上而醒后精神恢復毫無異狀洵完全無缺良劑是不僅徵諸病者報告予自身屢試皆然業敢推薦同界並海內同胞

Therapeutische Berichte

再近治療界之進步

吳匡

尿崩症之新療法 Diabetes insipidus.

羅脫美氏 Hans Roshmann 曾以睪丸抽出物。注射於尿崩症病人之皮下。而獲良好效果。

新局部麻醉劑杜蘭丁 Dolantin.

杜蘭丁乃一種局部麻醉劑。其化學式爲 4 —(methoxyaethylamino)-benzoesaure-B-piperidin aethyl ester Mono-hydrochlorid 據徵持霍夫 Wiedhopf 氏在法蘭克夫脫大學科病院中之試驗。此劑用於任何局部治療法。其功效與吐脫加因 Tutocain 相等。較之奴吾加因 Novocain 則高出二倍。引導麻醉。Leitung sanaesthsie 可用此劑之一%溶液。浸潤麻醉。Infiltrations Anaesthesie 則○.二%溶液。亦已足矣。此劑優勝於奴吾加因之點。在功效加倍而毒性反見減少。卽較之吐脫加因。此劑亦以缺乏充血作用。及注射後無疼痛見長也。

自己血液治療法 Eigenblutbehandlung

魯特氏 Rhode 曾在愛兒勃番特 Elbe feld 地局塞夫醫院 Joeph hospital 內。應用自己血液注射法。於許多內症。俱獲驚人奇效。在初起之肺炎症。（二十四小時以內）注射五十至六十西西。（在兒童則四十西西）未經變化之自己血液。於臀肌內。大多經數小時後。卽能使體溫降至常度。肺內病理的變化。亦消退甚速。須於第二日再行注射者頗鮮。卽在急性發熱的枝氣管炎。其功效良好。亦不稍遜。有時且能遏阻病魔使之不發焉。惟慢性枝氣管炎。則以此法治之。每乏確效。此外如痒症急性僂痲質斯性關節炎等。均可以此法療之。而功效最見神速者。尤推丹毒症。注射血液。針頭甚易爲游血阻塞。欲免此弊。宜於吸血之前。先抽新鮮製就之檸檬酸鈉溶液。Natrium Citricun（溶於生理食鹽水中）若干。滋潤針腔。則血液遇之。卽不凝結矣。吸取血液。以肘靜脈最爲相宜。

白濁性副睾丸炎之又一療法 Epididymiditis Gonorrhoica.

司脫拉青司基氏。Straszynski 在華沙大學 Warschau 皮膚花柳病學院內。試以肌肉內注射意趣鐵屢兒 Ichthyol 的方法。療治白濁性副睪丸炎。其結果非常美滿。較之種種舊法。均見優勝。注射法新鮮製就之二% Ammon. sulfoichthyoli 溶液。立卽濾過後。在燒瓶中沸煮十五分鐘。冷却後抽取三西西。注射於臀肌內。每隔二三日注射一次。此劑之功效。頗似蛋白體。而較爲靈速。

鼻臭症（俗名腦漏）Ozaena.

勃萊門氏 Bremen 嘗以奧棻奶生 Ozaenasan 治療五十個鼻臭症。其功效甚爲滿意云。按此劑係貝靈大藥廠 Behring-werke 出品。乃將白喉毒質與抗毒素混合而製成。治療法以奧棻奶生第一號與第二號相間皮下接種於左胸上。每次一西西。每隔五六日接種一次。大抵六針已可治痊矣。輕微的局部與全身現象。一二日內卽行消退。不足慮也。接種後臭液痂皮等。卽逐漸隱退。粘膜復變爲濕潤。而呈普通色澤矣。至此劑之功效。究當若何解釋。則至今尙無定論云。

凍瘡之注射療法 Perniones

勃拉散氏 Brase 醫治凍瘡之法頗奇特。彼遇凍瘡症卽爲之注射奧倫。Aolan

至多二針卽能痊愈云。

牛皮癬鉍療法Wismutbehandlung der Psoriasis.

密俠祿氏 Michailow-Moskau 嘗以鉍劑治療二十五個牛皮癬症。彼所用之鉍劑。名曰皮沃喜拿兒。Bijchinol 產自俄國。每西西含金屬鉍〇•〇二格蘭姆。在二症並未施局部治療。而一切現象完全消退。其餘諸症。則同時塗以微弱的水楊酸及克劉式羅並 Chrysarobin 輭膏。此時病象減退。亦遠速於平常。

蕁蔴疹百布頓療法 Pepton behandlung der urticaria.

奇諾氏 Gino 遇一慢性頑固蕁蔴疹。百般治療。均不見效。其後試以十%百布頓輭膏塗於患處。晨晚二同。不二星期。卽能永久痊愈。並不再發云。

傷寒症 Typhus

自由堡盧伐子博士。Dr. Schwarz 嘗見注射矽立歸 Siliquid 治療傷寒症。其功效非常良好。無論新症舊恙注射開始二針（一西西及二西西）後。溫度卽略見低降。第三針注射之日。溫度驟然下落。恢復常度。及注射至第四針。寒熱消失殆盡矣。注射方法。最好每隔四十八小時注射一次。由一西西增至四西西爲限。

膀胱炎及腎盂炎之局部新療法 Lokale Behandl ng von Cystitis, Pyelitis mit Cylotropin.

喜祿高案氏 Schinokauer 報告。用喜那脫羅屏 Cylotrooin 局部治療膀胱炎及腎盂炎云。余嘗以喜那脫羅屏灌洗膀胱及腎盂。每隔二日施行一次。每次應用藥液五至十或二十西西。起初所用喜那脫羅屏液。爲原藥液（四十%）之減半濃度。自第三四次起。方用十足原藥濃液度。此藥液具極强殺菌及消炎功力。故成績殊滿意。」

大馬邦之鎭靜功用

陳文燦

DOMOPON ALS HYPNOTICUM UND SEDATIVUM *Dr. Otto Strauss*

吾人應用大馬邦。以代替嗎啡或潘他潘。Pantopon 已有多年之經驗。而在心臟症與神經病患者。用之尤爲合宜。若皮下注射〇・〇二之大馬邦。則在七八小時以內。患者之痛苦卽可定全消失。而大馬邦用以催眠。亦有巨効。在臨床上。以大馬邦作爲嗎啡之代替品。實堪介紹也。

健全的公民

應該具有豐富的醫學常識

▲生理衞生學書類

- 衞生學問答 五角
- 丁氏生理衞生學教科書 五角
- 生理衞生學講義 五角
- 人體生理圖五幅 一元
- 無藥療病法 四角
- 胃腸養生法 八角
- 食物新本草 六角
- 實驗却病法 三角
- 普通衞生救急治療法 三角
- 衞生學文庫 六角
- 衞生碎金錄 五角
- 衞生叢刊 五角
- 萬國衞生博覽會章程 一角
- 衞生格言 實價五分

▲醫學門徑書類

- 醫學指南正續三合編 九角
- 新內經 一元四角
- 醫學綱要 一元二角
- 新醫學六種 五角
- 實驗衞生學講本 一元二角
- 普通醫學新智識 四角
- 家庭新醫學講本 四角
- 公民醫學必讀 二角
- 醫學問答 五角
- 醫學小叢書四種 五角
- 丁氏一家言 八角
- 生命之花(一名康健眞詮)實價一元二角五

▲基礎醫學書類

- 胎生學 一元
- 組織學總論 一元三角
- 人體解剖實習法 九角
- 新撰解剖學講義 八元
- 生理學講義 六元

▲內科學書類

- 內科學一夕談 六角
- 內科學綱要 二元五角
- 內科分類審症法 七角
- 漢譯臨牀醫典 二元二角
- 近世內科全書 四元
- 內科錄要 五角
- 維納氏內科學 六角
- 新傷寒論 五角
- 赤痢實驗談 四角
- 赤痢新論 四角
- 瘧疾新論霍亂新論合編 二角
- 腳氣病之原因及治法 六角
- 中風之原因及治法 五角
- 神經衰弱之大研究 三角
- 倍氏神經系病學 馬氏精神病學 合編 二角
- 傻痲資斯彙編 六角
- 實用經驗治療學 一元二角

▲肺癆病學書類

- 癆蟲戰爭記 四角
- 新撰虛癆講義 七角
- 肺癆病學一夕談 三角
- 肺癆病救護法 六角
- 肺癆病預防法 五角
- 肺癆病學叢刊 五角
- 肺病問答 三角
- 肺癆病之天然療法 實洋五分

▲傳染病學書類

- 傳染病之警告 四角
- 豫防傳染病之大研究 五角
- 急性傳染病講義 一元二角
- 喉痧新論 二角
- 痧疹全書 六角

▲外科學書類

- 外科學一夕談 三角
- 創傷療法 一元四角
- 簡明外科學 一元
- 瘰癧之原因及治法 七角
- 外科總論 五元
- 外科診療要訣 六角
- 安氏外科學 皮氏外科學 合編 六角

▲花柳病學書類

- 花柳病療法 七角
- 花柳病學叢刊 四角
- 花柳病救護法 五角
- 伍氏泌尿器病學 諸氏花柳病學 合編 四角
- 人類的性病 二角

▲皮膚病學書類

- 新六〇六療法 三角
- 美容法 四角
- 皮膚病學 二元二角
- 加氏皮膚病學 四角

▲病理學及診斷學書類

- 臨牀病理學 二元四角
- 病理學一夕談 三角
- 新撰病理學講義 四元
- 診斷學一夕談 四角
- 應用診斷學 四角
- 初等診斷學教科書 七角
- 診斷學實地練習法 一元
- 診斷學大成 四元
- 新脈學一夕談 發熱之原理 合編 四角
- 丁氏臨證指南 二元

醫學書局印行

姙娠特徵在診斷上之區別

楊元吉

Dr. Y. C. Yang

婦人於姙娠時。因生理上的變態所生之現象。逈異平常。故醫者常藉是種特徵。以斷姙娠之有無。惟各個姙婦情形不同。故其特徵有僅於姙娠時發生者。有卽非姙婦亦能發生者。檢查時若稍事疏忽。則影響甚大。是以當其事者。不可不愼之也。今就余所譯著之生理胎產學稿中之一節。錄之於後。以資參考。

姙娠特徵於診斷學上既有如是之重要。故欲求其明顯與準確。非將其分爲三類不可。今分述之。

一 確實的特徵。（於姙娠第一九至二〇星期時。始能發現）。

甲 清晰之胎兒心音。

乙 觸診聽診均甚明晰之胎動。（約自姙娠第一七星期起。卽可斷定）。若據姙婦自述之胎動。則不甚可信。蓋初姙婦常易以腹中別種動作。誤爲胎動也。尙有所謂想象姙娠 Eingebildete Schwangerschaft 者。亦能發生診斷上之錯誤。

二 似確實的特徵。

甲 停經。但此亦可因婦人疾病（萎黃病。結核性病。卵巢腫物等）而起。尙有於姙娠

德華醫學雜誌 第一卷第三號

後。仍行經如次者。惟其經過狀態。常極微弱。

乙 下子宮圓切 Untere Uterussegment 之疏鬆。（海格氏妊娠特徵）Hegars Schwangerschaftszeichen

丙 子宮擴大及其形狀變異。與其所計算之妊娠月期相適合。但亦有因子宮腫物而現子宮收縮狀態者。

若此三者俱全。則亦可認其確爲妊娠。

三 不確實的特徵。

甲 子宮音。（於子宮腫物患者亦能發生）。

乙 陰道入口形成褐色。（腫物患者亦有之）。

丙 乾房斑點及其變呈褐色。（若爲經妊婦。則無診斷上之意義）。

丁 乳頭擠出之分泌物。若爲尚未生育之婦人。則有診斷上之價值。但患腹部疾病之婦人。亦常有之。

戊 惡心與嘔吐常於淸晨發者生。則爲妊娠特徵。但亦可與胃部疾病發生關係也。

觀上所述。則通常決不能急遽下確有妊娠之診斷。蓋其中每易錯誤也。故以每隔一二星期施行一度檢查。以求精確之診斷爲最善。若能用痲醉法行之。則更確實矣。

PRAKTISCHE NOTIZEN

臨床雜識

丁名全

肝可治貧血

貧血症中之皮而滿耳。(Biermerische Anaemie)貧血症。本來是不好醫的。卽使醫好了。還是要復發的。所以一班人見了這種病。都是很抱悲觀。現在美國人米陸。及馬而非。(Minot und Murphy)發明用肝治貧血症。他們將肝內提出一種汁來。將此汁給病人服之。聞見效甚巨云。

Calcium + Digitalis

鈣與提其他里史混合可以增加提其他里史作用

據劉維 O.Loewi 大藥理學家的試驗。謂鈣能增加提其他里史的作用。用法以 0.025 gr Folia Digilatis 加 0.2 Calc. lacticum 合成一片服之。則提其他里史對于腸胃的副作用也減少了。

維客托耳「Vigantol)

維客托耳乃是用極紫光（人工太陽燈）照射過的愛而各史太合（Ergosterin）。照得小孩患輭骨症或則身體不強壯的人。若用極紫光照幾次以後。則病可全愈。現在德國 I. G. Farbenindustrie Werk Leverkusen, 及 E. Merck- Darmstadt 天德大藥廠有鑒于此。特將此光線收入一種汁液內。使此汁一發生變化（增加維他命D）二溶納極紫光線。所以現在患輭骨症身體柔弱之人一服此藥。便同照極紫光線一樣。據海岱大學久耳記先生的報告。謂他院中有二十六個小孩生患輭骨症。每個人每日只須一至四米厘克來姆其病便卽消除。至于多過四米厘幷無大益處。因已病的生機。非有長期的治療是不得復原。Gyorgy, Kinderklinik in Heidenberg Klin. woch. 1927. No 13

口內開刀後之止痛藥

不來新在德國牙科醫報登載謂德國拜耳藥廠所出的康普樂 Cmpr. 1 0,5 gr 有無量的功效。病者拔牙後。每每覺得痛苦非常。若服康普樂一片至二片後。則一切痛苦。便可消除。另外此藥對于頭痛。經痛。聞亦有巨效

治經痛的良方

現在沒有一個婦科醫生不說。治經痛的藥太多了。幾乎每一個藥廠有一種藥品。有些是有效。有些是無效的。但是歸根還因婦女之所以經痛。不止一個原因。有些是由神經上的關係而來。有種因生殖器受了一點微損。便以爲經來必痛。或則有些思想過度。因此而成的也很多。最後還有一種內腺發展不足而致病的也有不少。因爲原因有種種不同的地方。所以藥品也有不同。以下的方是取普及起見。各藥均有成份在內。聞頗有效驗。Losert Fortschr. d. Therapie 1927, Heft 13. 讀者諸君不妨常試之。Salvatrix—Caechets (hergestellt von d. Med. Chemi. Laboratorium Dr. Bauer Schlachtensee Berlin.

Rp.

Extr. Petrosei cps. 0.04

Extr. Viburn. prunif. 0.04

Extr. Theae vir 0.04

Crocus 0.01

Chin. Salic.………………………… 0,05

Benzyl benzoat…………………………0,01

Auridophenazon.……………………… 0,15

Calc. acetylosalic.………………………0,2

Yohimbin mur. ……………………………0,003

慢性心病用提其史得落方之治療 Digistrophan Dragees Therapie der chron Herzerkrankungen Jonas W. M. W. 1927 No 18

提其史得落方。乃是提其他里史與史得落方丁 Digitalis und Strophanthus 的汁液混合而成。他們外面是用藥服加英 Novocain 包的性。使得他們的刺激沒有這樣大。再此兩藥之所以混合。乃取其互相有扶助的能力。例如史得落方丁可以把提其他里史的副作用Kumulation 減輕。還有兩藥都是心劑藥。兩者的效力能特別增加。其他更有一層好處這兩藥合併以後。病者可以久服。而無其他如胃病等發生。不如普通用提其他里史一樣每每易于發生的。

亞保心 Abasin

II. Ilus c.i. Wien. Med. Woch.Nr. II 1927

屋氏嘗治經前作痛或老年月經希少作痛等症用亞保心治之效用甚佳。還有一切心臟神經作痛Angina Pectoris 或血脉不順 Gefaessirrigation 總此與副神精系有關諸症。均可用亞保心治之。並且用此藥于腸胃絲毫無損害。催眠用之亦可。

用法每日三次每次一至二片（每片＝0.25 gr.)

有萬年 Juvenin

(Prof. Dr. A. Kutziiski Med.Welt No 8 (1927)

可氏曾在六十三個陽萎病人中。用此藥治療。其中陽萎病之來歷各有不同。個個都醫好出院。用法每天一西西皮下注射十二至三十次以後。再加每日三次。每次一至兩片食服之。時期須六至十二星期云。

本非可史用撲瘧喹母治療

Behandlung d. Pemhigus Vulg. Mit Plasochin Deutsche D. M. Woch. 15 (1927)

本非可史本來是一種無藥可救的病。從前我們是用金雞納霜口服及烏來湯Vre than 靜脉注射治療的。但是見效沒有多大。濮氏有察見于此。將撲瘧喹母來治此病。不料一用此藥後。果然效驗勝過金鷄納霜幾倍。

拿佛阿色羅治肝病的水臌脹

Novasurol in d. Behandl. d. Ascitis d. Lebererkran-kung

拿佛阿色羅的成份有水銀。水銀在排泄上。若是成份得當。排泄的功效很大。美國幾個學者曾將拜耳所出的拿佛阿色羅來治一切水臌脹。見效甚速。果然此藥不是除根之品。但是病者身體却可以輕快得多了。若是同時再用 NH_4cl 把『鹽份』與『水份』減少。那末病者好起來更快。

傷風打噎之治療法

Dr. Th. Langer Schweiz med woch. Nr. 1927

著者曾傷風甚重。時常打噎。非常苦痛。所有各藥。均是無效。後用拜耳出品的百布新鹽酸。Acidol-Pepsin 服了一二三次便好了。

德華醫學雜誌 第一卷第三號

Koerperbau der Kinder

兒童體格之研究

陳邦賢
陸韻

一 兒童體格增長之狀況

甲 一歲至三歲之時期

人體生長之狀況，以此期最速，初生六月，體重加倍，增至三年之終，則增四倍之重量也。軀幹長，頸腿短，所以能藏極大之消化器，多吸養料，供其快速之生長也。胸膛須大而正，否則元氣不豐，于發育殊有妨礙。

幼兒之脈搏，倍於成人，呼吸須多量空氣，故流通空氣，最爲要事。

幼兒之體重與體高，較成人時相距甚大，幼兒重量約爲成人十九分之一，長度爲十分之三，而面積（指中部而言）次之，故身體之面積，大於成人，因之內臟器官，如肺，腎，胃，腸等，異常旺盛。因面積大，所費之熱量亦多，故幼兒常發生多量之熱，以其體溫高於成人，是以幼兒當着較熱之衣服，勿使四肢裸出，因其血管在表面也。

幼兒之血，倍於成人，各組織之水分均多，成人之組織水分，爲68%，而幼兒則爲74%，因變化速，故需水亦多，所以小兒有常渴之傾向。

神經系統，發育最遲，覺點之生出亦遲，功用難顯，動點之發達尤慢。小腦不司何事，至一年之後方顯。大腦在此期，爲完全生長時代。

總之，幼兒之發育，滋養，空氣，日光，溫暖，四者，最爲緊要。

此期幼兒受刺激，易於反動，故學校之管理，不宜嚴厲。斯時之養育者，當鼓勵其模仿心，學人姿勢，聲音，在家庭中種種生活狀況，尤宜注意，因教育卽起於此時也，當任其自由遊戲，萬勿禁止之。

乙　四歲至六歲之時期

此期生長之狀况如左：

一　體高　是期之初高，大概爲二十八時，至是期之末，大概再增加百分之二十五時。

二　體重　四歲之初，大概重三十磅，至此期之中，所增之重，大概百分之四十五，其增加之速度，四歲爲最，五歲次之，六歲較緩。

三　軀體　以體之重與高而比較之，則四肢漸伸長。

四 胸部 是期之初，胸厚而不闊；在此期中，闊長速而厚長遲，漸如成人，胸之生長，腸仍較成人爲大，故兒童身體上之主要，仍爲生長。

五 肌肉與神經 肌肉之發達速，神經之散布於其上者，亦隨之也。脊腦成熟，小腦之運動中樞，亦近於成熟，惟小腦仍未十分發達也。管束手指與手掌之肌肉未發達，故細巧之動作，不可教之。

六 體溫 體之面積廣，發散之熱量仍多，故宜多食養元氣之食物，並擇易於消化者，每日應較成人多食數次。

丙 七歲至十歲之時期

此期生長之狀況，重量大概爲四十五磅，是期中增加百分之三十一，高度大概爲四十四時，是期中增加百分之十三，上體高短之比例，漸漸減少，如成人身體之模樣而前進矣。

消化器其比較的大，肝與腎亦大，故消化力甚强，是期實爲預備强健體力之時代。

肺仍比較的小，呼吸達於成人。此期心爲最小，心之重量，爲成人之四分之一，而其身體之需血，則爲成人之三分之二，故做事易於疲倦，此可謂之疲倦時期。

腦之快速生長，是時已停，新舊協同一致之動作，亦稍能做，肌肉初有力亦能稍稍受腦筋之管束。幼牙落，咀嚼之面積減少，故此時兒童極軟弱，脊梁亦顯軟弱之象。大腦各部，亦細細分枝至肌肉，故活潑之動作，前期所不能者，此時亦能爲之，手臂亦漸能教以動作。感染疾病較前期爲難，惟至八歲時較易，女孩七歲時較易，因此時血少不能敵病故也。故此時期當注意體操，及衛生，滋養。心理之變化，此時因連絡之肌係系未發達，故對於書本及課業，無大興味，但模仿心甚富，用口授言語等最易見效。

丁　十一歲至十四歲之時期

此期生長之狀況，約略如左：

一　體重　十二歲時重七十七磅，至十五歲時，大概重一百零七磅。

二　體高　是期兒童之體高，自五十五時長至六十三時。

三　內臟　心仍小而弱，然已較前期爲强，脈弓粗大，故心之工作甚大，肺漸强盛，身體之生長慢，胃腸比較的小。

四　對於運動之能力　肌肉之力量，漸漸增加，故極活潑而有耐勞力，宜授以較難之遊戲及賽跑。

五　腦系　大腦之生長極慢，自制力極强，故此時發達其機巧最易。

六　脊柱　是期兒童之脊柱，尚未至堅硬之地步，若教師不愼易，致其有脊梁彎曲或前傾之病，故學校中宜時時矯正其姿勢。

二 兒童體格之測驗

甲 男性兒童體格測驗之統計

實計年齡			3	4	5	6	7
檢查人數			1	3	4	24	14
體高	最大		32.5	32.5	37.5	40	41
	最小		32.5	31	32.5	31	39
	總數		32.5	95	105.5	851.5	550
	平均		32.5	31.7	35.2	37	39.1
體重	最大		29	35	42	50	52
	最小		29	31	41	32	33
	總數		29	98	124	958	594
	平均		29	32.7	41.3	41.6	42.4
胸圍	最大		4.7	5.7	5.5	6	6
	最小		4.7	5.2	5.3	5.3	5.5
	總數		4.7	16.4	16.2	125.5	78.8
	平均		4.7	5.5	5.4	5.5	5.6
脊柱	正直		1	.3	4	22	12
	左彎					1	1
	右彎					1	1
聽覺測驗	左	強	1	3	4	23	14
		弱				1	
	右	強	1	3	4	22	13
		弱				2	1
視力測驗	左	強	1	3	4	24	14
		弱					
	右	強	1	3	4	24	14
		弱					
眼	結膜炎					1	
	砂眼				1	1	2
耳	中耳炎					1	
鼻	流涕					1	1
	阻塞						
牙齒	污穢				1	4	2
	蛀齒				1	2	2
	膿腫						
喉	扁桃體	脹大		1	1	2	1
		傳染					
普通營養	強壯			2	1	3	
	中等		1	1	2	20	14
	薄弱				1	1	
皮膚	疥瘡			1			
	金錢癬						
心臟	官能病						
	機質病						
肺	肺勞						
	束胸						1

乙 女性兒童體格測驗之統計

百分比	總計	14	13	12	11	10	9	8
	238	14	26	27	29	42	34	2[illegible]
	54	54	53	50	50	49	45	48
.	31	50	45	43	44	40	40	[illegible]8
	9985.5	657	1279	1301	1336	16 6	1372	13[illegible]
	43.8	51	49	50	48	43	42	38.4
	117	117	103	80	86	78	62	56
	29	77	51	50	52	51	32	31
	13354	1123	2042	1853	1795	2 52	16[illegible]9	942
	58.4	86.4	[illegible]8	68.6	664	58.1	0	47.1
	7.4	7.4	72	7.1	8	6.5	7	6
	4.7	6.6	45	4.7	6	5.1	5	5.1
	13.73	88	158.2	168.6	183.9	227.3	1974	112.9
	5.7	6.8	6.1	6.2	64	5.9	5.9	5.7
9.8	233	14	26	27	29	41	3.4	20
1.2	3					1		
.8	2							
99.2	236	14	26	27	29	42	34	19
.8	2							1
98.8	235	14	26	27	29	42	34	20
1.2	3							
99.5	237	14	26	27	29	42	34	20
.5	1							
99.2	236	14	26	27	29	42	34	20
.8	2							
.8	2	1						
22.2	53	1	3	6	5	11	11	6
.4	1							
1.2	3			1				
.4	1						1	
6.6	16			5		2	2	
12	29		3		3	4	7	7
.4	1						1	
6.3	15	1	1	4	1	2		1
8.4	20	3	1	2	2	3	1	2
8.8	210	11	22	25	26	39	32	17
3.6	8		3		1		1	1
3.6	8		1		2	2	1	
2.9	7	1	2	1	1		1	1
.4	1		1					
2.5	6				3	1		1

德華醫學雜誌 第一卷第三號

實計年齡		5	6	9	8	9	16	11	12
檢查人數		1	5	7	7	4	11	8	3
體高	最大	37.5	40	41	42.5	42	46	49	46
	最小	37.5	37	39	37.5	40	40	43	43
	總數	37.5	188	2[illegible]0	270.5	163	473	320	134
	平均	37.5	37.6	40	38.6	40.7	43	46	41.6
體重	最大	36	43	47	50	53	69	80	66
	最小	36	38	42	28	33	37	58	62
	總數	36	192	310	296	194	600	444	192
	平均	36	38.4	44.4	42.5	48.5	55.5	63.4	64
胸圍	最大	5	5.5	5.6	6.5	6	6.5	6.5	6
	最小		5.5	5.3	5.4	5.5	5.6	5.7	5.9
	總數		5.5	385	400	235	650	435	178
	平均	5	5.5	5.5	5.7	5.9	6	6.2	5.9
脊柱	正直	1	5	6	5	4	11	8	3
	左彎			1	1				
	右彎				1				
聽覺測驗	左 強	1	5	7	7	4	11	8	3
	左 弱								
	右 強	1	5	7	7	4	11	8	3
	右 弱								
視力測驗	左 強	1	5	7	7	4	11	8	3
	左 弱								
	右 強	1	5	7	7	4	11	8	3
	右 弱								
眼	結膜炎							1	
	砂眼			2	3		2		
耳	中耳炎								
鼻	流涕								
	阻塞								
牙齒	污穢								
	蛀齒			1	1			1	
	膿腫								
喉	扁桃體 脹大			1	1		1	1	
	扁桃體 傳染								
普通營發	強壯					2	4	1	1
	中等	1	5	7	7	2	7	7	2
	薄弱								
皮膚	疥瘡								
	金錢癬								
心臟	官能病		1						
	機質病								
肺	肺癆								
	束胸			1					

百分比	總計	14	13
	50	1	3
	31	51	51
	37	51	49
	2068	51	151
	42	51	436
	95	95	45
	28	95	76
	2624	95	259
	53.5	95	86.3
	6.5	6.5	6.5
	5	6.5	6.5
	2591	6.5	195
	5.1	6.5	6.5
92	46	1	2
6	3		1
2	1		
100	50	1	3
100	50	1	3
100	50	1	3
100	50	1	3
2	1		
14	7		
6	3		
2	4		
16	8		
84	42	1	3
2	1		
2	1		

以上二表係在第四中山大學無錫中學實驗小學校所測驗者，錄此以爲參考。吾人由測驗兒童之結果，可以知三歲六歲之兒童，生理上之變化，臟腑之容積甚大，且甚發達。七歲至十歲之兒童，生理上之變化，消化機關仍大，此實爲生長並預備之時期。心頗小，血運不靈。牙劣，且正易換動。脉管頗大。腦之速長已止，漸知調音，手與臂生長成熟，可學精稿之工作。體軟，目甚靈，不可使其眸子疲倦，已得百分之三十一分之重量。肺小，呼吸頗速。腿小，而其合力之動作頗不靈。所謂疲倦之年者，此其時也。十一歲至十三歲，生理上之變化，心漸强，肺漸大，力較增，但生長稍息，蓋此爲潛力時期，儲以備成丁前期之用者也，故此時幼兒最活潑，且能耐勞，腦之生長，幾已將停，合力之動作，能及於各部，惟身體尙軟，多脊梁之患，是又在保護者。

在厥冷期內。力圖水分之輸入。亦爲重要之問題。彼下痢之足以損失水分在世人之想像雖極微少。而患者之非常口渴。實爲身體中須水分之證。飲料以熱茶及冷水等爲最適當。其吸收亦極迅速。惟患者往往歡飲冷水或冰塊。

脈搏之檢查。刻不可忽。樟腦油之皮下注射。雖連續不已。然猶不能達吾人之目的。皮下或靜脈內之食鹽水。（以〇・七五％食鹽水五〇〇・〇至一〇〇〇・〇立糎加溫至四十度。）注入實足以恢復心機。吾人所不可不速用也。靜脈內之注入。奏効神速。惟其術式及消毒等。不若皮下注入之簡便迅速耳。重症之食鹽水注射。須反復行之。使持續其効力。

三、昏睡期（慢性中毒症狀）　此期內之治療。効果雖不甚確實。然使僅呈嗜眠狀態。非無恢復之望。重症則於長時之昏睡中。以心臟痲痺致死。就療法而論。應用高溫浴或芥子浴。併用靜脈內食鹽水之注入者亦有之。醋酸鉀、狄午雷汀、棣及太利斯等能促尿之分泌而圖毒素之排泄。古來試行之者雖多。往往無効。近時賞用烏落脫落賓內服。

類似霍亂（歐羅巴霍亂） Choleranostras　本症係類似霍亂之急性疾患。惟其原因非半月狀菌。發作中斃于虛脫者。雖屬不少。其經過大抵良好。因發汗而快愈者甚多。療法如前條所述。略加斟酌斯可矣。

第四章　提甫推里 Diphtheria

提甫推里。俗稱白喉。爲發生於粘膜或皮膚之特別傳染病。小兒最易罹之。本症之特徵。於發病之局部。構成纖維素性之僞膜。本症雖係局部的疾患。漸漸發全身中毒症狀。

原因　本症之原因。爲提甫推里菌。該菌附着于表皮細胞。漸漸侵入其中。發生壞疽。最上層組成僞膜。被該菌侵入之後。該菌日益繁殖。分泌毒素甚多。此毒素吸收于體內。遂發中毒症狀。提甫推里。普通先發于咽頭。論其危險狀態有三、一爲全身中毒二、爲僞膜之成生後。漸次及于喉頭、气管气管枝。以致呼吸起機械的障礙。三、爲受病的變化之粘膜。爲他種病原菌侵入之門戶。

吸收之毒素。對于全身之各器官有破壞的作用。心臟機能。神經系統及腎臟所蒙之障害尤大。提甫推里菌之侵犯喉頭粘膜。形成僞膜。喚起特別之障礙者。稱之曰提甫推里性格魯布。由提甫推里菌以外之病原誘起類似提甫推里之病變。其原因自確有區別。

診斷　咽頭粘膜之提甫推里。普通先發於扁桃腺。組成僞膜。僞膜呈蒼白灰色或黃灰白色。附近之淋巴腺腫脹。(第一爲頷下腺)本症之發生。雖以限于扁桃腺或咽頭者爲多。然進而侵害鼻粘膜、气管、气管枝等。亦有之。限于扁桃腺之提甫推里。往往誤診。(他種病症之徵候亦有類似于此者)純粹之提甫推里。發高熱者甚少。眞性提甫推里中毒症狀非常顯著。循環器、神經系統及腎臟之障礙。尤爲顯著。

欲確實診斷提甫推里、非行細菌學的檢查不可。其方法本書略之。

療法　一、血淸療法　提甫推里之特別療法未發見以前。大抵用含嗽、塗布、吸入及其他之局部療法。自血清療法發見之後。以上之方法。悉歸無用。惟局部療法之吸入。塗敷。含嗽。頸圍罨法等尚應用之。

免疫血清檢定之標準。佩林 Behring 氏以血清一。〇cc（即一立方糎）得以中和標準毒素一。〇cc（即以血清一。〇cc對於天竺鼠致死量之十倍中和而使變爲無毒）者。謂之一免疫單位。故若血清〇。一cc得以中和致死量百倍之毒素。該血清即可謂之百免疫單位。又謂之百位正規血清。100-faches Normalserum

提甫推里血清。不特治療上克奏特效。即豫防上亦有特效。自應用此物之後。患者之死亡率因之減少。（以前在四一%以上今日僅三%）病機之治愈。因之迅速。無待吾人之贅言也。就喉頭狹窄而論。以前之死亡率。平均六〇%。現今則減至二七%。喉頭狹窄須行手術的療法之際。因血清療法之施行。而免危害。其例甚多。

提甫推里症。至恢復期。往往起提甫推利後麻痺。（Fostdiphtherii che Lahmung）其中之心臟麻痺。最爲危險。吾人對之。將不知所措。此提甫推里後麻痺。雖行血清療法。亦不能免。所希望者。危險之度較低。不至有害生命耳。據動物試驗之結果觀之。此等麻痺狀態之襲來。與血清注射之遲速。有絕大之關係。時期若早。血清之効果頗强。時期若遲。血清之効果頗弱。或麻痺甚久。或終至死亡。推其原理。實於毒素生成之量。與作用于身體組織之時間長短。有莫大之關係也。故施行血清注射。以前之經過日數愈長。患者之死亡率愈高。乃當然之事。無足怪矣。於發病第一日行血清注射之患者。其死亡率平均○—二%。於發病第二日行血清注射之患者。其死亡率平均八—一○%。於發病第三日行血清注射之患者。其死亡率平均一四%於發病第四日行血清注射之患者。其死亡率平均一七—二三%(以下準此)是乃統計上所證明者也。

行血清注射之後。發生通稱之血清病 (Serumkrankheit) 者有之。對於血清爲唯一不快之副作用。如輕度之蛋白尿、血清發疹、發熱、浮腫、關節痛、蕁麻疹、猩紅熱或麻疹狀之紅斑等皆是也。惟此等副作用之發生。隨注射血清之分量而異。血清療法初行之際。發生者約二二%。今日僅有六·五%而已。

血清注射之方法及其分量　注射器當使用之前。應注沸一次。并用酒精洗滌之。方可使用。用玻管注射器。最爲便利。免疫單位之高價血清。少量便足。故注射器能容五立方糎斯可矣。刺入之針。應深入皮下組織內。或注射於筋肉靜脈內。若爲皮下注射。則注射後因血清瀦留而生之小隆起。無須按摩。任其自然吸收。皮下注射之部分。以大腿之外側、胸部、側腹、鎖骨下窩等爲最佳。注射部之創口。覆以絆創膏。注射部有疼痛。行冷罨法。或鉛糖水濕布之敷設。血清之分量。雖時有差異。然以應用多量爲原則。自可免少量之危險。輕症大抵用一五○○免疫單位(至少不可在一○○○以下)不論患者年齡之如何。苟係重症或併發喉頭症狀。則用三○○○免疫單位。注射一回或二回。(其間須隔六時至十二時之久)最重之症候。於二十四時間內注射三回或四回。每回一五〇〇、全量達四五〇〇—六〇〇〇（）免疫單位。

血清之製法愈進步所製之血清能含有高價之單位德國所製之血清。試列舉一二於左。

	容量旁糎	免疫單位	容量立方糎	免疫單位
第一號	一・五	六〇〇	一・〇	五〇〇
第二號	二・五	一・〇〇〇	二・〇	一〇〇〇
第三號	三・七五	一五〇〇	三・〇	一五〇〇
第四號			四・〇	二〇〇〇

患者之隔離困難。或隔離之前。有傳染於他健康者之疑。則可由豫防注射壓伏其發病。豫防注射。至少須三〇〇免疫單位。常例用五〇〇免疫單位最爲便利。

二、藥物療法及其他療法　普通不用解熱劑。對于頑固之發熱。用外治的解熱法（濕布）

攝生及營養。均須注意。

心機衰弱。行樟腦油、咖啡鹼、鹽類等皮下注射。用提甫推里血清。雖爲法蘭西學派所主張。往往無効。士的年（二日之用量自〇・〇〇五至〇・〇三克）之皮下注射。數多之學者稱揚之。又大量之阿特來那林（三・〇克生理的食鹽水一五〇・〇）行皮下注射。克奏卓効。

嚥下筋肉痲痺之時。有誤嚥之危險。當常用橡皮管灌注以營養之。營養品用牛乳、鷄卵等。稍和以赤酒。口渴則用冰塊含嗽。高度之時。行食鹽水之皮下注射。

三、喉頭及气管提甫推里之療法　狹窄症狀之初期。於頸部行濕罨法或溫濕罨法。吸入溫暖之水蒸气。血清之注射如前之所述於十二時間至二十四時間以內注射四〇〇〇至六〇〇〇免疫單位。

狹窄症狀若非常顯著。其危險狀態。已迫及眼前。則行气管切開 (Intubation) 气管切開之術式從略茲述其導管插入法。其法將金屬製之導管自氣管切開口插入于狹窄之气管。藉此管腔以圖空气之流通。今日雖有種種變形之器械。惟阿特懷氏之原形。仍爲最良品。管六個成一組。其長經及大小各異。隨患者之年齡。任術者選用。其上端有頭部。插入之際。懸於假聲門帶。不至陷入于气管內。頭部之一端有通絹線之孔。此線之効用。遇必要之際便於去管。管之插入。有一定之器械。該器械及結合法等。一見實物。自易了解。

插入本器之時。患者若係坐位。當抱患者。固定其頭部。術者坐于患者之前方。右手持器械。以左手之示指入于會厭軟骨之後方。觸披裂軟骨。沿此指而送管于喉頭。次以左示指固定導管。右手撤去插入器。其際。必須以指頭輕壓管頭。下降至所用之深。惟決不可用暴力。管達于適當位置之後。便發咳嗽。有特異之音響。此時之呼吸絕不困難。顏面之青藍色立卽消退。頗呈輕快之狀。此時或去其絹線。或不去而固定于頰邊。但有患者。以手觸線之危險。不可不注意也。

第五章　破傷風　Tetanus

破傷風爲一種之急性傳染病。其原因爲破傷風菌。該菌有抵抗力極强之芽胞。普通散在於土中。一達皮膚之損傷部。便有傳染之機會。菌之發育。雖限于侵入之局部。而菌所產出之毒素。移行于血中。至末稍神經而被吸收。漸次進行。達中樞部。終至固着于神經細胞。脊髓之神經細胞。因之而呈興奮性。發一種持異之症狀。

症狀及經過　傳染之後。自四日至一、二週。先有牽引咀嚼筋之感覺。未幾起顎筋强直症。以致開口困難。(牙關緊急)起始之時。不過呈發作的狀態。漸漸增惡。其他之顏面筋亦强直。呈苦笑之狀。鼻翼引張于上方。額皮起皺襞。顏貌無和愛之情。宛然有假面之觀。(破傷風顏面)嚥下作用。亦起障礙。强直症狀。若波及於全身。脊柱如弓反張于後方。腕接近軀幹。呈强直性伸展。脚亦同。强直性痙攣。往往伴劇烈之疼痛。惟精神頗清明。故患者憾之。呈一種慘狀。吾人幾不忍目睹。患者之體溫。自三十七度五分至三十九度。時時發過度之高熱。患者死後。尙有呈四十三度至四十四度之高溫者。

經過係急性。發病後不出二、三日而死亡。經遇稍緩慢者。演出種種之慘狀。其死亡率達八〇—九〇%。

療法　治療血淸爲最良之治劑。其用量以一〇〇免疫單位爲最普通。血淸雖有液質物與固形物之二種。然後者便于保存。

注射血淸之用量。隨疾患之程度及病期之長短等而增減。與提甫推里亞相類似。惟初生兒之一回量不得過五・〇立方糎。血清之効力。僅及于循環血中之毒素。對于神經系統內之毒素。絕無何等之影響。然破傷風之毒素。侵入神經系統與神經細胞相結合之速度甚大。故血清注射。當于早期行之。據統計上之證明。自血清療法施行以來。其死亡率減至三〇—一五%。

於發病之第一日。每回皮下注射二〇〇免疫單位。隔二三小時注射一回。至八〇〇單位爲止。注射之部分以創傷之末稍部及其附近爲最佳。翌日復注射二〇〇免疫單位約二次。至第三日則于二十四時間內注射一〇〇免疫單位二次。翌日復注射一回。用量同上。注射之部分宜在脊髓之附近。亦有以一〇〇單位約一〇。cc自始卽施行腰推腔內注射。一日一回。

痲醉劑爲必要之藥品。次于血清。就成人而論。將〇・〇一至〇・〇二之鹽酸嗎啡。注射于皮下。一日間自二回至五回。嚥下不甚困難之患者。須服溴化鉀及阿片之混劑。（溴化鉀一〇・〇、阿片酯二・五、餾水一五〇・〇、右爲二日之服量一日五六回）又抱水克羅拉耳。亦可應用。成人之用量二・〇。小兒之用量〇・。六又溴化鉀與抱水克羅拉耳。同時用者亦多。食物以流動物爲最佳。遇嚥下困難之患者。行滋養灌腸。食鹽水之皮下注射。亦可行之。對於痙攣。痲醉劑外。硫酸鎂之腰推腔內注射。頗有效。用二〇%溶液五・〇—一〇・〇。但此法若因背筋强直。施術困難。卽可用皮下注射。其用量同。回數皮下注射一日可至四回。

第六章　狂犬病（恐水病）　Lyssa

狂犬病爲一種之急性創傷傳染病。有極長之潛伏期。病毒及病變之所在地爲神經組織。患者之大多數不能治愈而死亡。病毒之傳染由于瘋犬之咬傷。別種狂獸如貓馬牛狼等亦能發生。病毒之性狀如何。吾人尚未發明之。

徵候　一、狂犬　人類之狂犬病大抵原于狂犬之咬傷。狂犬之呈何種狀態。醫家不可不知。卽普通之犬。被狂犬咬傷之後。經數週之久。呈抑鬱或興奮之狀態。易咬接近者。不喜食物。當此之時。尚未呈恐水之狀。歷數日後。咀嚼筋、嚥下筋及四肢之筋肉。起痲痺者有之。興奮狀態益昂進。所至之處。咬人及動物。狂奔而逸走。濫食木片、藁及土等。身體非常羸瘦。最後入痲痺期。于一二日中死亡。又突然死亡者亦有之。

二、人類狂犬病　Lyssa humana　被狂犬咬傷之人。創傷治愈後。大抵不呈何等之症狀。時伴多少之發熱者有之。被咬傷之人。發生該疾患者約十分之一。頭部有廣大之咬傷者。其豫後最爲險惡。死亡率約占八〇%。手及上體部之咬傷死亡率約三〇%。下肢之輕微咬傷。其危險較少。自厚衣類之上而咬者。與咬傷後注射預防液者。豫後大抵佳良。

發病在受傷後之五十日至八十日間。亦有經過一年至二年半而發生症狀者。但此非常稀少。最初之症狀。於咬傷部起刺痛。經一二日後。發憂鬱、頭痛、食思不振、不眠、恐怖、嘔吐等症。屢屢發高熱。翌日起著明症。終至發恐水症狀。易言之。因口渴而急欲飲水。忽發嚥下筋之痙攣。

不能嚥下。稍歷時日。咽頭聲門及呼吸筋等起搐搦性痙攣。發作數日之後。症狀大歸于鎮靜。一若快愈者然。惟延髓之核細胞。於此時期內呈變狀。進而腦脊髓之運動核。亦被侵害。終至死亡。

療法　一　咬傷部之療法　燒灼法Kauterisation　被狂犬咬傷之後。創傷部須速行消毒。咬傷後之五分間以內。以派克倫氏烙白金行根本的燒灼。或爲深廣之切除。則發狂犬病之危險甚少。於二分至四分間以內。用濃厚之硝酸或硫酸行腐蝕法。亦收同一之効果。其他種種之方法。均屬無効。過七分至十分間。不論如何之燒灼或切除咬傷部。決不能防遏該病之發生。內服藥全屬無効。

由是言之。受咬傷之際。當速以灼熱之烙白金燒灼創。遷延發病之時期。更宜從速內派斯台爾 Pasteur 氏豫防注射法。若受傷後已經數日之久。仍可行燒灼法。

二　派斯台爾氏豫防注射法

狂犬病豫防劑之製法　以狂犬病毒法注射於兔之腦膜下。待其發病後。採取其脊髓。製成。一日至三日間乾燥之三種之菌。(乾燥愈長久毒力愈減少)各截取其○・五糎。納於甘油瓶中貯藏之。但若貯藏逾一个月者。卽失效。

用法與用量　苗一個約可製成二・○cc之乳劑。以其全量爲大人一回之皮下注射量。(十歲以上小兒減半)

乳劑製法　以滅菌之鑷子自甘油中取出乾燥苗一個。納乳鉢中。磨之徐徐滴加生理鹽水至全量達二。○cc為度。乳鉢乳棒與鹽水等均須消毒無菌。

注射表式　如無他病且無高熱時。則每日按下表注射。繼續至十八天為止。

注射日	乾燥苗	
第一日	三日苗	三日苗
二	三	三
三	二	二
四	二	二
五	一	一
六	三	三
七	二	二
八	一	一
九	一	一
十	三	三
十一	二	二
十二	一	一
十三	一	一
十四	三	三
十五	二	二
十六	一	一
十七	一	一
十八	一	一

備考　(甲)注射之效力。約至射完了後一星期始完全。

(乙)狂犬病之潛伏期。為十四日至半年。

注射部位　在腹壁皮下

三　發病後之療法　吾人對於發病後之症狀。絕無適當之療法。深可悲也。或以苦拉來注射於皮下。便戰慄之發作因之緩解。或以嗎啡抱水克羅拉爾(一。○至二·○)自口腔或直腸輸入。亦奏鎮靜之効。疾患之末期。或用嗎啡注射。或以哥囉仿漠痲醉。鎮壓激烈之興奮狀態。最為緊要。治療血清今日尚在研究中。無成功之望。

第七章　顏面丹毒　Erysipelas facialis

丹毒俗名遊火。其顏面丹毒之成立經過及治療。與身體中他部之丹毒不同。病原之侵入門戶。雖極細微。不易證明。然爲一種之創傷傳染。了無疑義。此等微細之創傷。有在皮膚者。有在粘膜者。

病原以菲爾亞孫氏之連鎖球菌爲主。原于葡萄狀球菌者甚少。菌之抵抗力雖大。其素因極微。故不至流行。

療法　一、一般療法　顏面丹毒無特別之療法。連鎖球菌血清雖應用于此種之疾病。其効力尚不得謂爲確實。故療法以行對症的療法爲主。

看護及攝生之必要。與他之傳染病相同。便通爲最須注意之事項。自發病之初期。卽須注意。若投以下劑。如甘汞等促便通之順利。尤佳。

熱呈弛張性。須服解熱劑者甚少。惟呈長期之稽留性者。用適量之解熱劑。得緩解自覺症狀。就解熱劑之種類而論。雖無須過事選擇。安替匹林、菲那西汀、匹拉米洞等。最爲賞用。

腦症狀若激烈。則發强度之譫妄、幻覺等。不能安臥于牀上。此時當行〇。〇一—〇。〇二之嗎啡注射。對於酒客譫妄亦然。他之痲醉劑。奏効甚少。是等之重症。須注意心臟機能。若有衰弱之徵。則行樟腦咖啡因棣茄倫等之皮下注射。爲應急的處置。是亦不可不注意也。

二、局部療法　丹毒一症雖以自然治愈者爲多。亦須加以相當之局部治療

罹本症之後。件重篤之腦症狀。或病機呈進行性。或無損于顏面之美。而局部療法之施行。亦屬緊要

發生丹毒症之部分與健康皮膚之交界處。注射二。〇立方糎之石炭酸水(二%)或於疾患部作數多之刺創。榨出炎性滲出物。用二千倍昇汞水冷罨。或以二。五%之石炭酸行濕布繃帶亦可。此外尚有下記之方法。即自刺創壓出液質。塗抹六〇。〇%之伊希替屋兒軟膏亦奏卓効。

局部之發赤、腫脹、疼痛、緊張及灼熱之感覺等。若不甚輕。則行軟膏塗布或冷濕布繃帶等便可。其中之軟膏雖極良好。然亦有用五%之石炭酸、凡士林塗敷。或伊希替屋兒與凡士林或拉諾林相混。製爲五〇%之軟膏或一〇%之伊希替屋兒戈羅亭用以塗敷亦佳。

單純之水泡之發生。無須特別之治療。有化膿之象。當早切開之。施以處置。顏面丹毒之所最可懼者。爲腦膜炎。幸發生者尚少。

顏面丹毒。宜行無菌性濕罨法。每二三時間交換一次。頗屬佳良。尿之蛋白檢查亦不可忽。

丹毒之療法。時至今日。有試行碘酊塗布法者。每日一回。奏効尚佳。

第八章　腦膜炎　Meningitis

腦膜炎之疾患。其原因甚多。各種之急性傳染病。往往續發是症。若有化膿性病竈。(中耳炎、顏面丹毒等)則起化膿性腦膜炎者頗多。他之身體部。若有結核病竈。則起結核性腦膜炎。

此外又有因特種之病原起流行性腦脊髓膜炎者。黴毒雖爲腦膜炎之原因。其經過屬慢性。

德華醫學雜誌　第一卷第三號

不在本章論述之範圍內。略之。

徵候　患腦膜炎後頭蓋腔內因壓力之亢進。呈一般的症狀。同時因腦質自己之障礙。卽呈通稱之竈症狀。概言之。初發刺戟症狀。麻痺狀態次之。

一般的症狀之中。首推頭痛。頭痛有在頭之全部者。有偏于前頭部或後頭部者。然又因脊髓膜炎之併發。除頭痛外。尚有背痛。又項部强直及勁直。乃極重要之徵候。

意識障礙。亦爲發生之重要症狀。其始則精神興奮。發譫妄等。歷時稍久。便呈嗜眠狀態。終陷于昏睡。發病之初期。發眩暈及嘔吐者有之。小兒之結核性腦膜炎。亦發嘔吐。

竈症狀之中。因大腦炎(與腦膜炎同時發生)而起一部或全身痙攣。至麻痺期則發局處麻痺、半身麻痺、失語症、半盲症等。腦底神經之症狀。在結核性及流行性腦膜炎均有之。以此爲根據。與他之類似腦膜炎之疾患相鑑別。非常便利。

發生于初期識別甚易之症狀。爲眼筋麻痺。起上眼瞼下垂症及斜視。結核性腦膜炎。可由此而推知之。瞳孔往往異常。顏面神經呈片側性之不全麻痺者不少。此外如視神經、聽神經等。起炎症者亦有之。

除上述外。尚有下列之症狀。卽腹部之舟狀陷沒、腱反射之亢進、皮膚之感覺過敏症、尿瀦留尿及糞便之失禁等。又因筋緊張力之亢進。呈開爾尼希氏之症狀。

就脈搏而論。初期徐緩。其後則大抵頻數。呼吸無一定之規則。至末期則呈向因斯篤克氏之呼吸型。

療法 對于炎症及頭痛脊痛等。置冰囊于頭部。沿脊柱置冷水袋或冰囊。又頭部（剃去頭髮）頸部及脊柱部等。塗擦水銀軟膏亦可。麻醉劑（嗎啡、抱水克羅拉兒等）亦須應用。有高熱之際。投以適當之解熱劑。病室則以靜肅幽暗爲佳。

腰椎穿刺法。對于流行性腦脊髓膜炎。可供診斷之用。治療上亦應用之。腰椎穿刺法之治療上價値。能排除腦脊髓液之一部。減其壓力。除直接之危險。但此不過有一時的效果而已。此方法于西歷千八百九十一年昆氏始應用之。穿刺之部位在第三及第四腰椎之間。結合兩腸骨櫛之最高點之直線。與第四腰椎之棘狀突起相當。脊髓之物質。終于第二腰椎等高之處。此部分若刺入套管針。並無損傷脊髓之危險。套管針之刺入自第三腰椎棘狀突起之下端。偏側方一生的米特（即糎）刺入時向中央線而進行。約五六生的米特即達中央線。套管針與橡皮管玻管相結合。以便測定腦脊髓液之壓力。就健康體而論。液柱之高約一百二十糎。腦水腫症約七百糎。減其常壓。則抽去二〇・一八〇立方糎之液。在小兒每次止可抽去一〇至一五立方糎之液。於腦脊髓膜炎有除去一〇〇立方糎者。

第九章 間歇熱 Malaria

麻拉利亞一名間歇熱。又謂之瘧。爲一種急性傳染病。因麻拉利亞原虫（Malariaplasmodium）寄生于赤血球而生。其媒介物爲蚊。（埃諾弗來族）

麻拉利亞原虫普通分爲三種如左。

一、三日熱原虫 Tertianparasit Plasmodium Vivax

二、四日熱原虫 Quartanparasit- P. malariae

三、熱帶麻拉利亞原虫 Tropicaparsit- P. immaculatum

除上之三種外。尚有數多之種類。但非常稀少。故實地上絕無價値。

麻拉利亞原虫。寄生于赤血球內。漸次發育。終達分裂形。更進而分裂爲一定之孃細胞。再求新鮮之赤血球而寄生。四日熱原虫之發育須完全四日。分裂之際。分爲八至十二個。中央包有色素。呈花瓣狀。三日熱原虫之發育須完全二日。分裂之際分爲十六至二十四個。熱帶麻拉利亞原虫之發育。亦須完全二日。惟其大小。遠不及前二者。分裂之際。分爲十六至二十個。係一種之極小體也。

除以上之無性生殖外。尚有作有性生殖的轉機者。生殖體 (Gameten) 有大小之二者。入于蚊之胃中。始行受胎。熱帶麻利拉亞之生殖體。大抵呈半月形。

徵候　麻拉利亞之發作。非常急激。以惡寒或寒戰爲始。其次爲發熱期。終爲發汗期。麻拉利亞原虫。分裂而遊離于血中之時期。便發惡寒（寒戰以三日熱及四日熱爲多）症狀最發達之分裂形。即于此時期內見之。至發熱期則麻拉利亞原虫最少。

熱之上升。非常急激。其下降亦然。其持續自八至十二時間。三日熱之發作。隔日而來。四日熱之發作。隔二日而來發育時期不同之痲拉利亞原虫。若有數組存在于身體中。則每日發作者亦有之。熱帶痲拉利亞。其發作隔一日。其持續甚長。達十六至二十四時間之久。

痲拉利一症。除右之間有發作外。漸次增加貧血狀態。脾臟及肝臟因之血肥大。發作中有頭痛、嘔吐、心機衰弱等。至于惡性痲拉利亞。意識之溷濁益甚。終陷于昏睡狀態。惡性痲拉利亞大抵爲熱帶痲拉利亞。吾人患痲拉利亞之後。若怠于適當之治療。便起通稱之慢性痲拉利亞惡液質。發高度之貧血、脾臟及肝臟之肥大、心機衰弱、浮腫、意識障碍、健忘、弱視及其他之症狀。

診斷　祇據臨床的症狀。尚不盡確實。當由血液直接證明病原體。

療法　吾人對於痲拉里亞一症。幸有特効劑。是劑名之曰規寧。俗稱金雞那。其爲物。不特治愈本病之症狀。并有撲滅病原體之作用。惟規寧之効力。僅現於痲拉里亞之一症。對于他之血球寄生原虫。如脫利派諾伸病等則無效也。分裂後遊離之幼虫。寄生于赤血球後。尚未經過多之時間。其發育狀態。尚在中途。遇規寧便受其影響。至于有核分裂程度之發育形。則其抵抗力甚大。管有性生殖者。在幼稚時代。極受規寧之影響。至于發育之生殖體。規寧之效用。便極薄弱。故是等殘存之痲拉利亞原虫。逢相當之機會。再行繁殖。往往爲再發之原因。

據以上之觀察考之。規寧療法當守次之原則。其理由頗極正當。

一、吾人患痲拉利亞之後。用大量之規寧。行一回或兩三回之治療。其根治與否。尚不能豫定。

二、生殖體不受規寧之影響。故不能防止其再發。

三、生殖體至第二或第三之發作而發生。故行治療愈遲。再發之憂益大。

四、應用規寧最適當之時期。爲分裂形發育之前半期。卽惡寒期之前或後一時間內。

療法之形式　規寧之用量。每回不可超過一克。普通用一日一回一克之方法。當無熱之時期。卽在將起次之發作二三時間以前。（若係熱帶痲拉利亞則于發作之後或熱之下降期用之）內服規寧一克。持續同一療法至六七日之久。然後爲一定之間隔。初間隔時停止三日。行二日之治療。其次則停止四日。又加二日之治療。此後則間隔之日數爲五日、六日、七日。治療于以告終。定此種間隔之日數。乃壳赫氏之功蹟。縱使數週間連續服用規寧。其効力決不能勝此法。且反有令痲拉利亞原虫起不感受性之弊。

一回用一克之大量。時或有起副作用之危險。惟一日之用量。若自〇．六至〇．四。終不能得確實之効果。徵諸臨床的經驗。欲有確實之効果。一日之用量。非一克不可。故常法每日服一克。分五回服之。每回〇．二。彼治療日與中間日之配付。準上述之規定。患者於發作之中能勝此小量。又胃之充實。不妨礙規寧之吸收。此方法之効力。絕不劣於前法。亦無副作用之害。足乃吾人所最爲欣喜者也。對于熱帶痲拉利亞用此方法後。亦有治愈之成蹟。

規寧劑雖有種種之製劑。彼遊離規寧鹽基及鹽酸規寧。今日有克奏卓効之便。證入于膠囊或漿衣包後內服之。製爲丸劑亦可。錠劑或工場製之丸劑。時或不易溶解。有妨吸收規寧之誘導體歐規寧無苦味可爲規寧之代用品。小兒最宜。

有昏睡狀態、嘔吐及其他之症狀時。不可內服規寧。皮下或筋肉內注射。雖若能奏速効。有時有誘起壞疽及疼痛性浸潤之弊。近來注射液漸次改良。流弊漸少。靜脈內注射近亦有製就品。

就對症療法而論。有種種如下。即對于高熱之冷濕浴、冷罨法等之水治療法、對于頭痛之冰囊、對于便秘之灌腸及下劑等。又興奮過甚。投以嗎啡。嘔吐過甚。投以碘酊(一滴、與水混和後服之)、哥囉仿(哥囉仿一〇·〇、亞拉昆亞膠末一〇·〇、白糖二〇·〇、右藥混和於乳缽內磨之。加水二〇〇·〇振振盪之。每隔一二時間服一〇·〇)等。

快樂的原泉

重編

生命之花出版

丁惠康編

醫學書局發行

精裝一册　實洋　一元二角五分

五大特色

一. 取材精審

二. 註釋詳細

三. 漢譯明確

四. 紙張優美

五. 裝訂精良

諸君覺着生活上乾燥而乏味嗎？諸君欲除種種的煩腦，疾病，痛苦嗎？欲求眞眞之快樂和幸福，不可不讀此書！全書用上等信箋紙精印，微作蔚藍色，幽雅豔麗，兼而有之，讀時毫不傷目，堪稱色色皆上，文情雙絕。封面用摩洛哥皮質，上等銀粉精印，四週較內頁稍廣，尤覺美觀，閱之愛不忍釋。作爲禮品尤爲堂皇富麗。

上篇　人壽夭折之由來

▲柔弱之教育

▲放逸之淫樂

▲腦力使用之過度

▲疾病　殘酷之死　自殺

▲不潔之空氣

▲飲食之過度

▲摧害人壽之氣質及情慾

▲死之恐怖不活潑與怠慢

▲誇大之想像力

▲自然的及接觸的病毒

▲年齡與早老

下篇　長壽之原理

▲合理的身體教育

▲活潑的青年　避軟弱

▲愼伉儷以外之肉慾

▲幸福夫婦之關係

▲睡眠　運動

▲新鮮之空氣　溫度

▲田園生活　旅行

▲清潔　食品節制

▲精神之平和　性格之眞

▲快適之感覺及刺激

▲疾病之豫防及治療

▲變死之救助

▲老年者之衞生

▲精神與身體之修養

▲詳細目錄不及備載

Heilung oder Remission eines bereits inoperablen Magen=Leber=Karzinoms?

不能施手術的胃肝惡性瘤尚有治療的希望否？

醫學博士丁名全譯
Von Dr. H, Pollack

Aus Muenchener med. Wochens. Nr. 38. 1927.

采乃耳氏曾在明星醫學週報中發表一篇用硅酸內服砒素及銀硃外用療治惡性瘤疽。采氏報告中所治愈者。都是皮膚及乳房的瘤疽。至于腸胃的瘤疽他都有得到相當的效果。我現在有一章病狀。須內部瘤疽用藥劑治好的玆述如下。

婦人年五十三歲青年時未曾重病過。一九二一年七日忽然胃痛。時在飯後。並且與嘔吐相接。一九二二一九二三兩年病更加重同時體量大減二三年十日至十一月中病者更其難看。病勢沉重非常。因此來院就醫

入院時病者病狀如下。

病者瘦小非常。只餘皮骨。體重只有三十八瓩。病者身體如此柔弱。竟不能在牀褥起坐。眼皮深降舌亦不淸腹軟胃處有一硬塊。自骨至臍口皆有此種硬塊。肝亦脹大。不能與此塊分別大便多瀉痢。

胃液檢查。得（試早膳後所得）

純鹽酸　〇

全體酸類　四十

乳菌　無

病者　在院用强心劑與發劑治療一期後。病狀漸漸變佳。二十三年十二月四號逐命往外科開刀。

二十三年十二日四號外科主任許伐采開施手術。腹膜開破以後。胃臟與各部均結合。完全變作惡性瘤疽。肝臟亦脹大且現白色。該處之淋腺完全成爲大塊有發炎性。施手術者意要將其分離。奈結體太深。竟不能用何手術使之全去。無法只得將腹部縫合。塞一橡皮管以便液體流出。所取之一巴淋腺經該處病理學家檢查謂爲惡性瘤疽。

二三年十二日十六橡皮管去後。患處全愈。

三四年一日十五病者有吐有痛。交換不定。病者自那日起每日服 Silikathaema-topan

自從該日起病者一日一日好起來。體量亦日漸增加。二四年六月二日病者全無痛苦。體重加十三瓩總共五十一瓩

病者時常訪醫生。每日仍服 Silikathaamatopan

二十四年十二月十八日全體檢查。

開刀處白而嫩。毫不疼痛。瘢痕如與胃部相結。腹部無瘤疽之現像。肝臟平而滑。腹部亦多脂肪。體重裸體五十四瓩六百克。病者覺胃部尚有微痛。

二十四年三月二十日復檢查

X 光下檢查得下胃圖中尚有一大凹處。病者時常稍有疼痛體重五十七另四瓩

病者覺得頗安。仍能工作。並且還欲結婚。

上述病狀如此。爲近世所希見。現在的問題便是。這惡性瘤疽還是自愈。還是纔時告止的。一時尚不能說定。還有矽的功效。大到什麼樣的地步。雖然采來耳在該篇開始的時候已經講過。但是此地的功效。較采來耳所述的。更其巨大。另外我還要報告的便是一千八百五十四年修氏 Franz Schuh 及二十年後伴天氏 F. Fawcet Bettye 均以矽酸治療過惡性瘤疽。現在美國各處均以矽酸製爲飲料。對于惡性瘤疽治療前途。未始不是好現像。總而言之。矽之對于惡性瘤疽有極大的功效。無論可施手術與不可施手術。均可一一用之。

Silikathaematopan 余用之于他種瘤疽已久年。用法極其簡便。爲價非常便宜。所以雖是貧者亦能用。

德華醫學雜誌　第一卷第三號

附注・二十五年八月十號再檢查病者體重已增至六十瓩一百克。全身旣無瘤疽亦無他種副瘤疽發生。病者精神非常佳美

再此藥須德國華福化學廠出品上海金山洋行總經理如要樣品等件可注明本報介紹凡醫者函索卽寄。

鎮痛、鎮靜新藥
鎮咳、戒煙

巴畢那兒（武田牌） PAVINAL "Takeda"

嗎啡 Mo phin 與可地因 Codein。在鎮痛鎮靜鎮咳上。固係臨床醫家必需之藥品。然其毒性之劇烈。連用之有害。亦爲吾人所盡知。代用之品。雖稱類甚多。而安全有効。則巴畢那兒當首屈一指也。

巴畢那兒完全不含嗎啡等質、乃以蒂芭因 Thebain 之新誘導體爲主成分。以西特羅可太兒甯 Hydrocotarnin 爲輔助品。其作用雖與嗎啡皆似。然由其見効之迅速(比嗎啡約快一倍)。力量之強大(比嗎啡約強四倍)及可以持續連用諸點論之。其藥物學上之價値。遠在嗎啡之上。又巴畢那兒連用時。効力毫不減退。慣性甚爲缺少。副作用(如嘔吐暈眩)亦極輕微。凡可使用嗎啡可地因者。巴畢那兒得以完全代用之。

巴畢那兒之成分

蒂芭因誘導體 (Thebain Derivate) 八〇%
鹽酸西特羅可太兒甯 (Hydrocotarnin. Hydrochlor.) 二〇%

各成分之大要

(一)蒂芭因誘導體 $C_{18}H_{21}NO_4HCl$

本蒂芭因誘導體。爲黃白色結晶性之粉末。微有苦味不易分解。在通風之下。於二七〇度熔融。在水中易於溶解(十%)。性質與蒂芭因原質大不相同。卽有鎮痛鎮咳及麻醉大腦之作用。而與嗎啡或可地因相似。其力量比嗎啡約強四倍。而毒性較爲輕微。且易消退。鎮靜刺戟之作用。數倍於可地因。局部麻醉之價値、與嗎啡相等。至見効之迅速。力量之強大。則在嗎啡之上。其可持續連用。且連用而効力不減。副作用稀少諸點。尤爲特長。

(二)鹽酸西特羅可太兒甯 $C_{12}H_{15}NO_3HCl+1\frac{1}{2}H_2O$

此爲可太兒甯 Cotarnin 之還元體。白色結晶性之粉末也。在水易溶。在酒精中稍能溶解。在依打中爲不溶性。其味初時微苦。其後有持續性之焦臭味。此藥使用適宜時。有麻醉鎮痛鎮靜之作用。與前述蒂芭因誘導體併用時。有減低其用量。並增其效力之利點。

巴畢那兒之適用範圍

一、凡興奮•疼痛•刺戟•睡眠障碍等時之須用嗎啡•可地因者。本劑均得作鎮痛鎮靜劑而代用之。凡用藥有比較持久之必要時。則嗎啡因有慢性中毒之危險。用者每多躊躇。以此代之。最爲適宜。

二、肺結核•氣管枝炎•咽頭加答兒•喘息•百日咳•及其他疾病之呼吸刺戟。咳嗽疼痛症等。急性或

—1—

慢性諸症之危篤疼痛或睡眠等障碍等。

三、疝痛。潰瘍。虫樣突起炎。癌腫等之疼痛。火傷。創傷。繃帶交換等之疼痛或不眠。

四、在外科範圍內。麻醉之準備及誘導時。巴畢那兒有與嗎啡同等價値。且與奮期大可短縮。依打消費量得以節省。並可除去麻醉期間或麻醉後之嘔吐嘔氣。

五、當用嗎啡。攀托邦。司可寶拉名 Scopalamine 時能併用巴畢那兒。則可減嗎啡等之用量。同時且得預防其用量之遞增。

六、與斯保買丁併用時。可以安全戒絕阿片煙。（詳見治療經驗集）

巴畢那兒之用量用法

內服　爲鎭靜刺戟及鎭咳之目的而使用時。其內服分量。每回以〇•〇〇二五瓦至〇•〇〇五瓦爲宜。爲鎭痛之目的而使用時。其內服分量每回以〇•〇〇五瓦至〇•〇一瓦爲宜。或每日以〇•〇三瓦分服之亦可。

注射　注射時。每回一管。注用皮下注射。奏効不充足時。約經三十分鐘。可再注射同量。注射後。並無刺戟性。對於慢性疼痛。宜將內服法及注射法交互用之。

【注意】巴畢那兒係劇藥。爲應用上參攷起見。特將本劑主成分本蒂芭因誘導體之臨床報告。摘記如左。

一• Beck, Dreyfus 氏等曾對病人在數星期至數個月之中。連用本蒂芭因誘導體。亦見奏効。且謂於血行呼吸器藥並無障碍云云。

二• Falk 氏謂有七十二歲之某老人。心臟甚弱。兩脚及陰囊十分腫脹。且心神不安。用以地其太利司劑。不見影響。以本蒂芭因誘導體〇•〇二瓦在皮下注射之。居然安全奏効云云。

三• Lahmenum 氏曾於小兒之咽頭加答兒。氣管枝加答兒。百日咳等。用本蒂芭因誘導體〇•〇〇一至〇•〇〇二五瓦•亦不見何等副作用。而認有鎭靜之効。

【包裝】注射劑（一%）一瓩十管。一瓩五十管

片劑（內服）二十片（每片含量有〇•〇〇五與〇•〇一瓦二種）

粉　劑　一瓦　五瓦

總發行所　日本大阪市東區道修町

武田長兵衞商店

巴畢那兒之臨床實驗摘要

醫學博士井上眞一氏於五個月中。應用本劑者。四十九人。以回數計之。共一百八十九回。由使用之目的症狀而分別之大略如左。

一•爲疼而使用者　一五九回

二•爲呼吸困難或咳嗽而注射者　二七回

三•爲不眠而注射者　三回

由臨床上實驗之結果而論。其鎭痛及鎭咳作用。完全可代嗎啡及攀托邦。就中二二雖有若干眩暈及噁心。然程度較用嗎啡或攀托邦時爲輕。作用時間。比較持久。大抵注射一筒以後。即可收效。須重複注射者殊爲罕有。其有効量與中毒量相差甚大。對於使用上便利不少。尤如於一日之中。注射數筒。雖於此較長時日間。連續注射之。亦不見慢性中毒症狀。此其最爲可貴者也云云。

2

本誌投稿簡章

本誌刊行宗旨。在普及新醫學及衛生常識。彼此發揮思想。研究學術。而促進醫藥界之進步。公共衛生建設之實現。

一 投寄之稿或自撰或翻譯，或介紹外國學說而附加意見，其文體不拘文言白話或歐美文字均所歡迎。

二 投寄之稿望繕寫清楚並加標點符號。

三 凡稿中有圖表等，務期明瞭清潔書於白素紙，以便直接付印。譯外國名詞須註明原字。

四 投寄譯稿請將原文題目，原著者姓名出版日期及地點詳細叙明。

五 稿末請注明姓字住址，以便通信，至揭載時如何署名聽投稿者自定。

六 投寄之稿揭載與否，本社可以豫覆，原稿若預先聲明並附寄郵資者可還原稿。

七 投寄之稿俟揭載後，本社酌致薄酬如下：(甲)單行本二百份 (乙)本雜誌 (丙)書劵 (丁)現金

八 原稿請寄上海梅白格路一百廿一號德華醫學雜誌社收爲荷

民國十七年三月十五日出版

▲▲德華醫學雜誌第三號

主幹者 醫學士 丁惠康

藥學主任 藥學博士 丁名全

醫學主任 醫學博士 丁錫康 上海梅白格路一百廿一號

出版者 德華醫學雜誌社 上海梅白格路一百廿一號

總發行所 醫學書局 卽愛文義路巡捕房南首

（廣告刊例函索卽寄）

定價表

每月一册 全年十二册

零售每册大洋三角 郵費國內二分 國外八分

預定全年特價大洋二元四角（原價三元六角）

郵費國內不加 國外九角六分

新疆蒙古日本照國內 香港澳門照國外 郵費代價作九五折以一分四分及一角爲限

郵章如有改動隨時增減

定閱諸君 如有詢問事件 或更改住址通信時務將 一 定單號數 二 定戶姓名 三 原寄何處 三項詳細開明方可遵辦實緣定戶太多簿册繁重非此三項無從檢查難免仍有誤寄特先聲明

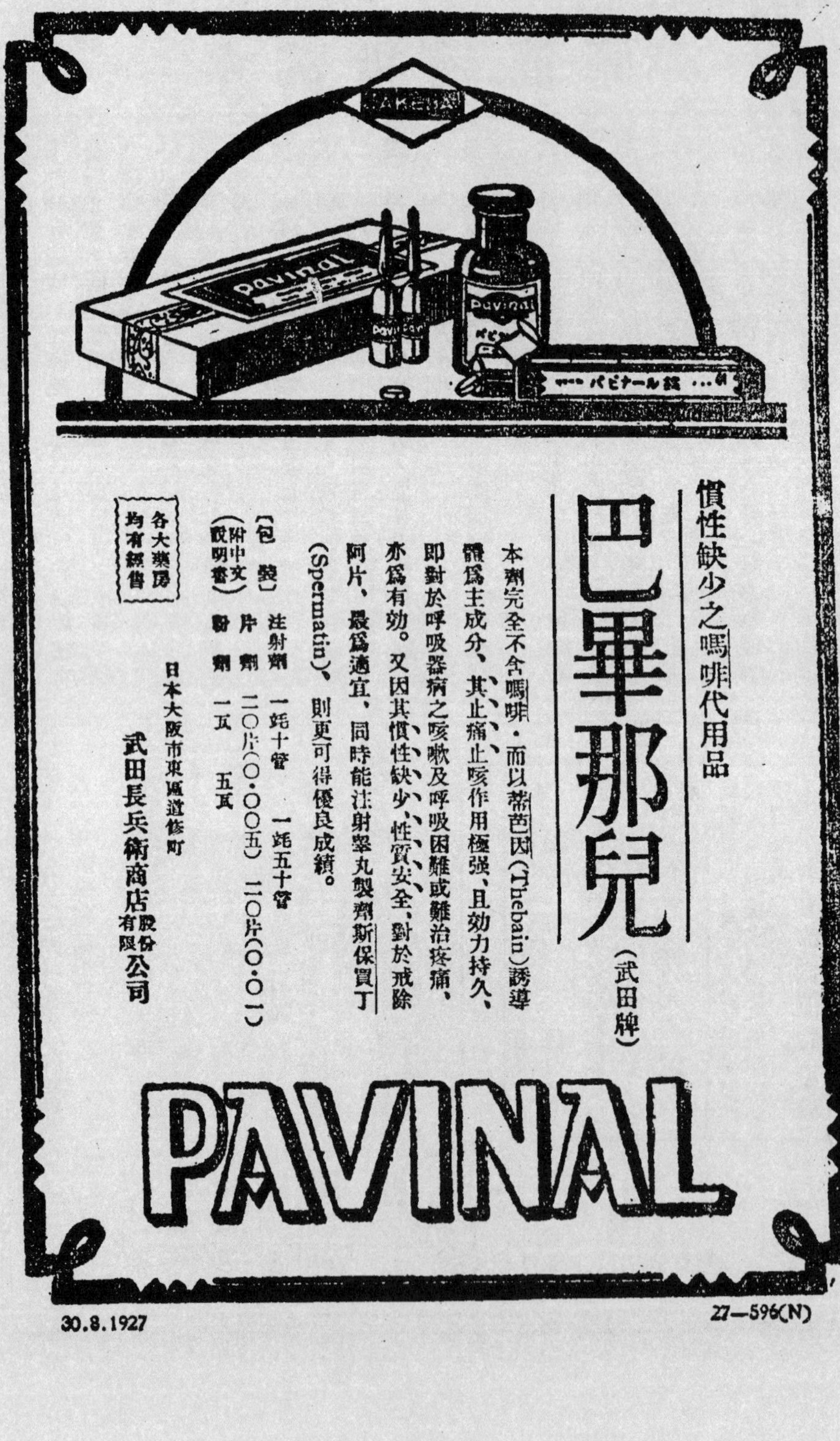

30.8.1927　　27—596(N)

Deu Hua Medizinische Monatsschrift

德華醫學雜誌

Verlag : E. Yoh Medical Press, Shanghai, Myburgh Road 121
德華醫藥學會出版 上海梅白格路一百廿一號醫學書局印行

I Jahrgang 第一卷 | April 1928 | No. 4. 第四號

編輯者 Herausgegeben von: 醫學博士丁名全 Dr. med. M. T. Ding 醫學博士丁錫康 Dr. S. K. Ting M. D. 德醫學士丁惠康 Dr. W. K. Ting

撰述者 Unter Mitwirkung von:
醫學博士尤彭熙 Dr. med. B. C. Yuh; 醫學博士王畿道 Dr. med. C. D. Huang; 醫學博士江俊孫 Dr. med. T. S. Kiang; 醫學博士朱仰高 Dr. C. K. Tsue; 醫學博士李元善 Dr. med. Y. C. Li; 醫學博士李梅齡 Dr. med. M. L. Li: 醫學博士李中庸 Dr. med. C. J Li 德醫學士杜克明 Dr. K. M Doo; 醫學博士金問祺 Dr med. W. K. King; 醫學博士胡定安 Dr. med. Ping Hu; 醫學博士周景文 Dr. med. K. W. Chow. 醫學博士周綸 Dr. medL. Chow. 醫學博士周君常 Dr. med. C T. Chow 德醫學士張森玉 Dr. S. N. Dschang; 醫學博士俞鳳賓 Dr. med Voonping Yu 醫學博士曾立羣 Dr. med. L. K. Tschen; 醫學博士曹芳濤 Dr. F. D. Zau M. D.; 醫學博士趙志芳 Dr. med. C. F. Chao; 醫師蔡禹門 Dr. Y. M. Tscha; 醫師陳邦賢 Dr. P. I. Chen; 醫師孫祖烈 Dr T. L. Sun; 醫學博士屠開元 Dr. med. K. Y. Do; 醫學博士顧祖仁 Dr. med. T. C. Koh

EUKODAL

德國怡默克廠
總經理

上海興華公司
廣東路十九號

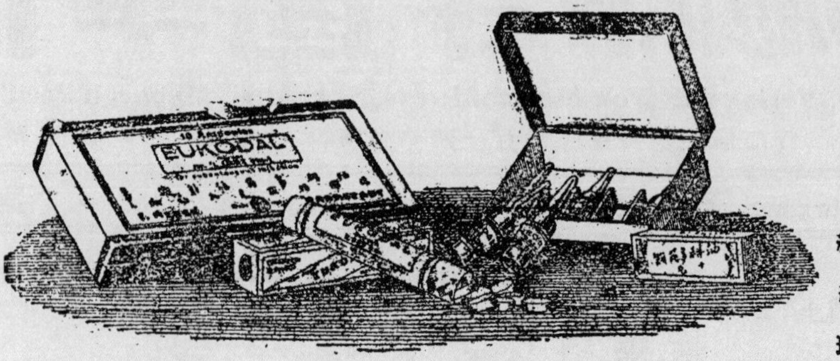

油科達爾

用法

安神咳嗽每次可服半片至一片

止痛每次可服一片至兩片最多至四片

油科達爾

止痛鎮靜醫藥界多藉重痲醉品然皆含有毒性亦易養成習慣性致使用之者有欲却不能之勢怡默克藥廠有見及此欲矯此弊是以特發明一種新藥定名

油科達爾

其功用與各痲醉品相等然毒性毫無已經內務部化驗認可批准行銷卽日日用之亦無習慣性所謂習慣性者卽如飲酒者思飲吸紙煙者思吸是此則不然用以治病病愈後可隨時不用故欲

鎮痛安神莫如用油科達爾

油科達爾可治咳嗽氣喘腹痛牙痛神經痛再如乾性水胸膜炎胃潰傷十二指腸炎心肉炎等以能安神亦有用以戒除雅片者

E. MERCK, DARMSTADT

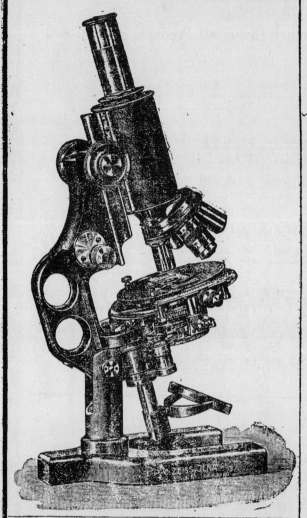

NIPPON SHINYAKU CO. LTD. KYOTO JAPAN

SANTSOL

A permanent aseptic aqueous solution of soluble SANTONINE preparation for Santonine-therapy.

世界最新注射用蛔蟲驅除劑

珊篤曹爾

珊篤甯（山道年）爲驅除蛔蟲要藥乃醫藥界之所公認然其奏效遲緩效率低微且有不測之副作用亦屬素知之事實也且其奏效之原理向未明瞭是以學界之研究不遺餘力迨至晚近始有新學說之發明焉謂珊篤甯在胃腸內對於蛔蟲初無直接毒殺作用乃須在胃腸內先受分解而一部分被吸收經循環系移入肝臟變成一種特殊物質逐漸流入胆囊內與胆汁相混和再行分泌於腸管於是此物質對於蛔蟲有毒殺作用也自此理闡明以來知珊篤甯奏效之路徑及時間長遠悠久輾轉周折故其奏效率之低微爲臨床家所不滿意者良有以也

本會社有慨乎此特由專門家之研究製成珊篤甯酸鈉化合物更進而製爲無菌水溶液注射劑以期直接注入體內卽達肝臟以縮短經由路徑節減藥力之損失爲主要目的曾經廣博之實驗俱得良好成績奏効迅速而確實藥力强大而無副作用是以創製未久卽轟傳醫藥界得有嘖嘖好評均稱爲能盡珊篤甯本來藥性之無上良劑也

包裝分爲五%一西西五管裝盒裝及十%一西西五管裝二種

製造廠　日本京都日本新藥株式會社

總經理　上海英租界交通路中新華大藥行

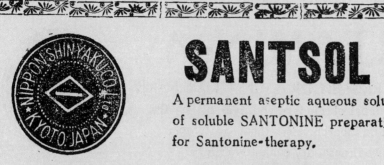

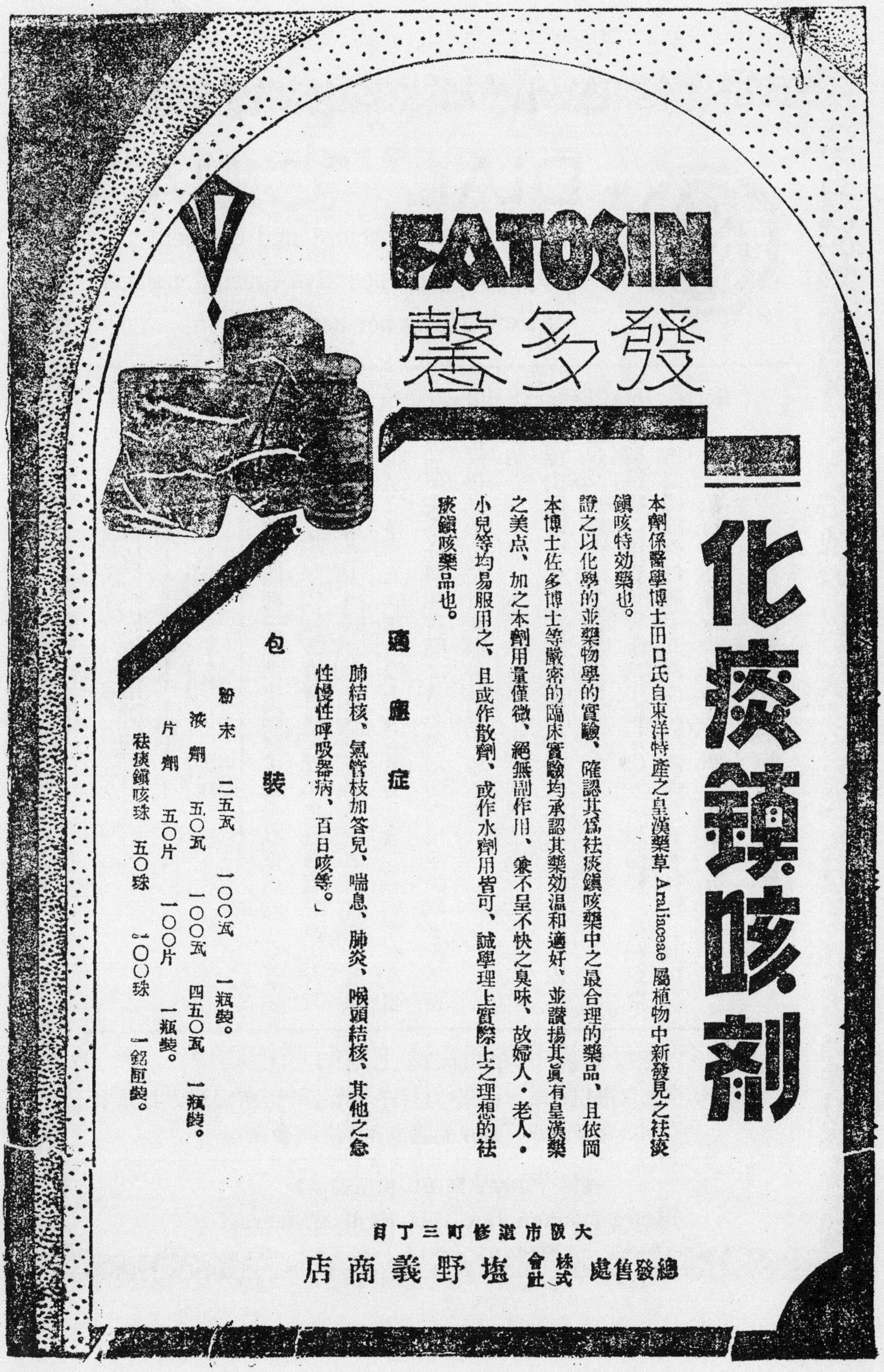
FATOSIN
發多馨
化痰鎮咳劑
本劑係醫學博士田口氏自東洋特産之皇漢藥草 Araliaceae 屬植物中新發見之祛痰鎮咳特效藥也。
證之以化學的並藥物學的實驗、確認其爲祛痰鎮咳藥中之最合理的藥品、且依岡本博士佐多博士等嚴密的臨床實驗均承認其藥効温和適好、並讚揚其眞有皇漢藥之美点、加之本劑用量僅微、絕無副作用、兼不呈不快之臭味、故婦人・老人・小兒等均易服用之、且或作散劑、或作水劑用皆可、誠學理上實際上之理想的祛痰鎮咳藥品也。
適應症
肺結核、氣管枝加答兒、喘息、肺炎、喉頭結核、其他之急性慢性呼吸器病、百日咳等。
包裝
粉末 二五瓦 一〇〇瓦 一瓶裝。
液劑 五〇瓦 一〇〇瓦 四五〇瓦 一瓶裝。
片劑 五〇片 一〇〇片 一瓶裝。
祛痰鎮咳球 五〇球 一〇〇球 一鋁匣裝。
總發售處 株式會社 塩野義商店
大阪市道修町三丁目

上海集成藥房公記有限公司

J. D. CHANG &COMPANY, LTD.

Chemists & Druggists

Cable Add: ,,Chemieu." Shanghai.

54 NANKING ROAD SHANGHAI

Telephone C. 7533 7 34

本藥房創設多年備蒙社會信仰茲因擴充營業重行改組添加公記總發行所遷至南京路抛球場口五十四號新屋內容外部大加整頓專售泰西各國原料藥品醫院醫生應用器械上等香料化粧物品並設專廠製造補身家用良藥選貨精良定價低廉批發格外公道如蒙賜顧無任歡迎

集成藥房公記有限公司謹啓

總發行所 南京路抛球場口五十四號 電話中央第七五三四號

製藥廠 英租界泗涇路十二號 電話中央七五三四號

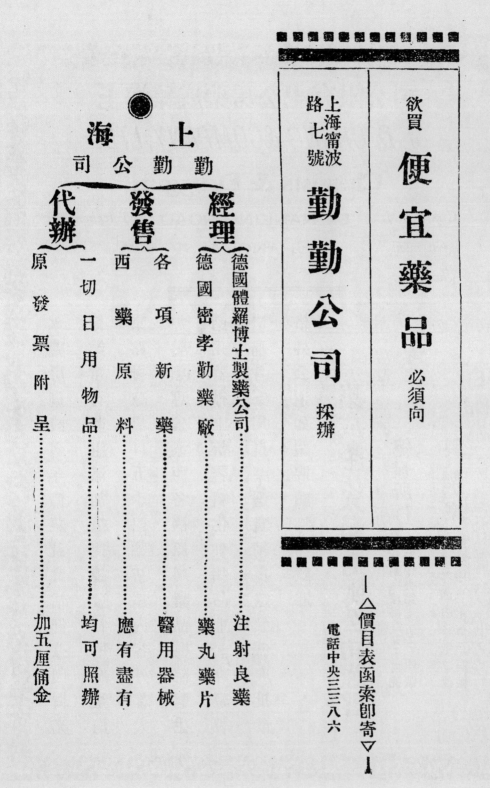

Deu Hua Medizinische Monatsschrift

Vol.1 April 1928 No.4

德華醫學雜誌

第一卷第四號目錄

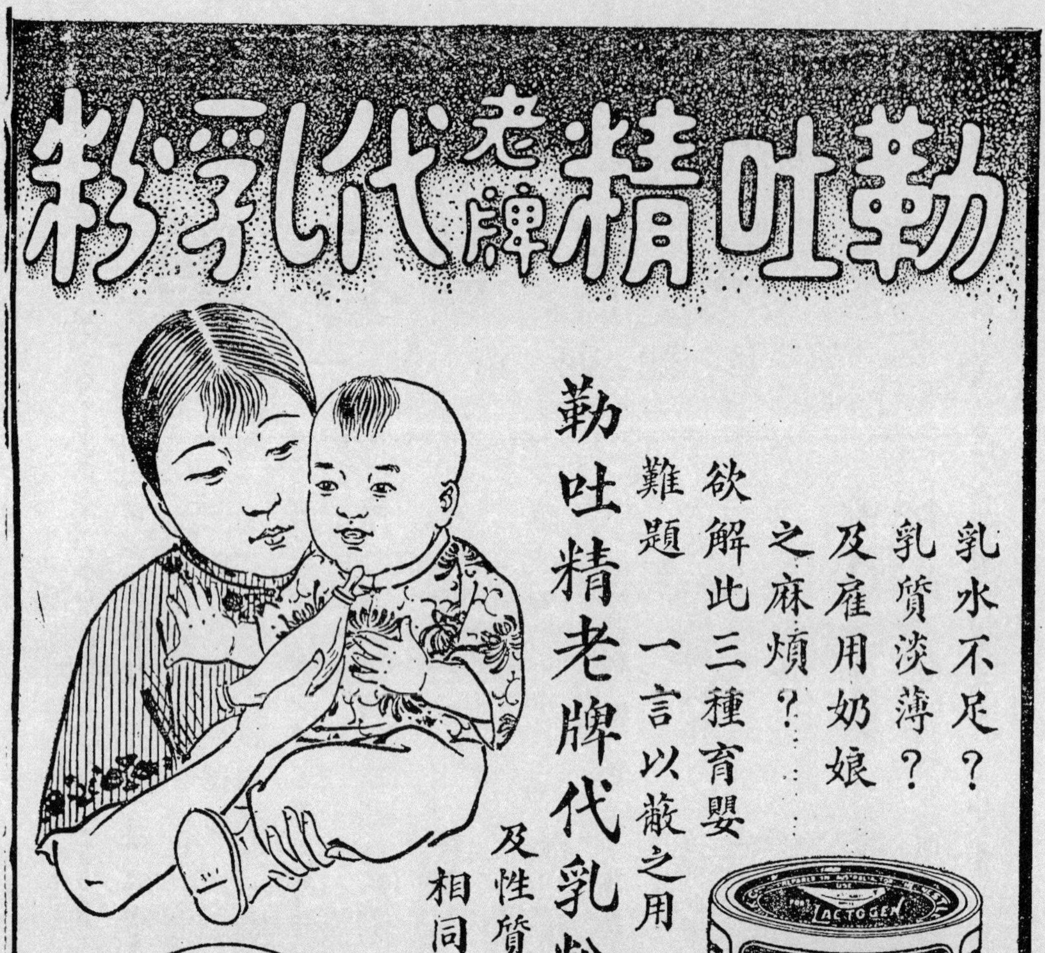
勒吐精老牌代乳粉
乳水不足？
乳質淡薄？
及雇用奶娘之麻煩？
欲解此三種育嬰難題
一言以蔽之用
勒吐精老牌代乳粉
蓋此粉成分及性質與康健母乳相同
贈券
奉上郵票十分乞將勒吐精代乳粉一小罐惠下為荷此請
上海蘇州路二十號英瑞煉乳公司鑒
姓名
住址
LACTOGEN
NET WEIGHT 3lbs.
LACTOGEN
THE NATURAL MILK FOOD
FOR INFANTS AND INVALIDS
PREPARED IN AUSTRALIA

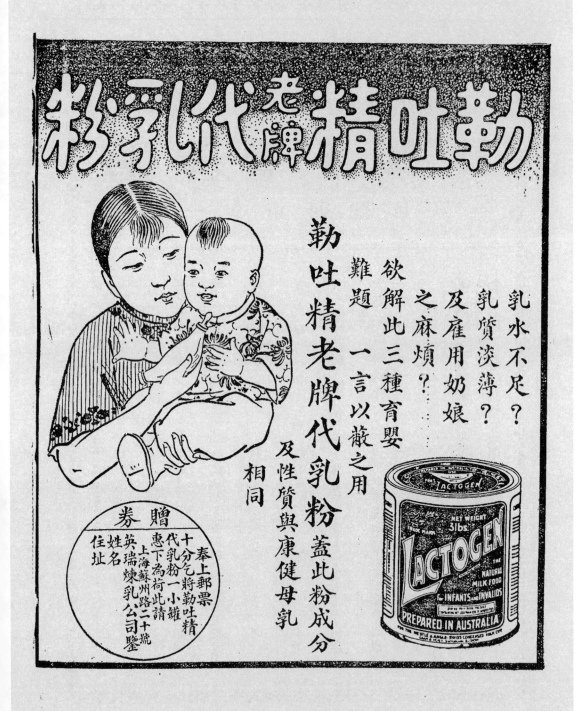

Ueber Weibliche Sexual-hormone Menformon

女子生殖器內腺之研究

丁名全

返老回童的學說。算是最令人注意的吧。本來返老回童的藥。從古有的。但是發源點不是近于科學。所以用的人也很少。現在的返老回童藥是出于科學精明的德意志。所以風聞一時。沒有一個人不談及這種藥品。甚至于不關痛癢的病也要托醫生打幾針返老回童的藥。在此議論紛紜之際。我們醫學界負責的人。尙有一種表示。斷定此種藥的眞實的用處才好。

自從史坦那 Steinach 用手術發明返老回童之理想以後。近世的研究者都注目在這一點。

不過返老回童藥的來由。另外還有一部份的理由•這便是內腺液的研究。自從副腎腺汁發明以來。脺,垂下腺亦相繼出世。他們汁液現在已研究得很有進步。譬如副腎腺的汁液已可以用人工製造。他的作用。在醫學上也據有很大的名望。增高血壓力。收縮小血脈。這都是該腺的作用所在點。脺內的島腺。在現在糖尿症內佔有惟一的位置。強壯藥中這也是非常要緊。角腦下腺之功效。刺激子宮筋肉較麥。Secacornin還要妥當。頸項中之腺(Gland. Tyreoid.) Gland. parathyreoid 近來均有人工製造品。其功用于于人身。亦日漸增加。由此看來。內腺之效用對于將來醫藥界上定要闢一大新紀元。所以對于生殖器內腺之功用將來定另有發展。

至于生殖器內腺是什麼東西。不得不問內腺液 Hormone. 是什麼。他們的定義是什樣的。比特耳 Biedl 的定義有三要點。

(第一)在一定的臟器內而發出一種專門的液汁。此汁謂之內腺液。

(第二)用最小的份量。不及一兣。可以使身體發生極大的作用。平常在身體上時常有的液汁。此液汁謂之內腺液。

(第三)不借用神經傳達于各種臟器而借用體內血脉傳達于各臟器。使發生作用出來之液汁。此液汁謂之內腺液。

在此三種定義中。女子生殖器內腺的特點。是能使發生女子的性與保存女子性的動作。所以女子生殖器內腺與女性內腺兩名字完全沒有分別。不過女子有多少是女性。什麼地是女性。粗看起來是容易。細講起却是難。這種問題必須專于研究家定奪之始可。所以在此不必細談其分析法。女性內腺

(甲)　在生物學上有六大點可以注意的 Biologische Charakter

一、女性發育 二、女性生長 三、乳房發展 四、反男性 五、物質交換 六、無毒性……

第一、女性發育十分之一麵。Mg 已足發生以上的現像。(如 Menformon) 在六點中當然以第一爲最靈。以少數的買福兒夢 Menformon 可以使各種禽獸發育增加。子房子宮以及陰戶均能放大。發育加快。最可注意的便是在鼠身上所得經驗述之。老鼠的子宮性慾不發之期。是很小的。性慾發的時候。子宮能放大。同樣的作用。亦可以在已去了子房的老鼠用了買福兒夢以後觀察。換句話說。若是把老鼠的子房割去。則子宮會放大。現在如其使之食買福兒夢那末他的子宮仍舊會放大。這樣的效用亦能在老的長期不發慾性的獸類或則幼小未成熟而已有生殖器的獸類發現。總言之無論老小。均有使發育增加之可能。

第二點便是女性內腺與生長有關係。據實地試驗。無論何種獸類一用希微買福兒夢以後。他們的子宮可以增加二十倍重量。

第三點乳房的生長。普通一班僅在發乳處一部份。其他的地方。還是希少。若是用 Vintemberger 的方法。則乳房各部均可發展。不過另外用脂肪質也可以使乳房發育。但是買福兒夢只須一點點與脂肪質相比份量要小千百倍。

第四點是反男性。這一點是否是女子的特性還是有疑問的地方不過男子用此藥以後。所有男性的生殖器自然而然也會變小。據獸類試驗所得的結果。男性的獸類服此藥三星期以後。生殖器便改變縮小。睪丸裏的精虫也沒有了。但是此藥停用以後。所有全部生殖器奶舊可以回復原狀。于此可見此藥並不是使男性失去。實使其發生阻止而已。

在此兩點一方增加發育。一方減少生長。這都有一種所謂專性的用意。據在七十五只男女性的獸類試驗所得。無論男性女性只有生殖器一部份。或減或增。其他只有最相切的臟器。希有變更外。其他都不變動。兩性功效所在點。除反行的效用外。只有在女性獸的副腎腺稍爲發展些。但是男性的除生殖器縮小外。副腎腺仍然不動。至于兩性的垂下腺能否有變更。現在還不得而知。

第五點物質交換。Stoffwechsel 在此也有一種專性的作用。不過只有在去子房的女性獸。能使養氣增加•加多炭酸排泄。換言之。物質交換。一用買福兒夢以後。便比前增加。但是此藥只在已去子房的女性獸有效。其他的女性有病無病。及去精囊的男性皆無效用。

第六點無毒性。買福兒夢是于呼吸心臟雖服久時亦是毫無影響。以下的比例。可以當作證據。

有一只狗一共在數天內。得到二千單位買福兒夢。還是靜脉注射。觀察所得心肺一點都沒有發生變遷。甚至于血壓力都沒有變化。不如從前有人說內腺與血壓力有關。

（乙） 理化上的特點。Physikalisch Chemische Charakter

（一）易受脂肪質。油質。易化之液體。及水溶納。

（二）女性內腺是透濾的 Dialysabel 能經過可落地Ko lodium 及半耳咨 Pergament。

至于女性內腺之液體是完全溶化在水中。並不是半堅半液。或假化在水中 Geloest。在小便中亦此類女性內腺液。

（三）腺液愈清。溶化力愈强。

至于有種人講此腺不能完全溶化。乃是由于質液不清之誤。

（四）買福兒夢在油中三百六十熱度中不化爲氣。所以不能與水氣或其他易化氣之體混合一起。

（五）還有的特點。便是不會變化。熱度加至二百五度十。油中三百六十度。都是絲毫不動。對于酸類。亦是如此。二成半的醯酸 25% H_2SO_4 二成的輕養化鉀 20% KOH 都不能改化買福兒夢的藥性。甚至燒至一百七十度熱。還不能變更其藥性。

另外還有此藥對于無論何種酵母。何種輕化物都是堅固如鐵。一點不動。但是頗易養化耳。

以上所談的幾種。已足證明買福兒夢的特點。

買福兒夢也是一種內腺。他完全能合以上三種定義。

(一)他是由內部各腺液組合而成 Folikerseft. Placenta Fruchtwasser Testes!!

(二)生物學作用如發育生殖器長大。乳房變化物質交換。諸此種種平常的女性。是一定有的。

(三)血液中由 Frank, Loewe 等試驗出來亦含有此種腺液。Teh. 謂孕婦血液中買福兒夢加多。Aschneim. nozfek 等在孕婦小便檢得買福兒夢。

甚至男子的小便中亦有甚微細的買福兒夢。

以上所說性慾發足之時買福兒夢便加多。于此可推想在血液中已有成然的買福兒夢。

照上例三個定義。那末買福兒夢是內腺液汁是無可疑之地了。

以此種種變化。細細觀察之。買福兒夢對于人生都有極大的關係。甚之可以治病無疑。

至于買福兒夢的來源什樣，當然只有理論沒有實地試驗出來。推想起來。胎兒得自臍胞。萊比西 Reipich 研究出來。謂男胎兒在八個月時候精囊非常縮小。不與其他臟器並長。蓋此時買福兒夢在臍帶及胞最多之時也。

還有一層。胎兒出世以後。無論男女乳房有一種濃厚的奶。此奶之由來。皆須因買福兒夢在臍胞中過多故也。

至于買福兒夢爲什麼在男性身上。並且在此發生什麼作用。這是我們還不知道。因爲我們男性的內腺還沒有根本了解出來的緣故。

將來研究再有進精以後便可以算得出來。在這個女子有幾成女性。多少男性。在那個女子有幾成男性多少女性。這樣一來。將來性慾兩字可以用數目作爲標準了。

至于買福兒夢對于別的內腺有何聯帶關係。現在正開始研究。不得而知。

總合說之。買福兒夢在女性內腺，子房臍胞，胞水，皆有之。其效用是主治女性柔弱，不發育不生產，經血不調等類之症。國內婦女科各專家不妨取而試之。並請其所得成績下告則不勝感謝之至。

Die Moderne Schutzimpfung gegen Tuberkulose nach Calmette.

預防結核症之最新方法

醫學博士

丁名全

Dr. med. M. Ding

預防結核症的方法。非常之多。但多因效用不能。十分確實。所以應用之者極少。

近來卡耳米得氏 Calmette 與其同伴製造一種防疫液（是液乃取一種活獸類結核菌 Typus bovinus 在Glycerin-Kartoffel 營養液中加牛胆液。經十三年之營養生活。使有毒的結核菌漸漸化爲無毒。）

卡氏將該種結核菌漿苗。使內服或注射于猴牛羊等獸類。此等類獸得該漿苗後。非特對于人工傳染結核症可防。卽天然結核症亦能預防。卡氏經久時間的試驗。成績甚佳。便將該苗授之于人身。卡氏先試之于產生八日以後之嬰兒。用法連服用三次。每日一次每次服零零一克營養液。和在牛奶內服之。

現在法國由衛生局公佈。下令全國嬰兒接種此種預防法。茲將其在三年內（一九二四至一九二七年）所得成績報告之。

全法計共有五萬二千七百七十七個嬰孩曾服預防

漿苗。其中一千八百九十一個。觀察已有一年至三年半之久。內因結核症而死亡者爲千分之二。另再有三千八百另八個是已患結核症者。其死亡率在一年內之觀察居有千分之九。

再全法一歲以內之嬰兒死亡率爲百分之八另五。今受預防結核菌注射以後之嬰兒死亡率則爲百分之四另二。相差爲一倍有餘。

若我們再將全法的嬰兒結核症死亡率百分之二十三相作比較。那受預防疫針嬰兒死亡率之相差。誠有天涯之別。

此種報告實使醫者快心。惜死亡者無統一的內部檢查（卡氏雖有一部份解剖但爲數不多。照他的解剖成績甚佳）

所以我們現在要研究該症。非將死亡者之病理解釋不可。

還有一層此種絕大的問題。雖卡氏有宏大的工作在前。但世界各國醫者。均宜有相當之研究。此種考試在比國則有馬福氏。羅滿尼則有根氏俄國有徐氏楊氏。其餘如北美。希臘。西班牙。瑞典荷蘭各國均在繼續研究。在意大利則有阿史奘氏。試驗在小牛身上。一千頭中無一患結核症。古林氏已在一九一一年在牛身上試驗。六年以來。覺得此種預防針完全無毒。而且效用極大。

現今德國又有偉大的動物試驗。至今試驗尙未終了。故不能報告。

克老史 Kraus 氏亦曾試驗該種方法。茲將其所得之結果報告之。(同時乾那氏 Gerlach 有同樣的試驗)

克氏光試驗于强壯之海猪身上。(250g)試驗之法完全照卡氏所爲。卽用另七至二十甅漿苗。B.C.G.=Boquet Calmete. Guerin 腹膜注射。茲將四星期以後之解剖報告之。

先將受菌之海猪殺死。將其內部檢查。檢查所得。爲一切淋肥腺漲大。內有似如結核症之現像。肝脺均有小瘤。顯微鏡下。則有(酸堅之菌)核結菌。內部組織完全和結核症相類。(小瘤中有類似皮細胞。有膿。大細胞。)此種現像亦能在以後三次試驗中一一得之。

此種現像發生以後。克氏非常不滿意。因爲這種現像完全與卡氏相反。因此克氏將其餘的試驗品分幾時期解剖。其現在所得之結果遂與上述不同。克氏將一部份試驗品在四星期以後解剖。其所得之結果如下。

六十日後之試驗品。內臟尙有極微之細粒。三月及一年以後。則一切細粒均無。解剖檢查。全體無結核症之現像。

現克氏的幾種試驗品已有二年。該等體量均由二百克增至八百克。

克氏所得之結果。以爲B.C.G.對于獸類有些毒。但是這種有病的現像。完全與眞的結核病不同。因此種病症。能在一定時期內完全醫愈。顯微鏡下該種組織雖與健全者不同。然而用此種病體傳染于別的健康獸類。該獸類無結核症現像。

至于B.C.G.的毒性。能否在血管內加劇。此種試驗卡氏曾多次的試驗過。結果謂雖將此種病菌多月存在血內。該病菌之毒則無絲毫增加。

以上各種報告。可以證明此種菌苗完全無毒。現克氏將此菌苗和以胆液。如同Milzbrand的苗一樣。因此無絲毫傳染危險。

此種結果實能使人類得一種反抗力。抵制結核症。考察最嚴厲之克氏(德國)亦能贊美。可見實際上定有極大的功用。

至于此種接種法能使人有幾時的免疫性這是現在極其難言。因爲期尙不久故也。卡氏則言四年。所以他已有二百五十九個小孩復使之重服該苗漿。

以上所述。可以用下話總言之。B.C.G.的效用固大。然或對于普通醫者。未免過早。此種實驗最好在醫院中用之。待其報告再多一些。而的確無危險後。那末可以佈至大衆。全行于世。我國政府中之衛生當局。極宜以此種問題細細研究。蓋中國人結核病之多。雖鄉愚亦知之也。

Ein seltener Fall von Thymus Tumor.

Von Dr. Backiang Liang. △

稀有之胸腺瘤

醫學博士梁伯强著

(作於上海同濟大學病理研究院)

Letulle 的主張。凡胸縱隔膜前部內的惡瘤。都發生於胸腺 Thymus 是太籠統了。而 Hoffmann 完全不承認胸腺瘤和其他胸縱隔膜瘤 Thymus-Geschwulsten區別的可能。却又欠根據的。病理大家 Virchow 曾鑑別胸縱隔膜內的瘤腫爲淋巴腺瘤 Lymphknoten 和胸腺瘤 Thymusdruse 前者其形爲結節狀。Knotige Beschaffenheit 其他爲散蔓的。切面平滑。同質的。胸縱隔膜瘤診斷。至今日尚以此爲標準。

我於此卽要申明。吾人診斷萬不可全靠該瘤的形狀。通常淋巴腺瘤雖說是結節狀的。却不是舉凡結節的都是由淋巴腺發生的瘤腫。比如 Forstner 曾遇着一例胸縱隔膜瘤。其形作結節狀。而組織檢查。却發現模範的Hassal 氏小體。證明該瘤是由於胸腺的。

此外 Virchow 又謂生於胸腺的淋巴肉瘤Thymische Lymphsarkome容易蔓延於心囊。而生於氣管枝的容易入肺臟。Oesterreich 之例。Klein 視爲胸腺瘤。而

Wiesel 根據 Virchow 的話以爲不是原發的胸腺瘤。因爲該瘤曾轉移於肺臟內。以我的意見。是太附會了。Zajewloschin 之例。也有肺臟的轉移。而同時却又有 Hassal 氏小體的存在，這係 Grandhomme, Wiesel 自己和其他學者視爲原發的胸腺瘤之證據呢。又我這例也是相似。不過沒發見 Hassal 氏小體罷。

胸腺瘤的診斷。根據於 Hassal 氏小體的存在。Wiesel, Grandhomme, Kubaschow 及其他以爲是必要的。而 Hoffmann 却以爲不甚妥確。因其可以和他種結層的小體。比如在平扁表皮細胞癌內的相混。卽如通常的胸腺。有時——却很少——也會沒有 Hassal 氏小體。比如 Hammer 檢查三十次。旣遇着這種的兩次。所以瘤腫內缺少這小體。不能反證胸腺的性質。至今日發表太多數此類的瘤腫。比如 Orth. Laudgraf, Schmidtmann, Schuster 等等的。所以僅能根據其解剖學上的地位和瘤腫的形狀。去推想其和胸腺的關係。

Schmidtmann 對於診斷胸腺。要求下列三個條件。

1. 須證明該瘤係原發的。
2. 須證明該瘤有爲胸腺瘤的特性。
3. 須證明該瘤的地位和胸腺的地位符合。

瘤腫內如發現餘存的胸腺組織。自然愈足以證實診斷。却並非必要的呢。

至最近發表的胸腺瘤均稱爲淋巴肉瘤。Rubaschow 總計至 1911 年。各國學者共發表六十九例。其中五十九例均爲結締質瘤。德國的學者僅發表過兩次上皮瘤（卽癌。）而據 Klein稱法國的發表均屬於此類的。最近德國的學者。如Schmidtmann, Schuster 等也漸漸有同樣的發表了。近來 Kowalsk 而且主張一切惡性的胸腺瘤均爲癌瘤。Karzinome 因爲照他的意見。該瘤僅由上皮細胞組成。Epithelialen Zellen 其間的淋巴細胞係受上皮的吸引刺激移入的。凡此胸腺瘤診斷是稱呼的區異。實由於『胸腺瘤』和『胸腺肉瘤』定義未確立的緣故。關於此等瘤腫發生和其與胸腺組織的關係。此問題至今尙未解決。故稱謂就發生區異了。

胸腺瘤——比較妥當的區別如下。這樣根據其發生而定的。

1. 癌瘤。Karzinome 這係由上皮的網狀細胞 Epithelialen Reticulum-Zellen 和 Hassal 氏小體發生的。

2. 淋巴肉瘤。Lympho-Sarkome, 這係由於胸腺內上皮層的小的細胞發生的。如果照 Hammer, Hart 等的解說。這些是淋巴細胞。

3. 肉瘤 Sarkome 這係由胸腺內結締組織 Bindegewebe 發生的。該瘤係非常稀有的。本文所述的卽屬於此種。

以下我請述一例胸縱膜瘤。Mediastinal-Tumor 這係在寶隆醫院內科部（院長爲博羅博士）診治的。本年三月七日該病者沒後。由我解剖檢查。博羅醫生給我臨牀方面的記錄。這是我對於他很感謝的。

臨牀方面

該病徵候。除頻數脈（90-120次）呼吸困難。顏色蒼白等增劇。和心位前濁音擴大外。血液狀況最堪注意。該血內白色血球日益增多。由於淋巴細胞劇增之故（閱下表。）該細胞的大小和形狀很不相同。最小的比較紅血球還小些。希大的却比多核白血球大兩倍多。那小的淋巴細胞含有一個圓的。很富核色素的核。那大的核却爲腎臟形。核色素較稀小。他的凹處有少許原形質邊。而小的細胞却無之。多核白血球無變異。總觀該血。很和淋巴性的白病症相似。不過沒淋巴腺擴大的徵候。

Tabelle. 驗血表

	Gesamtzahl, der Leukozyten 白血球總數	Polyn, Leukozyten 多核白血球	Lymyhozyten 淋巴球	Erythrozyten 紅血球	Hlb. 血色素
28. I.	58200	5%	95%	3720000	75%
4. II.	76000	3%	97%		
9. II.	108000	4%	95%		
10. II.	120000	7%	83%		
23. II.	112000	7%	93%		
1. III.	92000	7%	93%		
7. III. (Tod. 沒)	88000	10%	90%		

解剖記錄要

屍體爲一歐人。男子。年三十三歲。強大頗豐厚。背上呈蔓延的青紅色的血斑。咀嚼肌和四肢肌均入強直狀態。頸上腋下和鼠蹊處均無淋巴腺的擴大。

胸臟位置。在胸縱隔膜內。密連胸骨的後面。有一個很大的。聯合的瘤腫。色黃灰。質甚固。把心臟和大血脈圍住。食道和氣管的一部分也入其中。該瘤也侵入胸骨內。在心臟的上面。該瘤微分兩片。右片較長。伸出心尖外。作舌形。這係脂肪質組成的。該瘤厚薄隨處不同。表面呈粗澀狀。切面却平滑相同質的。切面上幾處有微白的結締質絲條和微黃的。散蔓的脂肪質小島。該瘤向上蔓延至甲狀腺附近。而後者却沒被侵入。肺臟上葉縱隔膜的邊緣爲該瘤所侵潤。心囊腔既消失。而在瘤腫的切面上尚可覽被侵潤的心囊葉片。瘤腫深入心臟壁的肌肉層內。有的地方而且侵至心內膜下。在胸膜腔內有二至三 Liter 澄清的。漿液性的液質。

心臟。右心房壁上有一個白灰色的病區。他的上面的內膜既消失了。心肌灰赤。帶濁色。

血和血管。各血管內的血液均爲流體。血色和血質無大變化。大動脈管。大肺動脈管和大靜脈管的管壁均爲瘤腫所侵潤。管腔被壓榨了。……

肺臟。肺臟的縱隔膜面。他的上層被瘤腫侵潤。在肺的肋骨而有小的白色結節。這些或在胸膜下。或在肺臟內部。在橫隔膜上也有同樣的結節。……

氣道上部。兩扁桃核沒擴大。氣管和氣管枝旁的淋巴腺既被侵潤。而在瘤腫中還可以獲見那些形狀。……

脾臟。脾臟甚大。200gr 重。本質頗軟。可用刀括下。……

肝臟。肝臟壓榨。頗大。血液量增加。各小片的中央區呈紅色。本質帶濁色。……

食道和胃。在縱隔膜內食道被瘤腫壓榨。粘膜下的靜脈擴大。胃的粘膜深紅色。被凝厚的灰白色的粘液所覆蓋。該膜作苗床狀的凸起。……

尿官。左右腎臟頗大。腎囊容易取下。而遺留許多灰色的。圓的。沒凸起的小病區。兩腎的表面也有許多這樣的。在切面上呈楔狀形。尖端向髓質。……

解剖上診斷。胸縱隔膜的瘤腫。(胸腺瘤)作廣闊的侵潤入心臟壁和相連的肺臟橫隔膜上的。肺臟內的和腎臟的轉移。心肌肝臟和腎臟的實質變性。食道。肺臟。肝臟和腎臟的積血。胸膜腔內積血的滲出。胃臟的疣贅狀發炎。無血的脾臟硬塞。盲腸和直腸上端的阿米巴痢疾潰瘍。

顯微鏡檢查

組織的檢查。曾施於瘤腫的各部和轉移的部。結果狀況是一樣的。在較弱的顯微鏡放大下。只見很大的。小泡狀的核體。他的形狀隋圓。渾圓或多角式。沒有原形質的本體。核的大小不等。而平均差別不多。瘤細胞集聚甚密。有的所在。有脂肪島存在。其中間有許多瘤細胞。微細的或粗大的結締質絲條。縱橫或平行分佈。常繞住脂肪島。由這條絲發出纖細的結締質。貫注於瘤組織內。成爲間組織。這間組織平均很少的。有的所在。這種組織比較多些。那瘤細胞相處就沒有這樣密。還生有少許原形質的邊緣。這裏新生的毛細管和毛細管式的血管較多。在較大的顯微鏡放大觀察下。可見各瘤細胞中間有纖細的結締質纖維存在。這些是密旁於細胞核。或位於核的兩端作筆狀。這纖維係屬於瘤組織的基本質。不是中間質。在脂肪細胞中間可以證明。因爲這裏本來沒中間質的。而那纖維也很多呢。

瘤腫循結締質隔壁侵入心壁。潰壞心肌。在右心房內深至內膜下。有的所在。內膜潰壞。瘤細胞且位於最上層。在左心房的乳嘴狀肌根下。有浸潤病區存在。大動脈也被侵入。至壁的內層。食道壁內層至上皮下。

在相連的肺的表面。瘤腫也是循結締質而進。在胸膜下形成結節。在橫隔膜上面也是相同。組織完全和初發瘤相同。

在胸縱隔膜的淋巴腺完全被侵潤。僅餘下結締質的外層。在其中還有炭色素和多少淋巴細胞。

在兩腎臟內有楔狀病區。他的底端位於腎臟表面。他的尖端於髓質的內外界間處。這是中間層的侵潤。在這裏 Malpigi 小體除 Baumann 氏囊外。無大變化。有的所在。多在表面。Malpigi 氏小體却萎縮或變質。尿小管被瘤細胞壓榨。或者潰壞。大多數尿小管沒被侵入。而上皮却變質了。血管球積血。

結論

本文所討論的。係胸縱隔膜內的大瘤腫。他位於胸骨的後方。心臟和大血管的上面。該瘤的大部分。論他的位置。恰當胸腺的所在。節結狀態。Virchow 自爲淋巴腺瘤的特徵。本瘤却沒有。又胸縱隔膜內的淋巴腺還保存他的形式大小。以後總被侵潤的組織的檢查轉移病區。證明該瘤利縱隔膜瘤相同。後者當爲原發的。據 Wiegel 的經驗。胸腺瘤常發生遠處的轉移。又心臟的轉入據 Virchow 是較廣大的。據此可以證明該瘤是一種胸腺瘤了。我們雖然沒發見 Hassal 小體。這却不十分要緊的。白血症的血液式。以前 Coenen, Litten 等也是發見過的。愈可以證明這診斷是對的。因該瘤內含有許多脂肪島。我的意見和 Hahn 和 Thomas 相同。均以爲該瘤是由萎縮的胸腺發生的。如上文說過。Hassal 氏小體的不存在。是不能反證胸腺的來源的。

致於該瘤腫的組織狀態。他的小泡式的細胞核。大小和形式很似上皮瘤。卽癌瘤。但該細胞沒有原形質的本體。又沒淋巴細胞的混入。這是照 Kowalsk 的學說正爲特殊的。而那纖細的纖維基本質和他的細胞中間的位置。證明該瘤係一種結締質瘤。卽肉瘤。係由於結締質發生的。而這瘤的隋圓形的大細胞和普通的圓細胞或錘形細胞肉瘤都不同的。本例不能稱爲淋巴肉瘤。因爲我們沒見淋巴細胞或相似的在其中。又特殊的網質也沒有。

總括而論。本例的胸縱隔膜瘤係一個胸腺瘤。這是由於結締質組織發生的。這瘤係非常稀有（閱Simmonds）. 還沒發表的呢。(△此稿德文曾載同濟雜誌)

Lehrbueh der Medizinisch Klinischen Diagnostik

診斷學大成

丁福保譯　每部二册（再版）

附圖二百卅七幅

共分三編曰既往症診查曰現症診查曰應用診斷學其內容爲視診觸診打診聽診檢溫檢痰檢糞檢尿檢細菌等又詳論診查全身皮膚呼吸器血行器消化器泌尿器生殖器神經系等法全書博大浩瀚章節分晰明瞭圖畫精緻入微爲吾國醫學界從來未有之大診斷書

醫學書局出版

診斷學實地練習法

丁福保譯　每部一元（再版）

醫生不知診斷學胡能爲人治病然雖知診斷學而無練習之法又胡能於疾病之疑似處而下眞確之斷定語故須閱本書以資練習是書共二編上編凡一百四十三問每問先列病人之姓名年齡次將各種詳細病狀及脈息體温打診聽診視診等所得之現象羅列備具再次則問學者此爲何病宜用何種療法下編凡一百四十三答將上編之所問者一一答之先列斷定一病名次列療法及處方學者閱一問即宜反覆思維此病當爲何名或兼患某症當用何種療法用何種方藥管子曰思之思之又重思之此其時矣思索已定然後檢閱第二編之答語若斷定之病名悉合療法亦合則閱者自信力益堅療病之原理益能了解或手舞足蹈可以慰苦思力索之疲勞也若診斷與療法悉誤學者宜將答語深思而熟考之以備臨牀時之應用焉吾知是書一出學醫者始有下手處矣師以是教其生徒父兄以是教其子弟友朋以是互相督課各省醫學會會員以是爲開會時問難之資則於診斷之實地練習吾知其必有得也有志研究醫學者其注意之

Behandlung der Lepra

麻瘋

丁惠康

Dr. W. K. Ting

麻瘋爲一種惡性慢性皮膚病。由於享生氏癩菌 Hansenschen Leprabacillus 之傳染而起。多流行於澳大利洲。亞洲之(東)南部與中美洲。本病之經過及其變化。與癆病及梅毒二症。極爲相似。而慘酷過之。其症狀至複雜。無確定之歷程。可分爲三大別。曰斑紋癩。L.maculosa 曰神經癩。L.anaestetica 曰結節癩。L.tuberosa 但亦有現合併之症狀者。其通有性之特徵如左。

(一)色　其斑紋于褐色之內。稍混以赤色。甚鮮明。此乃與梅毒相反之處。(梅毒不鮮明)但亦關於位置之深淺而各異。淺則較鮮明。又關於發病之時期。新發者赤色强。陳舊者則帶黑色。

(二)光澤　斑紋有若塗油者然。

(三)硬度　有彈性而軟。所發之疹。則帶彈性而剛。

(四)狀態　結節往往有中央凹陷者。因之斑紋常成環狀。

斑紋之症狀　皮膚生赤色或赤褐色之斑。該部知覺鈍痲。其斑之形狀。爲線狀或輪狀。其色及其形。驟見之恰如頑癬之配列。又有成圓形而皮膚隆起者。有中央部獨現出萎縮之處者。發斑之部位無定。斑紋之蔓延。雖有比較的稍速者。而大都皆遲。斑紋之邊緣。隆起爲多。又有成白斑者。有如薔薇疹者。有手掌足蹠重鱗。或如慢性濕疹者。

結節癩之症狀。　全身倦怠。發輕度之熱。或雜以下痢之症。時而發生水泡。如天疱瘡然。潛伏期頗長。有至年餘者。又有初時爲斑紋癩。發赤色之斑。漸次如豌豆大。乃至如手掌大。略形隆起。壓之則痛者。且結節或瀰漫浸潤。漸形融合。與發熱相應。而遞次發生。以充滿全身。其後皮膚萎縮。時或潰膿而成潰瘍。此爲癩性潰瘍。扁平而硬。分泌甚少。此外亦有睪丸萎縮者

結節發生之部分。以顏面爲最多。有全面浸潤融合者。縱不至是亦必發見於前額或眼窩周圍。而皮膚呈塗油之觀。又鼻及口唇肥厚。下唇膨起而下垂。眉毛上部。隆然突起。若是者可斷爲結節癩無疑。此等結節。幷侵入於四肢伸展之處。於其處起高度之浮腫。其不發生之部分。惟頭頂及龜頭而已。久之消化障礙。體溫下降。經十餘年而至死。

神經癩之症狀　有最初病菌卽侵入神經者。有由結節癩而成者。本症之特徵。爲神經性之官能障礙。而知覺神經爲最。有暫時知覺過敏。其後諸種感應。全然鈍痲者。有生色素異常之白斑者。有皮膚爪及筋肉萎縮者。有爲潰瘍狀者。甚則破壞其關節探。是謂之切斷癩。 L.mutilans 其手指足趾或手足。有如施切斷者然。其原因全由知覺之鈍痲。

癩菌之傳染。不如他病菌之劇烈。由斑紋癩之組織液中。發見病菌甚難。因癩菌在體內比較爲少故也。然在神經癩。若刺出其血液與組織液。得發見癩菌之存在。若結節癩則細菌之數尤多。最易發見。當在三者中比較的爲惡性

菌由毛囊及表皮排出。其他由鼻腔。咽喉。眼之結膜混於鼻汁痰涎淚液而洩出者亦多。又有存在於外傷性水疱及癩性天疱瘡與潰瘍中者。汗腺中亦時見之。惟尿中則未有發見之者。

預防之法。以注意與患者隔離爲要。固不待言。至於已患是症者。使醫治有方。雖不能望全治。而可望減輕。或使症狀停止其進行。如患部可塗以克利柴路並軟膏。Chrysorobinsalpe令其內服大楓子油。Chaulmoograoel及拜耳出品之安的來普而Antilepral Bayer及那斯丁。Nastin最近賞用炭酸雪療法。Kohlensaeureschneedehandlung

患部起劇甚之浸潤時可塗以 Pyrogallolsalbe 與愛克司光線之注射。Roentgenbestrahlung

凡拉蒙之實驗

唐如藻醫師

輓近醫學進步新藥日增品樣萬千爲勝枚舉其中能合乎理想療法而收治療之效者實不多見往往奏效不確或歷時過久效力減退或使用後呈種種不快之副作用誠爲臨床醫家使用藥物之一大恨事夫患疾病其最苦者莫如疼痛故醫者必須急速以治止其疼痛昔往之止痛藥均係麻醉性而爲一時緩解偶不愼則有中毒之虞近來德國先靈化學製藥廠新出品凡拉蒙者爲內科婦科牙科外科之最靈最效無上止痛新藥也無上述各種缺點可爲現時止疼痛之新健將也特細錄實驗二則而爲一般未用者介紹焉

第一例　患者張某男二十九歲（病因）齲齒（症狀）齒牙疼痛甚劇即頭部亦被波及而發頭痛（治法）先給以幾阿蘇〇・五薄荷精一五・〇以棉球浸塞齒腔如是一日疼痛如故次日早即改用凡拉蒙片〇・四者三片分三次服服後不及半句鐘而痛稍止盡三服其齒痛竟霍然矣

第二例　患者劉某女二十歲（診斷）傷風感冒（狀症）頭痛身疼無食慾倦怠發熱三十九度咳嗽（治法）阿斯必林三・〇分三次服當見微汗次日又來乞診見其熱仍在三十九度左右頭亦疼無少輕快即將凡拉蒙片三枚令服之次日各症較前大差熱呈三十八度餘而頭痛及身疼甚爲輕快又給四片令其作二次服至次日則諸症俱退不過身體無力而已後改用強壯劑以恢復其原狀

結論　據余個人經驗凡拉蒙之止痛效力確較他劑高出一籌而猶以治神經性頭痛牙疼爲特效且服後無副作用及習慣性尤爲他劑所不及也

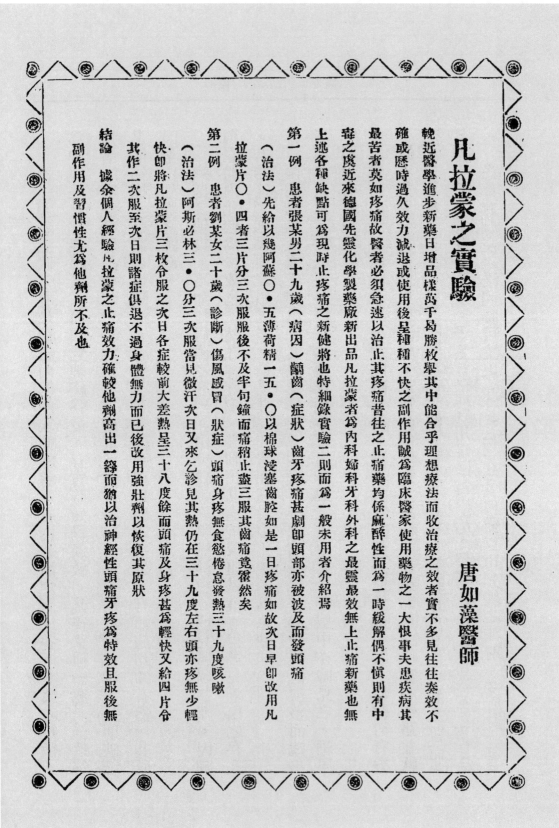

德華醫學雜誌 第一卷第四號

Drei modernste Behandlungsmethode der Gonorrhoe.

治療白濁之最新三方法

丁名全

Dr. M. Ding

白濁的治療法。一代有一代不同的方法。歸根的理由。完全是因爲專治白濁的藥品沒有。不如治梅毒有一定的聖藥六零六 Salvarsan 。近年來科學的進步。對于白濁治療。—一種傳染最廣的病症（按我們中國歷史上。先有白濁然後有梅毒。而且梅毒是歐洲運來的）—莫不精益求精。雖然沒有專藥出現。但用此三種方法治病。必有一種可以治愈之。

白濁卽名淋症。因爲此病最緊要的病狀。下淋作痛是也。當此之時。病菌尙未深入身內。治療尙易。普通一班常用洗法已足治愈此症—附注洗法各有不同若藥不利害。病菌不去。如藥過裂。病菌雖去。內皮也傷。若不洗陰陽器內部。則病根不除。故非有經驗者。不能治之—一等到這病變了慢性以後。治療上便發生很大的艱難。因爲血液中及各隱處的病菌是非常不易消除。所以用藥也有不同。下列三法均可試驗之。（按一法只可用之在女子身上對于男子效用甚微）

（一）顏色治療法。顏色溶化以後。乃俱有一種容納病菌之力。費君曾治白濁用 Trypaflavin。其效果甚大。他每次注射靜脈五西西。成份爲一百分之二。每兩日一次。如此十次至十五次以後。雖極固執之白濁。亦能治愈。

達氏與哈氏有一百六十五個患白濁的人。其中有一百五十三個用 Trypaflavin 治愈。注射次數竟至四十次之多。然其中有六十五病人已過至五年之久。自得此藥後其病便盡除。

好氏在海岱山謂治白濁注射 Trypaflavin 以外還可用 Trypaflavin I.1000 洗之。則其見效更速。

（二）漿苗混合治療法。此方法雖很新。但漿苗治療却已有一時了。漿苗混合治療法乃是劉氏 Dr. H, Loeb. Dermatol. Abteilung d. Stadt. Krankenanstalten Marnheim 最新用起。去年七月間卜恩城開十五次皮膚花柳病家研究大會。劉氏曾將其方法報告于衆。茲將其應用方法。以及所得之結果。譯述如左。

劉氏謂單將漿苗肋肉注射。見效者非常希少。後漢氏所用之自身漿苗。Autovakzine 靜脉注射。效力較大但仍不能完全贊美。因此之故。遂有用混合漿苗注射治療法之發現。劉氏于一年內治療九十四女病人之經驗。略述如下。者二十九次。三十度以外者十一次。

劉氏把市上出售的漿苗混合一起茲表如下

Artigon Extra Stark 1000 Mill.

Gonargin Hoechst 250 Mill.

Vaccigon Sachs. Serumwerke 250 Mill.

劉氏將此三種漿苗混合注射。覺得見效。比前要好得多。他的九十四人中有十三個。幾次注射便好。所以不在他計算成績之內。其他八十一的病人中治療後永遠無病菌者。有六十七人，計在八十一人數中有八成二完全除根。一成八。仍是有病菌發現。下表指示病者受混合漿菌所得之效果。

靜脉注射混合漿菌	一次後	便無病菌者有	六人
靜脉注射混合漿菌	二次後	便無病菌者有	七人
又	三次後	便無病菌者有	十人
又	四次後	又 有	八人
又	五次後	又	七人
又	六次後	又	七人
又	七次後	又	四人
又	八次後	又	七人

又	九次後	又	一人
又	十次後	又	四人
	計共		六十七人

以上表看來。注射混合漿菌四次半後(卽十四天)平均可以好了。

同時劉氏單用Gonargin治療者有十人。其中一人完全無效。九人三星期始能愈。

劉氏病人中計有

七十三人　尿道炎與子宮頸炎

六人　尿道炎

十五人　子宮頸炎

同時子帶及附屬品發炎者有二十五人其中二十人完全治愈。五人愈後復發。

用混合漿苗治療的病人大都是成了慢性炎的。普通一般都是三星期後求醫的。

注射時間。　月經第一日不注射。第一次筋肉注射半西西。看病者之抵抗力如何。然後靜脉注射。另二西西至二西西爲止。每三日一針。若是副作用過大。那末舊數目可復注射一次。普通一班。並無大危險。在副作用中。頭痛者有十次。嘔吐者三次。發熱者三人(溫度增高至攝氏三十八度者有十次。至三十九度以外者十一次。

以上觀察所得。可以下文總述之。

一。漿苗混合治療法。比較單用一漿苗。見效要廣大。

二。漿苗混合治療。果然不是專治淋病之法。然較其他一切方法要安全得多。

三。三種漿苗混合治療已見效如是之大。若再用他國漿苗其見效之大。必更甚。

四。以此種漿苗混合治療的方法。來用在別的傳染病上。那末所見的功效。理想上必定可與治淋病之效果相同。

第三種新方法中。不是治療全體。是治療局部的。局部治療來源已古。方法繁多。不能一一細述。以下的方法乃是最新。而成績較為最有效的。

電氣能治療。世人皆知。白濁的治療方法。都是借用電所發的熱力來治療的。電氣熱力之器械。有下幾種。

一。D Arsonvalisation達而生發電法其中有

甲 Diathermie 提阿太米普通以熱力治療。只可體外一部份。體內便不能進去。提阿太米完全是用電熱力射入內部。使內部得有熱力。使用之處。如子宮滯及附屬品發炎成塊。若是動刀。一來痛苦非常。二來生命危險。在此提阿太米非特功效大。而且毫無危險。

乙 Hochfrequenz 高發光。此種電是由陰陽合組。發生何種特力。到現在

還沒有人知道。不過見功效的地方很多。所以用者亦很多。歐洲各國幾乎每一醫師都有之。

二。Heissluft 電熱氣。本來發熱氣。可借柴燒的火力。但是這樣出來的熱氣。力的大小。不能一定。忽然大忽然小。令人難于逆料。

二。冷熱不定。效力頗少。

三。若借柴火之力。則炭酸過重。若借水之熱氣。則氣中水份過多。而且不能長址一個溫度。

有上三種缺點。治療的功效上減少不少。所以才有以下的器械發明。

Foen風翁此器械可發生冷熱兩氣。隨用者之須要而定之。此器械有長頸。故子宮炎均可以此器治之。效用之大。可以下述各種情形證明之。Heissluftbehandlung desweibl. Gonorrhoe Von H. Fieser M. M. W. No 3. S109 1927

非氏謂熱氣治療白濁子宮炎須由 Krzonkalla 最新發明。彼因其效驗甚佳。故將此氏之用法。在拜登病院實驗之。蓋此法又便宜又快利故也。

治療的方法及理由。我們普通知道白濁病菌是受不起熱的。但是子宮頸在內部。下熱力之法非常不易。因此有此方法之發明。

病者每日陰部洗兩次。電熱一次。電熱時用玻璃管 Glasspekulum 插入。再將內部東西洗去子宮口直向玻璃管。第一次照射熱度女子只可忍五至十秒鐘。以後可至二分鐘。每次治療以後插一史把孟(請參考前篇)入內。

風翁所發出的熱度。非常高的。(攝氏七十至七十五度)子宮口經照射後。平均要比肩下溫度高三度。(肩下溫度是不動的)。

至于此種治療法副作用一點沒有。此種治療以後。子宮口及陰部非特無白濁菌而且亦沒有白帶。茲將病者的狀况報告之。(附注此種治療最好在院中治療)。

(一)J女士十一月二十六日入院。子宮頸及尿道皆有白濁。至十二月三日各種方法均無效。是日起用風翁治療。是月九日白濁菌全去。十二月十六及十二月廿三日兩次漿苗反應均無白濁菌發現。

(二)K女士七月五號入院。子宮頸與尿道均有白濁。各種方法醫治。至十月二十四日均告無效。十月二十八日開始風翁治療。十一月九號白濁菌盡去。月經轉後檢查均無白濁菌在。

如此有百餘人。均用風翁治愈。可見風翁發熱之力甚大。爲用甚廣。

——(歡迎用此三方法後之成績報告)——

OXYGEN THERAPY.

養氣治療法

丁錫康

養氣並不能增加患者對於傳染細菌之抵抗力。惟病人或因缺乏足量之養氣以致全身青紫。則養氣治療實爲惟一之救急法。常能保全病者之生命。細微之氣管或肺臟傳染病。初本極輕。因肺臟之淤血或水腫以致養氣不足。細菌乘機侵人。終患重症。竟致喪命。故遇輕微之呼吸系疾患。一見青紫色發現。（卽缺少養氣之徵。）卽行養氣療法。常能預防沉重之肺炎等出現。此於美國梅耶醫院治療成績證實之。喉頭或氣管阻礙而起之症狀。養氣治法。亦甚緊要。

美國諸醫院均建築一養氣小室。病人入內。卽能受氣。熱度頓時下降。青紫色消失。呼吸亦不感困難。脈搏遲緩。病狀減輕之現象也。但維醫士謂養氣能挽救危殆之時機。俾患者得安然渡過險象。並有預防中樞神經系及心臟諸組織損壞之功效。其作用實如糖尿患者之減少澱粉質食物也。

中醫書及中西醫匯通書類

醫學書局出版

各書照碼八折

化學實驗新本草 再版　一元四角

丁福保編本書有五大特色一書內皆中國藥品二各藥品所含之成分皆從化學實驗而得三每藥先列中國學說次列英美日本學說可以正舊義之謬說可以得中西之匯通四藥性有新發明者甚多如熟地內含鐵質麻黃有利尿作用等五無模糊影響之談無鑿壁虛造之說

漢法醫典　每部一元

日本醫學士野津君在醫科大學傳染病研究所胃腸病院等研究醫學十餘年深知漢醫有特效之方可補西藥之所不及於是訪求漢醫專家之井上先生得其五十餘年之經驗良方編成「漢法醫典」一書不啻爲中醫之總訣按方治病每獲奇效

中外醫通　每部二元

丁福保編此書於每一種病詳列中西經驗各醫方俾閱者知某病用中國方則爲某藥用外國方則爲某藥將上下數千年東西數萬里扞格不通之處融會而貫通之集衆腋以爲裘穿明珠而作串其微辭奧旨多述舊聞閱者如入山得徑榛蕪豁然又如掘井逢源溢然自出蓋以吾國古方居全書十分之九外國方僅居十分之一學者易於觸類而旁通也

中西醫方會通 五版　每部二元

既譯中外醫通乃更將自己所經驗者編成此書凡呼吸器病消化器病神經系病傳染病全身病皮膚病泌尿器病生殖器病目病耳病外科婦科各病之中西驗方無不詳爲刊載且此書有五大特色一病解及攝生法精詳完備便於診斷治療二中國外國方兼收並取可以隨意選用三外國方內所選用之藥皆性質平和無劇烈之品病人服之有益無損四外國藥之用量一律改用中國分量可省複雜難記五外國藥之製法簡單者本書間亦載之可以照法自[illegible]誠漢醫界不可少之書也

醫界之鐵椎　每部八角

日本和田啓十郎氏近著一書披瀝漢醫之眞髓剝發西醫之僞裝歷舉漢醫之所長比較西醫之所短大聲疾呼於西醫最發達之日本猶東海壯士於天下慴伏之時椎秦皇於博浪沙中也故名曰「醫界之鐵椎」此爲日本醫學界中別開生面之第一奇書亦漢醫界之第一奇書也

漢學實驗談 再版　一元七角

共分十九章凡強壯劑健胃劑下劑利尿劑收斂劑祛痰劑通經劑興奮劑吐劑發汗劑解熱劑解毒劑止血劑驅蟲劑鎮痙劑止痛劑腐蝕劑變質劑緩和劑雜劑每藥必詳載其基本形態成分效能製法貯法用法禁忌用量而於處方則尤爲詳備是書以日本藥劑師小泉榮次郎所著書爲原本而益以所未備以海外之經驗證中藥之藥物原原本本殫見洽聞誠有志漢藥者不可不家置一編也

家庭新本草 六版　每部四角

我國士夫每憚西藥力猛不敢嘗試復嫌中藥力弱不能奏功此書所載藥品皆係中藥曾爲西人化驗確有實效者性極平和猛烈者已盡刪去用於家庭最爲合宜所論藥性及處方與舊本草不同共分十五類曰強壯劑曰瀉劑曰利尿劑曰發表劑曰退熱劑曰祛痰鎮咳劑曰殺蟲劑曰止痛及痙攣劑曰收斂劑曰刺戟劑曰變質劑曰防腐消毒劑曰吐劑曰緩和劑曰雜錄末附普通防疫法言傳染病之細菌豫防之法甚詳皆居家必要之智識也

太醫局程文　每部一元

歷代醫學書目　每部二角

古方通今　每部四角

中國經驗良方　每部二角

刪定傷寒論　每部二角

傷寒論通論　每部二角

內經通論難經通論合編　每部三角

Indications For Synthalin in Diabetes

糖尿病新藥新塞林

丁錫康

新塞林爲治療糖尿症之新藥。其長處在可以內服。不必如因蘇林之須注射。予患者以無限痛苦。茲分條列其性質如下。

(一)新塞林能減低血液糖質及尿內糖質。

(二)新塞林能治療輕微之糖尿症。于沉重之糖尿酸中毒。亦可與因蘇林同時應用。

(三)新塞林治療之先。宜行肝臟機能試驗。

(四)新塞林服用後。尤洛別林 Urobilin 及尤洛羅琴 Urobilinogen 不甚增加。

(五)新塞林治療所發生之副作用。爲時甚暫。不必担憂。如分量不大。卽能避免。

(六)肝臟機能健全。實爲服用新塞林最要條件。

(七)新塞林對於胃臟並無危險。有時于胃酸缺少者反受其益。

(八)應用新塞林之際。對於各個患者之情形。須特別留意。較用因蘇林尤爲緊要。

(九)因蘇林注射無效者。可試服新塞林。

Antirachitic Effect of Sunshine.

太陽光治療軟骨病之功用

丁錫康

軟骨病原因及治療法。研究者甚屬稀少。直至最近十年間始有新治法之報告。一九一八年梅氏發表各種治療及預防軟骨病之物品性質。其後馬可倫氏又證明第四種維他命 Vitamin 實具此特性。魚肝油含此種維他命最爲豐富。一九一九年赫斯克氏發見紫外線亦能治療軟骨病。于一九二一年海梅二氏謂直射陽光實具同一功用。先試於動物。得滿意之結果。於是英國之羅惠二氏及美國海惠史白等氏起而研究。知各種食品含可來司太林或同樣之物質者。經紫外線感光後。卽具治療軟骨病之性質。較近之發明以爲愛可司太林 Ergosterin 實爲緊要成分。此物含於可來司太林內。二千份中占一份也。五 mg 感光過之愛可司太林。其治療軟骨病之作用。與一立脫 liter 之魚肝油相等。陽歷十二月一月二月之陽光。具有確定之醫治軟骨病之效驗。自三月一日起。其功用日漸增加。四月與五月間陽光之療治作用。較諸十二月及一月强大八倍。惟天光之功用僅有陽光之半或三分之一。（按天光即自青天及雲反射之光線。而陽光爲直接自太陽發出之光線。加青天反射之光線。）陽光穿過特種之玻璃如 Vitaglass. Vioray 等。其作用更爲强大。近日之試驗。以爲陽光又能增加對於數種細菌傳染抵抗力。又使胃腸之酸質劇增而助長消化也。

脫洛派林之與胃腸痙攣

陳文燦

TROPARIN GEGEN KRAMPFZUSTANDE IM Magen und Darm

胃腸痙攣症。吾人應用派派佛林與阿脫洛品二藥。(Papaverin. Atropin) 已覺滿意。但自新阿脫洛品發明以來。 Novatropin) 其毒性校微。並可用以靜脈注射。今脫落派林者。乃新阿脫洛品與派派佛林之合併藥。故對於胃腸痙攣症。尤有特効。若行靜脈注射時。則一二分鐘。已可奏効。若行內服式皮下注射。則二十分已至三十分鐘以後凡胃腸疼痛與痙攣現象。一概消滅矣。

Behandlung der acuten Opiumvergiftung

鴉片(嗎啡)中毒之急救法

丁 惠 康

立卽行胃洗滌法。用過猛酸鉀〇・四克・Kalium permanganat 0.4 溶解於一千立方西西之水溶液中。患者吞服鴉片。雖已經過數小時之久。(十五至十八小時) 但仍須施行胃洗滌法。不可忽之。

經過胃洗滌後之五分鐘。令服一種混合溶液。其處方如下。血炭二食匙 (怡默克廠出品 Tierkohle) 硫酸鎂二十克・Magnesiumsulfat 蒸溜水二百克。一次服下。

患者每有虛脫情狀之發生。是時當予以興奮劑。如樟腦製劑。再賞用者。爲卡代柴兒。Cardiazol 海克賽通。Hexeton 康福根。Camphogen 而樂百齡 Lobelin之注射尤可刺激其呼吸中樞。

若患者仍有昏睡與虛脫症狀。則速行阿脫落品之皮下注射。Atropin sulb. 0,001—0.0015 如患者之呼吸機能。仍未恢復原狀。中毒之症狀十分嚴重者・可每小時或半小時。注射阿脫落品一次。以後可代以卡代紫兒之注射。人工呼吸。當極力行之。直至患者之呼吸機能。完全恢復原狀爲度。

Pathologische Anatomie

新撰病理學講義

一部三冊　定價四元

丁福保譯

凡人類所以得病之原因論病原與病狀所以相關之理由論病原所以殺人之緣故內科外科無不具備間及解剖病屍以明某臟某腑所以受病之實據此外寄生蟲及細菌之形態性質亦詳載靡遺理論精博文詞淺顯吾國素靈以來諸醫籍罕有其比眞醫界中從來未見之奇書也

病理學一夕談　一冊三角

共分九章第一章疾病之意義第二章發生疾病之原因第三章病證與症狀第四章天然療法與人工療法第五章死亡與對於死亡之科學的觀念第六章局部與全身病第七章病變之種類第八章演醫學之病理思想第九章關於人體之迷信學說精邃文義淺顯讀者無不瞭解

新脈學一夕談　發熱之原理　一冊四角

新脈學一夕談分上下兩篇上篇論脈之根原下篇論脈之應用

發熱之原理分十三章一體溫發生之理由二體溫之放散三身體之溫度四體溫之調節五熱病之名義六熱病之原因七熱病之經過八熱病之種類九熱病之症候及診斷十熱病之轉歸十一熱病之治法十二常下體溫十三檢温法西人論脈論熱之學於此二書可見一斑

醫學書局發行

『心』

丁名全

心的一字。社會上是佔極重要的地位。無論什麼事情都隨心的變遷而社會上的現像也隨之而更換。因心的變換社會上不知多少人上了當而青年人中這種經驗特別多。因心之傾向甚至到了有性命之憂的地位。戀愛過的人沒有一個是不知道的。但是這個心究竟是什麼東西。爲什麼他的作用這樣大呢。理論上講起來他的關係與人生是極密切的。現在姑且把科學的眼光來作標準。究竟他與人生的關係如何。

比較解剖學中的心 Das Corin Pathogenese

若是病人去請醫生。醫生看病人第一步便是按脈。（中醫裏面是最要緊的。）然而脈是什麼樣的。是爲了皮下的血管振動而來的。血管爲什麼能振動。其奮力一半是他受了上面下來的血液的壓力。一半是因爲他受了內壓力漲大。他四周的筋肉受了刺激便快速起來。一漲一收便成了平常所謂脈也。我們現在再問下去。血液什樣會有這大的壓力。物理的定律一樣東西不推是不動的。而波推動的東西是隨推力的方向進行的。到有阻隔的地方才變其方向。我們有了這個定律便可以知道這血液定是被一件東西推了。才能流到別處去。于此看起來。他的原動處還是一個機械式似的抽動器。這便是『心』Cor.並不是個個動物是有心的。也並不是個個動物的心是相同的。然而個個動物心作用大致是相同的

我們先把最低的動物來看。這當然是細胞動物 Protozoen 此種動物只有一個細胞。然而他也要生存的。在他們上面心是不必說當然是沒有。但是他們仍舊可以生活。這也有他們特別的器具。在因爲他們的體積很小。食料的運輸(詳下生理)並不須多大的力量。因此他們散佈他們的食料完全是用 Osmotischen Druck 並不要什麽器具的。

在多細胞動物 Metazoen 那就不同了。因爲一個細胞都有胞皮。這種力量有很多地方就不能夠。因此有工作分割。運輸滋養食料的有血管。收容外界滋養料的有肺胃等等工作一分剖了。那各部份便隨各種須要而定其的進化力。所以下等的多胞動物他們並沒有眞正的血管(詳下解剖)他們不有幾個很細的管子。與外界相通。隨外界的關係而收容他們的養料。在希微上等的動物就不同了。他們的細管有了彈簧性的筋條。他們運輸力不必依外界之勢。他們有收束力可以把滋養料運輸到內部去。這譬如昆虫類都是如此。然而在此地眞正的血管和心樣的作用還是沒有。我們把昆虫以上一點動物來看。那他們運輸的機

械便漸漸的 Konpenzielt 了。管的四週漸漸的厚起來。有所謂筋肉了。 Muskel 他的運輸力漸漸增加。而動物的須要也大起來了。因爲動物的須要增加不止。因此運輸器的進化也無窮。此地所謂血管在高一等動物是不能用了。換句話說他的力量是不足夠。因此工作的分剖愈加精密。體內最中一部份的血管便漸漸的漲大起來。四週的包圍漸漸的厚起來。便是說筋肉加多。血液經過此地動力已盡。此地受兩種的刺激(示前)便收束起來。把血液向前送去。增長他的輸送力。在此便所謂心成就了。

需要力愈大。進化力愈强。自然的本性。這樣厚皮的血管不足以輸運血液。一來因爲血管受環境的影響。自由動作力缺乏。二來他的地位太小。不足以容多份的血液。因此之故血管本性漸漸變了。他由一根直的管子變作S形。四週另生出了一種包圍。以便這T形的所謂心可以增加他的動作力和面積。

這個心有了些增備。他的工作力當然比以上所說的加多。動物的進化也附了而行。所以動物的智識愈加高。內部的構造更精密。

動物中有心的當由貝殼類起。他們的心有一後房二前房。動靜兩脉都有。不過不是連絡的。

多足類的心也是相同。但因生活的關係有點是多退化了。

有脊動物的生活與別的動物不同。所以心的構造一點一點的進步上去。

有脊動物的血液環是連接的。自心出者謂之動脉。入心者謂之靜脉。

德華醫學雜誌 第一卷第四號

魚類的心。有一個有筋的後心房。一個筋肉較少的前心房。兩房由心叶蓋分開之前心房前有一靜血穴。Sinus Venosus 後心房以下則有一動血穴。Conus Arteriosus較高的魚類則有動血管。Bulbus Arterise. 兩棲類的心則有兩個分開的前心房。一個後心房動血穴是後有的。巴虫類的心除上有以外。後心房有一壁分爲二後心房。有完全分開。有些一半分開。鳥類的心。大左右後心房。完全分開。右心房包圍左心房一些。

哺乳類的心與鳥類不相上下。動血管 Truncus arteriosus 變了大動脈管。我們看了以上的。可以知道動物的進化都是順例而行的。由冷血物動而熱血動物。其中的差別只有一點點。就是熱血的兩後心房完全分開的。冷血者不然。

蓋體熱之所以能有。完全是有充足的養氣在臟腑中消化（此消化。是指養化食物而言的）這養化的熱傳達全身。便謂之體溫。冷血的他們也收納養氣。但是一入後心房。養氣與炭酸氣和合。其燃燒力沒有完全用養氣那樣大。最易的比例。就是我們在冬天很冷的時候。只要深呼吸幾次。身體就覺得和暖起來。這都是養氣加多燃燒力加高的緣故。所以假使人類的後心房左右不分開。他的血是和外界氣候一樣。可見得自然造物相差只有一些些耳。

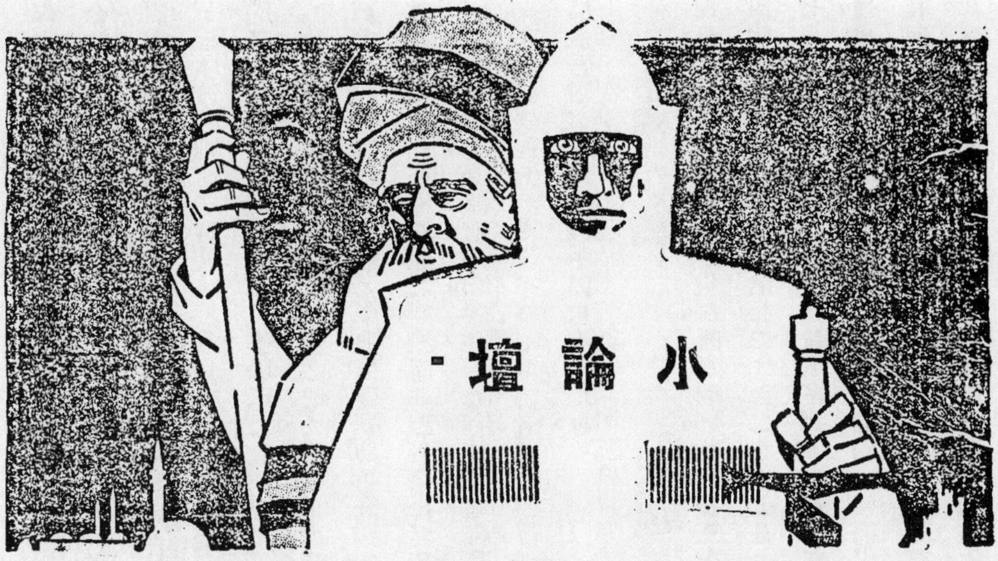

慾望與痛苦

覺

今人之所以自感痛苦者。大概由於慾望過奢。而其能力每不足以副此慾望。平時又不能抱樂天主義。乃祇覺其生活之枯燥無味而痛苦隨之矣。

解除痛苦之方法。除自盡其分內之責任而勿作僥倖非分之思想外。無他道也。若不自知其痛苦之原因。而日以僥倖非分強求所以解除痛苦之方法。非但不足以解除痛苦。其結果或且增加其痛苦。而更難於自拔。即幸而有一時達其非分之慾望。亦必不久而痛苦如前。或更甚於前此之痛苦焉。吾見十餘年來甲仆乙繼埋沒人才不知多少矣。又安能一一呼之使覺哉。

旅行與娛樂

江亢虎

余性雅好游。凡環球兩次。歷國數十。內地除西北外各省區足跡幾遍。或問余何爲栖栖如此。亦啞然無以自解也。然大抵游之動機皆爲人非爲己。又皆自動非被動。與飢驅者有殊。但亦從未斥千金之產。裹三月之糧。鄭重準備以出之。綜計游費三十年來累數千金矣。而家中無蓄藏。杖頭無羨錢。且挈全眷周歷歐美大陸垂十年。雖富豪往往不辦。又自問未嘗以非義受儻來。卒之金驅保妻子而歸。不可謂非天幸也已。

余意則謂旅行卽娛樂也。起居大旅社。趁急行瞭望車。或託身浮海之宮殿。固娛樂矣。卽破帆船。疲羸車。二八行兕。三板木渡、甚則衝寒冒暑、披星戴月。跋山涉水。擔簦負笈。喘息流汗以相鬬。更甚則如庚子聯軍之亂、顛連轉徙。乞食京潞村落間者十日。西比利亞之役、且行且止。枕藉車箱中兩閱月有奇。持針線火柴向俄農家易牛乳雞卵。往往不火而食。此亦極人生之娛樂。而非深居簡出者所能一二領略者也。余嘗有句曰。平生初歷卽佳境。境無窮斯樂亦無窮。故善遊者雖苦亦樂。不善遊者雖樂亦苦。世有能從吾遊者乎。須知此中固自有樂地也。

治蛔蟲之藥

曾立葦

蛔蟲。體狀圓柱。色白。兩端尖細。蚯形似蚓。雌者長三十至四十公分。（約尺許）雄者。長二十至二十五公分。（約七八寸）寄生小腸內。患者兒童居多。面色清瘦。時有腹痛。或覺鼻癢。食慾不振。惡心作穢。偶有蟲隨大便而出。亦有向上游動。入胃而嘔出者。雌蟲常遺圓形之卵、隨糞排出。苟隨食物或玩具進入口內。因以侵入胃腸、則卵內子蟲破殼而出。向腸管粘膜鑽進。隨血液之循環。分布於肝脾肺腎等各內臟。其在肺臟之子蟲。再通過支氣管氣管出喉頭。進食道經胃而入腸。於是始完全發育成蟲。

治藥之最靈者。爲山道年。Santonin 服後更須服瀉藥、市上有山道年與加路米。Calomel 合製成片。便於應用者。

預防之法。注意於兒童兩手之淸潔。及以任何玩具塞入口內之惡習慣。如厠後必須洗手。

識別菌類有無毒質之方法

星實

菌類往往有用爲尋常之食品者。如木耳。地菌。以及茹蘑。香蕈。之類是也。但菌類中有無毒者。亦有有毒者。苟誤採而食之。可以立死、今歲吾鄉有張姓者。嘗罹此厄。故識別菌類之有毒與否。亦吾人不可不有之常識也。

通常菌類。其上必有一圓平之蓋。是爲菌蓋。菌蓋下連一幹形長而圓、是爲菌幹。幹與菌蓋相連處。有時有一圈形之闌、是爲菌闌。菌蓋之內部一層。謂之孢層、菌幹下端。有時有托、謂之菌托。識別菌類之有毒與否。其法在審視菌闌。菌托。與孢層。而視察孢層爲尤要。甬高教授胡先生嘗

德華醫學雜誌　第一卷第四號

說明鑒別菌類有毒與否之法，今略述如次。

識別菌類之是否有毒。當注意孢層之組織，孢層平滑者必無毒。但此類爲數不多，且味惡不中食。孢層作刺狀者亦大率無毒。如常見之茅菌卽其一種。孢層多孔者。尋常所見朽木上生長之菌，皆屬此類，間或無毒。而以有毒者爲多。孢層作片狀者。其有毒與否。須視孢之顏色而定。其法擇菌蓋之鮮嫩者摘。下將孢層向下。置紙上。以碗覆之。免水氣蒸發。數小時後。孢層必射出小孢無數。此時審視孢子之色。黑色黃褐色者。皆爲無毒菌。深紅色者。若其菌有菌託。無菌鬮。亦爲無毒菌。惟淡紅色者。不能必其無毒。褐紫色或褐色者，若其菌有一菌鬮。亦爲無毒菌。否則亦不能必其無毒。至於子爲白色則。則其菌如有菌鬮與菌託。卽爲至毒之菌。如有乳狀液汁者。亦宜避之。此外白色孢子之菌，不乏可食者。然皆以謹愼不食爲宜。此胡先生鑑別菌毒之略說也。

尋常鑑別菌毒。或以銀針與豆腐。和菌同煮。驗其銀針與豆腐色轉黑與否，轉黑者卽爲有毒。或嗅其菌之味。有香味者卽爲無毒。發惡臭者卽爲有毒。是皆非正確判斷之法。萬不可信以爲是。冒味嘗試致。而有生命之危也。

遺精症

孫古錦

本症之原因：

一，因房事過度。或手淫。

二。泌尿生殖器病，如淋病。膀胱結石。精囊炎。包莖。痔核等。

三，肺病。如結核之初期。

四，痔疾。

五，體質衰弱，如糖尿病。及傷寒之恢復期。

症狀：遺精者何，睡熟時陰莖勃起。精液射出之謂也。惟有生理及疾病遺精之別。生理遺精。每月一次或二次。睡夢之時。於恍惚迷離中。陰莖勃起。精液流出。非病也。若每夜有一次或數次。陰莖未曾完全勃起。而精液流出。亦有於日間醒覺時。亦能發生。此曰日間之遺精。午睡之時。或稍動身體。卽有精液流出。此皆疾病遺精也。凡患遺精者。朝遲起。疲乏。顏面蒼白。無記憶力。貧血癡愚。

診斷：本症診斷頗易。按患者所述之既往症，卽可斷其爲遺精症也。

療法：戒手淫寡色慾節飲食早起習運動不宜多眠。其克用催眠法電氣治法水治法藥品用 Bromkalium 或 Lupulin 等內服。

烹飪之目的及其效用

陳萬成

天然之食物。太都淡泊無味。必加人工以改良之。始適於吾人之口。此烹飪之所由起也。烹飪與製造。人常混視。詎知兩者同實有嚴密之區別在焉。蓋食物之經烹飪者。以改良風味爲目的。實質上無甚變化。且手續亦甚簡單。製造則反於是。手續繁複。由理化學的變化產生新物質。其目的固不僅在改良風味。實爲防腐計也。茲擇兩者作業之類似者數種比較之。自不難了解矣。

烹飪	製造
肉湯	肉汁
溫乳	煉乳
煮豆	豆腐

烹飪之目的。約舉如左。

一、添加調味料（如醬油醋糖食鹽及香料等）或混和數種食品。以改良風味。 如魚翅海參必和雞肉蝦子等混燒。而其味始覺鮮美也。

二、飾其外觀。 味之感覺除臭神經觸神經外。視神經亦與有關係焉。故食物之外觀不美者。人都不欲染指也。

三、浸出不快之物質。或使之分解而除去之。 如豆之臭。肉之腥。不堪食用。必除去之。筍與野菜等之所以必須先煮者。亦爲去其不快之味也。

目的有三。然最重要者。在改良其味。至於烹飪之效用。約可分述如次。

一、防食物之腐敗。 并預防傳染與中毒。食物之腐敗。細菌爲之也。一經煮燒。既足以殺滅細菌。且蛋白質因熱凝固。又不適於細菌之營養。其腐敗自無由而生矣。又寄生蟲與病菌。每寄生於動植物。食之則轉寄於人身。而使起疾病。如豚肉中之旋毛蟲。魚肉中之絲蟲。牛肉中之結核病菌之類是也。他如虎列拉菌存於糞中。用爲肥料。每附着於蔬菜而傳染病症。若烹煮後。悉爲熟食。則可免於患也。又食物腐敗時。每生毒物。食之易於中毒。若經燒煮。則毒物因受熱之故。或分解。或變化。而得爲無毒物質也。

一、攝取烹熱之食物。得防體溫之損失。人之攝取食物也。亦以補體溫之損失。如攝取冷物則使物溫暖。必先失其體溫。在暑熱時。體溫見奪於空氣者少。體溫有餘雖可消化。若逢寒冷時。食用冷物。則因多需熱量。養分不免徒耗。故食膳溫暖。不至奪其體溫。亦食物經濟上視爲必要者也。

一、使食物易於咀嚼消化。防能力之徒費。柔軟食物。使咀嚼省力。消化容易。不特養分可以節約。卽生活必需之能力。亦可少費。若食粗硬食物。則因咀嚼及消化。所費能力甚多。故食物經經飪後。其質柔軟。可以防此損失。俾食物得增其效用也。

由是以言。烹飪之效用。防傳染病。消腐敗毒。使消化容易。防體溫損失。固不獨改良風味。爲適口計而已也。（乙種酬）

安眠法

秋夢

吾人每因夜間思慮過多。輒患失眠之症。或半夜醒後。不能復眠。輾轉牀席。焦灼不堪言狀。且夜間不能安眠。日間作事必無精神。爲害殊大。茲述安眠之法如下。

（一）臨睡時須澄心靜慮。不可動一念。

（二）上牀後不能眠者。可默數自己呼吸次數。或數一二三四由一至十週而復始。久之自能入寐。

（三）臨睡時以熱水洗足。引血入於下部。尤易安眠。

此外尙有一法。爲鄙人經驗所得者。卽臨睡時以冷水沐頭是也。蓋冷水能驅腦部積血使之下行。故沐後輒能安眠。又鄙人十餘年前。每値炎夏頭腦輒患昏暈。自行冷水浴之後。此疾若失。蓋亦不使腦部積血故耳。

兒病預防法

二蕫

（一）初生　初生兒之疾病。以皮膚潰爛。臍炎。臍風。及膿眼等居多。皮膚疾患。因不潔及受摩擦而起。故衣服將擇清潔柔煖之質。而洗浴拭揩等亦應注意。臍病則因割斷臍帶時爲病菌染入所致。故接觸臍帶之物。務必消毒。而結紮所需之材料。亦須用已消毒而能防腐者。至於膿眼則由母體原有淋疾。或産婆之器用手指不潔。致兒眼爲淋毒染入而發。故兒體出生後。宜用硝酸銀水點眼一次。以資預防。

（二）乳期　哺兒以人乳爲最適。事實上用牛乳或他品哺兒最易起營業障及發生消化器病。故乳兒在最初之六個月內必須哺以人乳。又乳兒最易患上氣道疾患。如鼻塞咽腫咳嗽感冒等。此雖因氣候變遷。攝生不慎而致。但因周圍已病之人。受其傳染而起者亦不少。故欲預防是等疾病。必須注意氣候寒煖。加以保護。而家中已有病者。更應注意保護。勿相接觸。他如發疹各病。白喉疫咳。亦皆由病者傳染而來。凡過此等疾病流行時期。更須禁止外出。倘是兒已被傳染。則應立即隔離，以免再傳他兒。又乳兒匍匐搖籃中。每易將不潔物送入已口。而玩其手指尤易沾染污穢。肺癆白喉皮膚膿潰等症多往往因此而得。均須注意。還有婢僕乳媼身患梅染。倘抱接觸。亦有傳染之危。應加注意。

(三)童兒　小兒既達四五歲。則使其行冷水摩擦。能增加全身抵抗力。但須夏日行之。凡注意勿使過風。最初用微溫水拭其全身。俟乾則用軟布輕輕摩擦。漸次改用冷水，造成習慣。雖冬日亦必摩擦一次，又海水浴亦能強壯身體。凡年事稍長之兒。於夏季務自入浴數次。每人以五分鐘至九分鐘為度。近年來歐美各邦自倡林間學校專收容身體虛弱之兒童。授以智識。謂可免兒童因就學致種種疾病云。惜國內尚無人提倡。誠身弱兒童之不幸也。

痔之略論

黃鼎瑚

痔係汎發性之痔靜脈腫脹。痔結節為單獨強性之痔靜脈結節。其在肛門括約筋內者。即為內痔。在外者。即為外痔。大小無一定。小者如豆。大者如胡桃。隨痔靜脈內血液充實之度量而改變。現藍色。圍繞肛門如花冠然。痔結節之成功。不全關於血管之腫脹。亦有因同時血管包圍之結締組織加厚而成者。中年人患此症者獨多。

痔瘡生成之惟一原因。即靜脈管腫脹。腫脹之故。出於血液凝滯。一以痔瘡脈內防心血液逆流瓣獨付缺如。二則痔靜脈地位低下。故致內容物易向下墜。

血液流行阻滯。最易生痔。故孕婦及患大便秘結症者。或喜靜坐少運動者多易患此。此若因門靜脈流行阻滯。如肝硬化症 Leberzirrhose 及血液循環妨碍 Kreislaufsstorung 而患痔者。比比皆是。痔瘡在平常並無顯著之症象。每病時。則肛門感受熱烈之疼痛。大便下後。

其痛尤烈。疼痛原因。蓋因痔結節。暨其四周肌肉發炎之故。故肛門多生紅斑。或則皮膚剝脫。或患劇痛之裂瘡。此外之症象。則痔瘡流血耳。痔血之起因。大都由於大便乾燥。痔靜脈致爲其擦破。血液汎流。如流血不多。則既不危險，且痔靜脈腫脹。亦得以收縮。惟長久之痔血。易致貧血症。不可輕忽。

痔症最宜素食。限制肉食。食肉者易患便秘。植物易消化而潤大便。故多食水菓及菜蔬。則大便得以通暢。而痔患亦可減輕。至身體運動。亦足防止痔患。故患痔症者。宜每日於戶外散步。或於室內體操。至於劇烈運動。如乘馬及踹踏自由車等。則速激太烈。皆宜屏除。

讀文之姿勢

呂雲彪

讀文姿勢之優劣。與身心之發達與否。以及獲益之多少。均有莫大關係。是以東西人士。對於此項姿勢。視爲重要。竭力注意。而我中國。則多視爲無足重輕。漠不關心。有卷伏而誦者。歪斜而誦者。近目而誦者。足離地而誦者。臥牀而誦者。走立而誦者。種種奇形怪狀。舉不勝舉。以致讀書愈多。學問愈高者。愈覺其胸部狹縮。腰斜背屈。頭垂面黃。精神萎靡。弱不經風。甚或變之而罹疾病。夭折其身。此種惡習。社會視之。一若讀書人理當如此。非此不足以圖學問高深。且似不足以表其爲學問高深之人。習焉不察。恬不爲怪。爲父兄者。祗知令其子弟死讀文字。見子女而肯遵命死讀。即洋洋自得。稱賞不已。彼讀時所現之姿勢。憑爾如何歪斜臥立。概置不問。爲子弟者、尤以父兄之不責。任意亂誦。不知改革。長此以往、不惟國人之學業難見進步、即身心前途。竊恐有莫大之危險。故學業之不進步、猶其小事、弱種亡族。危孰甚焉。欲挽救之。當於下列各項力加注意。

（一）頭宜正直　讀聲多由喉間發出。喉在頸部。頭頸正直。聲帶舒張。發音爽適。不惟所出之聲。清晰宏亮。婉轉自如。即字音方面。亦得易於正確。屈則頸彎斜。聲帶壓小。氣不易出。聲隨模糊。欲求字音正確。戛乎其難久之。頸部彎屈成習。垂首喪氣之醜態。不易改革。

（二）胸宜挺張　胸爲藏貯肺臟之重要部分。胸部挺張。胸內容積擴大。肺臟得以自由舒張。盡量遂其作用，否則胸部之容積既被壓小。肺臟卽亦不能伸張自如。作用難展中。國歷來之讀書人恆患肺癆症者。蓋犯此病也，故我人讀書。既須頭頸正直尤須胸部向前挺張爲要。

（三）膝宜平置　讀文時既首直而胸挺矣。兩膝之安置。尤宜齊平蓋我人坐時能使首直胸挺，出於自然。全恃兩膝平置保持均勢。欲兩膝平置而齊須兩足直垂。兩腿水平。但兩膝之距離。勿過開。尤勿幷接。

（四）手宜斜置　普通人讀文。或一手二手捧置面部。或一手向前直置，一手彎屈向胸，或二手幷行向前直置。或二手左右平屈向胸。此皆不合衛生之讀法。且與首直胸挺之姿勢。大有不便。欲求合宜。須兩手肘部向前斜上。肘節輕置案邊。上肘與肩略作斜勢。但勿挾近二脅。或聳肩形。如是則上體能直精神自覺倍出。

以上各項。爲吾人讀文時合法之姿勢。咸當遵則。不可忽視。外此當戒犯下列各項之弊病。

（一）不可臥讀　讀文當以橙坐爲宜。若貪圖舒適。臥而行之。無論斜臥仰臥。俱屬徒勞無益。蓋人當臥時。必血液舒流全體。不易聚積於腦。且仰視細形。於目不便。聲帶橫屈。發音不易。既臥而欲再事誦讀。強將舒散之血液使其集注頭部。竭力運用腦髓促目注視。使喉發音伸手持書。於精神上。非覺太費乎。耗費精力而獲益。尙足償失。無如精神不貫。隨誦隨忘。試臥讀而起思之。卽覺頃之所誦盡屬捕風捉影模糊難言。是何貴有此勞神無益之舉哉。

（二）不可斜讀　正視誦文。費力較省。記之易覺。斜視而誦則目爲正視之器官。使之斜用。非強其所能乎。強其所能。雖亦勉可達的。但費力非較正視之爲多乎。以其費力較多。須將全副精神注於斜視。於記憶上，尤非減少其作用乎。

（三）不可近目讀　讀文全恃二目。書與目距離適宜。視之過久。尙易傷目。若失其宜。則盲廢之疾。易致。大率書與目之距離。以視之不覺十分費力者爲度。過近不可。過遠亦爲有害。

（四）不可振足讀　文中精神。雖讀時有須以身表示之。然後可全顯露。但在不需要時宜鎭靜不動。我國之讀書人。無論讀何文。更無論自首至尾。恆將二足上下振踏或前後搖曳狀態若癡且其足聲尤足取憎於人。

（五）不可立讀走讀　立讀走讀以須分力於手足易致疲勞且腦常爲外力振動難行記憶至形式之不雅觀猶爲小節。

讀文時欲求有上述之合度姿勢免去惡劣狀態一面留意上述各項一面須求輔助之器具合式之棹椅蓋讀文時欲使身首直而不屈目不下斜所讀之書宜擱置於讀書架上書桌之高度以齊胸爲準坐具之高度以能使兩腿平置爲宜。

視覺器之修養法十二則

寒梅氏

一、閉眼靜養。（唯一休息視覺器之善法）

二、放眼遠眺（同上）

三、常視綠色草木，（唯一補養視覺器之善法）

四、常以淡鹽水洗滌，（有消毒作用）

五、勿以汚水洗臉（防毒菌侵入）

六、勿以手指挖目。（同上）

七、勿與人同用面巾及手帕（以防傳染）

八、視物不可連續過二小時之久。（不使疲倦）

九、距眼一尺以內之物體及光線過強過弱之下。不宜久視。（同上）

十、出外旅行必備眼鏡一副。（以防灰塵飛揚）

十一、視覺器無病者不可戴眼鏡（反有害）

十二、生來近視者宜早戴眼鏡。（眼鏡必請醫師配製）

E. Y. MEDICAL PRESS

德華醫學雜誌

（即中西醫學報十週紀念號）

革新內容

中西醫學報自十卷一期起○改名德華醫學雜誌○重行改組○長篇文字○均行結束○擴充篇幅○名家撰述○登載專家論著○諸祈　公鑒爲荷○

本誌是新醫學識之無量寶藏
是業餘課外的良好讀物
是研究醫學者之唯一捷徑
是定價最廉之醫學刊物

費有限的金錢和時間
博得畢生受用的知識和技能
何樂而不爲

請即預定本誌不啻充君常年醫事衛生顧問

（每冊零售大洋三角預定全年特價二元四角郵費在內國外加郵九角六分）

醫學書局謹啓

常識

肺癆病講話

孫祖烈

肺癆病的原因

肺癆病是由一種微菌傳染。用五百倍的顯微鏡視之。即能窺見其形狀。這微菌最喜侵襲人的肺臟中。能結成果核的樣子。故一名肺結核症。爲，德國醫學大家考弗氏所發明。在患肺癆病人的痰中檢出。氏把這病菌接種入兔身上。一到後來。兔也發生同一的病症。百不失一。又把這微菌培養。把他純粹無雜的培養素，接種于各種動物的肺內，不料諸種動物肺臟。也生起同樣病來了。幷且有無數的細菌。蕃殖發育。他的生機不遏。自經這個發明後。各國醫家。遂公認這菌是肺癆病的種。

往昔中西各國。都疑心這病是一種遺傳。症不知是從傳染而來。自考弗氏的學說公布後。各國醫士。纔證明此症確由傳染所致。患肺臟病的子女。亦多起肺癆病的原由。因爲肺癆病人所生子女。體質很虛弱。容易傳染這病症。不是遺傳的一回事咧。

人體康健。雖或被結核菌侵入。仍舊可以殺滅，好比我們植穀種在地土地上。能至枯槁。其理由正相同，至於肺癆病的子女。他的飲食起居。終年聚在一塊。感染病毒的機會很多。幾乎到處皆是。傳染這病。應當要比普通的人轉爲易易。

肺癆病既爲結核菌所傳染。他的傳染道路。怎樣能入肺臟去呢。此乃從呼吸而入氣管。從氣管而入肺的緣故。結核菌不但生在肺臟。就是從飲食皮膚傷口等處。也能進人身爲害。但這是別起一種結核病。不起肺癆症的，諸君猶有不信肺癆是傳染病的嗎。今將各國肺癆醫院所調查肺癆病人的歷史。以告大衆。

△一起初一家康健。偶有一人患肺癆病後。他的父母兄弟姊妹婢僕都相繼續而起。不到數十年。全家都死亡

△二舉家肺癆相繼死亡。承嗣他家的人。因爲用了他們物件。亦罹這病。

△三僑居曾住肺癆病人的房子。亦或起是病。

△四夫婦互相傳染。

△五妻因肺癆病而死。他繼娶的妻子。也罹這病。或因丈夫肺癆而死。他再嫁的後夫。亦罹是病。這因爲不害病的肺。原來有結核種特因。體質強健。使結核不能發作。他人與之居在一處。就感受其菌。遂發本病。

△六康健的人家。因爲留住患肺病的人。寄宿時日經久。也給他傳染而起這病。

△七素來強壯的人。因爲省親友的病。時相過從。也被沾染是症。

△八店鋪工場有患肺癆病的。遂使同儕中亦往往連及。

△九肺癆病人死後。他的寢具衣服等。不知誤用。亦被傳染着。此外如戲院劇場酒樓舟車旅店會堂廁所等。或有病人咳唾的餘沫。呼吸的氣息。病毒卽潛伏在這當中。都易于傳染。我國飲食同坐一桌。同食一盤。他的傳染更易。

肺癆病的預防法

肺癆病的預防法。當以撲滅結核菌爲最有功效。這菌生長的性質很強。大不如霍亂菌暴於高燥地方。就要萎縮可比。故結核菌任太陽光微射。經過三年。還不能滅絕他生機。就是放置在水中和冰雪內。也能支持數月而不滅。可想這微菌的力量是很偉大的。又乾燥也能保守他生活蕃殖。涎痰中如過有這等細菌。任意唾棄在地上。差不多可經時不絕。乾燥變成粉末。隨塵埃飛散空氣中。我們猝不經意。呼吸入肺。肺癆病卽因之而起。在歐美各國。有監察道路吐痰的法律。習慣經久。安之若素。并且他們的人民。都受過高深的教育。也用不着政府裏干涉。這種好習慣實在可敬哩。

我國人民。對于衛生觀念。非常幼稚。至於肺癆病的衛生知識。可說完全不明白。兼之公德心淺薄。試到街道上行走。只見行人隨意吐痰。明目張胆。毫無顧忌。比較那西洋各國的人民。眞覺慚愧。

又歐美諸國。有肺病的人出門。身邊必攜帶貯痰的器具。爲自己唾痰用處。這項器具。是用銅類做成。裏面放着殺蟲藥水、在日本則拿厚油紙製成。以便回到家裏。用火燒了。這種法子。很簡便易行。我國大可仿行他。

此外凡公共多人集合的場處。好像學校工場火車站輪船鄉渡遊戲場會館等處。統宜放置多數適宜的痰盂。痰盂內盛消毒藥水。以便人唾痰。

若客棧酒館茶樓等地方。更宜置痰盂。不可疏略。旣能保守潔淨的法子。幷且也藉此可招徠生意。一舉數得何樂不爲呢。

至於醫院善堂贈醫的地方。應該嚴格的禁止病人任意唾痰。如過有肺癆病留醫在院內。也不可使與別的人住在一室。肺癆病已經住過的房間。非經過消毒後。切不可給別的病人居住。消毒法錄在後面。

△一燒藥 就是將病人用過的器物。不容易使他清潔的。用火燃燒。把病毒消滅。

△二煮沸 就是把病人所用過的東西。用水煮沸。以滅死這微菌。

△三用藥 就是將病人所用的一切器具。拏石炭酸水擦抹或浸過。

學校裏學生。如過經校醫診斷。認他是肺癆病了。那末就趕緊禁其入學。以防傳染別人。患肺病的學生。使他節勞靜養。以遂他的生命。但我國學校。除幾處有校醫外。其他因爲絀於經費。都無校醫設置。以試驗體質。方准入校讀書。是又不可不在教室運動場寄宿舍等。嚴禁學生任意唾痰。

上面述的。都是公共預防法。若論個人衛生法則。第一樁先要保護身體強健。要保護身體強健。就應該在居處運動衣服各項。十分留意。左面講的。就是關于肺病上衛生的條件。

△一衣服 衣服以寬大爲上。過分狹窄。就有妨礙胸部的發育。胸部如過發育不充足。最容易起肺病。因爲肺

就在胸部的緣故。

△二居處 居處首貴潔淨。仍宜以空氣流通。光線透足爲上策。至於睡房尤當留意。因爲肺爲呼吸的器官。和空氣有直接的關係。空氣如汚濁。肺就容易起病來。

△三運動 運動最能使身體強壯。兼可以免除肺病。我們張眼一看。患肺病的人。都是一種文人。整日坐在書房內。讀他死書。少運動的人。所以要想防免肺癆的人。應該常出外郊行。以吸空氣。

△四沐浴 皮膚爲排泄器的一種。和肺臟有相代的功用。我們過到冬天。汗的分泌較少。這緣故就是由于肺臟呼出的氣。含有水分較多的原因。這理由是人人都懂的。由此推想。浴身至少應隔日一次。沐身的水。以冷水最好。更用毛巾摩擦自己胸部和全體。這個法子。不但取他潔淨的意思。并使皮膚受冷水的刺戟。呼吸更自劇烈。那末肺中的空氣。更換加速。自然于肺部很有益處的。可是吾國人慣用熱水浴。驟然改用冷水。一定是煩難辦不到。或者想一個法子。由漸而改。先從熱天試用起來。習慣既久。自然能辦到了。據衛生家說。常用冷水浴身。不但于肺臟有益處。并且可免傷風感冒等病。他的益處實在不少呢。

我們用了上面的衛生法。自奉很嚴。能防免肺癆病的傳染嗎、然而一個人登在社會裏面。不能無交遊。交遊中又不能保無肺病的人。故與肺病的人長談。當他們咳嗽噴嚏高聲的雄辯時候。他唾液的泡沫。呼出的霧氣。也應該愼防他含有結核細菌吸入而感傳。不可不知所趨避。又問病和看護病的人。常和病人密接談話。當這時候也宜靜覷病人的呼吸。不宜迎合病人呼出的氣。應當于病人呼時也同呼。醫生診病時這樣。問病和看護病人也。不可不這樣。

此外結核病。也有從口腔直接傳染的。例如我國的煙筒茶杯等、衆人同吸。和西洋人接吻爲禮。差不多同樣傳染、這種不衛生習慣。看來雖無足重輕。其實是一種直接傳染病毒的機會。大家應當注意。改革他。才是。其他有遺傳素因。身體羸弱。皮膚蒼白。易患感冒。胸膛扁平陷沒下去。稍一勞動。就覺着精神疲倦。年歲在十五六歲以上。（春情發動期）到三十歲當中。格外要留心。因爲結核菌在人肺中發生。以這時年齡爲最盛。觀察世上患肺癆病不起的。很少幼年及四十歲以上的人。就能知道了。

肺癆病的病狀

現今各處男女老幼。已經患了肺病。自己卻還不曉得。因爲不知道癆病有甚麼病狀緣故。如果早已知道是患肺癆病。就能趁早求治。卽能得痊癒的希望。若不知自己的病是癆症。等到病重的時候求治。那末就萬難得痊癒效果了。今將肺癆病的病狀。述左右方。未病的人看了。也可以知所防免。

一咳嗽。 二唾痰、 三胃口不開。不想飲食。 四身體漸漸失重。 五做事體容易覺疲乏。 六下半天發熱、兩腮發紅。身體疲倦。 七夜間出汗。 八一出氣力。就容易發喘。 九痰中吐血。 十胸膛疼痛。好像有東西壓在上面。

病人患的症候。有輕重的分別。所以不是一個患肺病的人。都要顯出以上所開的十條病狀。因爲有的人患肺癆病。單單咳嗽發熱。卻不唾痰。胸膛也不疼痛。還有別人患這個病。單單發熱。身體漸漸瘦弱。卻不咳嗽。也不唾痰。所以無論何人。若自己覺着有上面所開列的一兩樣病情。就當請良醫診察身上有癆病沒有。

肺癆病的調養法

肺癆這種病。不是專門靠醫藥可能治愈的。必定要和調養衛生的道理適合。才能有效。講到調養衛生的法則。又要患肺病者。深知內中道理。謹慎保守。勿懈。萬一不是這樣。雖然住在醫院內、天天受醫生的指示。也是任性苟安。不肯篤信謹守的、醫生嚴厲的監禁。又要傷病人感情。卻不是養病的好法子。只有希望做父兄的把這病的理由。詳細告訴病人。但是病人也不可不知道這病的普通調養法子。

△一養性 病初起的時。要知道這病是一種很慢性的病症。不是急速可能得功效的。又應當知這病若用適當方法來調理他。就是毛病十分沉重。也可得到痊癒的機會。故病人宜以耐煩爲第一樁事。

△二改業　大凡住在城市繁盛。人烟稠密的處所。和整日坐而籌謀的職務。與勞動在塵埃物屑飛揚當中難得新鮮的空氣的。統宜改換行業。至於製造食品玩器等。防有傳染別人的事也應該具有公德心。改圖他業爲是。

△三節慾　節慾很有益於身體。人所共知的。若患肺癆病的。尤當格外加勉。因爲生肺病人的性質。能使慾念的度數加增。幷且他的病菌。在人體生長很容易很繁盛。如在年少春情發動的時候。未婚的限制他婚期。既婚的以分居爲最要。

△四體操　常常擇空氣清潔的地方。在每天早晨起時。習柔軟體操。以開張胸部。使多吸空氣。

△五日光　日光能夠興起人的精神。在醫學上有使病人採用日光直射的法則。叫做日光浴。日光又有殺菌的功用。患肺癆病的人。常見精神疲乏。必須常見日光。

△六空氣　調養肺病。必定要通風。日間都把窗戶開了。或整日棲息在田園內。晚上宜洞開臥房窗戶。使空氣流通。如遇大風。即使窗戶不能都開。但是也不應該都關着。每天早晨和午後。宜用深呼吸法十多次。在傍晚時也是這樣。深呼吸法。就是挺身直立在屋外。緊閉自己的口腔。用鼻呼出肺臟內的濁氣。吸入新鮮的空氣。他的效果。能夠擴張肺臟的容積。能夠使血液清潔。能夠使精神爽健。能夠剿滅肺中的結核菌。不過患咯血的時。只能用空氣療法。不可作深呼吸。這是要留心的。

△七飲食　癆病最容易使身體消瘦。又最容易令胃不想吃東西。所以食物應該選他容易消化的。使得勿勞動其胃。又擇他多營養身體的資料。以補他的所消耗。每次飲食要少。而次數要多。每天可食五六次。每次要多用牙齒的力量。以咀嚼細之。爲補助消化力之不及。每天要飲牛乳三次。吃半熟的鷄蛋八個或十個。午膳晚膳的後。各飲最佳的葡萄酒一小杯。爲推進食慾的用場。

△八病所　在西洋文明諸國。本來有專治肺病的醫院。這醫院的地方。必須選擇海面或高爽的場所。空氣鮮新而塵埃甚少。幷且能調劑氣候。寒熱得宜。最適合。院傍多設花草。庶足怡情悅目。我國現在留病醫院。都是

德華醫學雜誌 第一卷第四號

爲貧苦的人而設所以要求病室略爲通風潔淨已經很難當選。外人所設之醫院雖則稍能合法但仍是施醫性質。很多阻碍於是不能不自己擇養病的所在。經濟富有的最妙遠遊于氣候適宜區處以轉換水土。茲擇其要緊的適宜條件如下。

△一風小和塵埃少的地方。

△二宜選擇衛生法完備的處所。就是要食水清潔溝渠疏通合法。沒有阻塞梗滯的才好。

△三多植樹木和高爽的場處。

遠遊外國以調養疾病。西洋人看做常事。在我國習俗則誠難實行。試把吾無錫地方計。莫如惠山梅園爲最適合。如過在附近處。倡建一肺病調養所。爲居留肺病的人大略仿歐美高等醫院樣式。鋪陳雅潔。那末造福於肺癆病人。豈是少數麼。

統上各條。規定肺癆的調養大要。已經略具于此。我于這篇文章結束以前。復申明一句。就是不唾痰。不致貽害衆人。就是自己患肺癆病的。也應該注意。因爲結核菌既附在痰中吐出。萬萬不能免再受感染的弊病。海來附說。

『一痰塊中。約有菌三萬億。』咳可不寒心嗎。

肺癆病菌之消滅法

耿光

肺癆病爲世間至可恐怖之病。蓋由一種病菌。名爲 Tuberkel Bacilus 者侵入肺部而成。此菌之抵抗力非常強大。而傳播又至易。患肺癆病者。其痰涎中含菌之數。計每重一克蘭 Gram 中。有三百五十億枚。痰乾燥後。則混入塵埃。飛揚各處。即埋入土中。尚能再出現於地面。隨各種之媒介物。以輸送於遠方。故防止肺癆病傳染之惟一方法。即在消滅肺癆病菌也。其法如次。

第一焚燒法。 患肺癆者之衣服衾褥冠巾等物。以及其他使用物品。附着病菌必多。此等物品。如爲可以燒棄者。則當燒棄之。滅菌之法。莫善於此。

第二曬曝法。 德國細菌學者科治 Koch 氏云。癆菌於直射日光之下。最短二三分鐘。最長二三點鐘。即可死滅。然亦因所附痰層有厚薄。而菌之撲滅有難易。在痰層濃厚者。大約須曬至十時間。或至三十時間。方可完全滅絕。故以衣服等類曝於日中。非經一日以上。且使其表裏悉受光線之直射。不易使菌毒全消。至於居室。如能暢開窗牖。俾日光常常射入。則菌毒亦自不能存留矣。

第三煮沸法。　加熱以撲滅癆菌。亦爲一良法。但分乾濕兩種。用乾燥熱滅菌。卽至攝氏百度之温度。而欲菌完全消滅。非歷一小時許不可。用濕熱則最短五分鐘。最長二十分鐘。卽可盡滅癆菌。故凡病人之痰及其所用衣物。以試行煮沸消毒爲佳。

第四腐敗作用。　菌在液體中腐敗時。其死滅甚易。最長不過五六日。故以痰液投諸厠中。實爲極便易之滅菌法。

第五用消毒藥。　其最有效者。用石炭酸五分。水九十五分。配成液劑。投入痰沫。經二十小時。癆菌可全死滅。如用石炭酸二分。水九十八分。配成液劑。則效力大減矣。他如用福爾馬林。Formalin 之二十倍水溶液。或超過痰量十倍之無水酒精。以及錯酸與苛性安母尼亞。均有滅菌之效。惟時間皆須經一二日之久。

以上五法。爲滅消癆菌最良之法。此外尚有乾燥法。卽聽其自然乾燥而死滅。然據實驗。癆菌于乾燥中。其生存期可延長至兩三月乃至八九月。又有凍死法。卽使之遭寒冷而死滅。然據實驗。埋痰於冰點下十度之積雪中。六星期後。尚有傳染力。至若掩埋癆菌于土中。則不觸空氣與日光。而生存期限愈長。投擲癆菌于流水中。則雖可以消滅菌毒。而下流大蒙其害。是皆不可爲善法也。

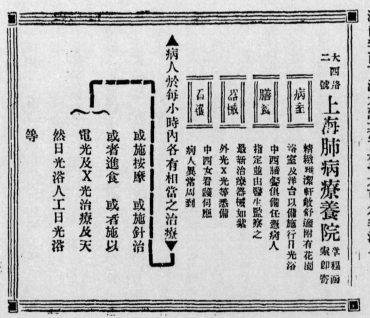

本誌投稿簡章

本誌刊行宗旨。在普及新醫學及衛生常識。彼此發揮思想。研究學術。而促進醫藥界之進步。公共衛生建設之實現。

一　投寄之稿或自撰或翻譯，或介紹外國學說而附加意見，其文體不拘文言白話或歐美文字均所歡迎。

二　投寄之稿望繕寫清楚並加標點符號。

三　凡稿中有圖表等，務期明瞭清潔書於白素紙，以便直接付印。譯外國名詞須註明原字。

四　投寄譯稿請將原文題目，原著者姓名出版日期及地點詳細敘明。

五　稿末請注明姓字住址，以便通信，至揭載時如何署名聽投稿者自定。

六　投寄之稿揭載與否，本社可以豫覆，原稿若預先聲明並附寄郵資者可還原稿。

七　投寄之稿俟揭載後，本社酌致薄酬如下：

(甲)單行本二百份　(乙)本雜誌　(丙)書券　(丁)現金

八　原稿請寄上海梅白格路一百廿一號德華醫學雜誌社收為荷

民國十七年四月十五日出版

△德華醫學雜誌第四號

主幹者　醫學士　丁惠康

藥學主任　藥學博士　丁名全

醫學主任　醫學博士　丁錫康

出版者　德華醫學雜誌社　上海梅白格路一百廿一號

總發行所　醫學書局　上海梅白格路一百廿一號　即愛文義路巡捕房南首

定價表

(廣告刊例函索即寄)

每月一册	全年十二册
每册大洋三角	郵費國內二分 國外八分
預定全年特價大洋三元四角(原價三元六角)	
郵費	國內不加　國外九角六分
新疆蒙古日本照國內　香港澳門照國外　郵費代價作九五折以一分四分及一角為限	
郵章如有改動隨時增減	

定閱諸君如有詢問事件，或更改住址，通信時務將 一 定單號數 二 定戶姓名 三 原寄何處 三項詳細開明方可遵辦實緣定戶太多簿册繁重非此三項無從檢查難免仍有誤寄特先聲明

Deu Hua Medizinische Monatsschrift

德華醫學雜誌

Yerlag : E. Yoh Medical Press, Shanghai, Myburgh Road 121

德華醫藥學會出版　上海梅白格路一百廿一號醫學書局印行

I Jahrgang : 第一卷 | May 1928 | No. 5. 第五號

編輯者 Herausgegeben von: 醫學博士丁名全 Dr. med. M. T. Ding 醫學博士丁錫康 Dr. S. K. Ting M. D. 德醫學士丁惠康 Dr. W. K. Ting

撰述者 Unter Mitwirkung von:
醫學博士尤彭熙 Dr. med. B. C. Yuh; 醫學博士王畿道 Dr. med. C. D. Huang: 醫學博士江俊孫 Dr. med. T. S. Kiang: 醫學博士朱仰高 Dr. C. K. Tsue: 醫學博士李元善 Dr. med. Y. C. Li; 醫學博士李梅齡 Dr. med. M. L. Li: 醫學博士李中庸 Dr. med. C. J. Li 德醫學士杜明 Dr. K. M. Doo: 醫學博士金問祺 Dr. med. W. K. King: 醫學博士胡定安 Dr. med. Ping. Hu: 醫學博士周景文 Dr. med. K. W. Chow. 醫學博士周綸 Dr. med. L. Chow. 醫學博士周君常 Dr. med .C. T. Chow 德醫學士張森玉 Dr. S. N. Dschang; 醫學博士俞鳳賓 Dr. med Voonping Yu 醫學博士曾立群 Dr med. L. K. Tschen: 醫學博士曹芳濤 Dr. F. D. Zau M. D.: 醫學博士趙志芳 Dr. med. C. F. Chao; 醫師蔡禹門 Dr. Y. M. Tscha; 醫師陳邦賢 Dr. P. I. Chen; 醫師孫祖烈 Dr. T. L. Sun; 醫學博士屠開元 Dr. med. K. Y. Do; 醫學博士顧祖仁 Dr. med. T. C. Koh.

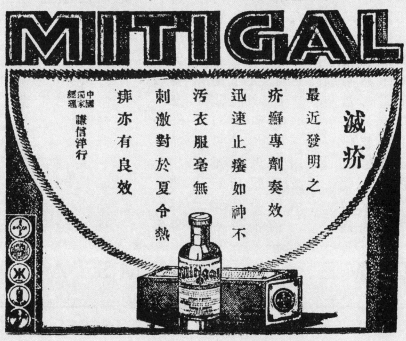

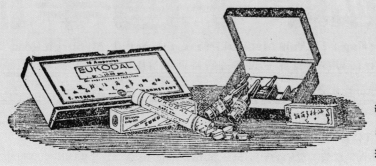

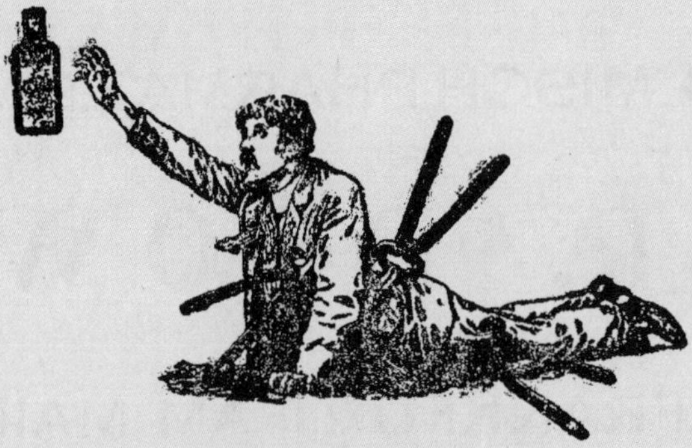

上海漢口路
金山洋行
A字九號

Urodonal

靈驗育杜納

比雲母LITIA强三十七倍專治關節炎僂麻質斯血管硬化腎臟腫痛風濕骨痛肢節酸痛浮腫結核諸症爲獨一無二神品係最有効力之靈藥

HAMATOPAN

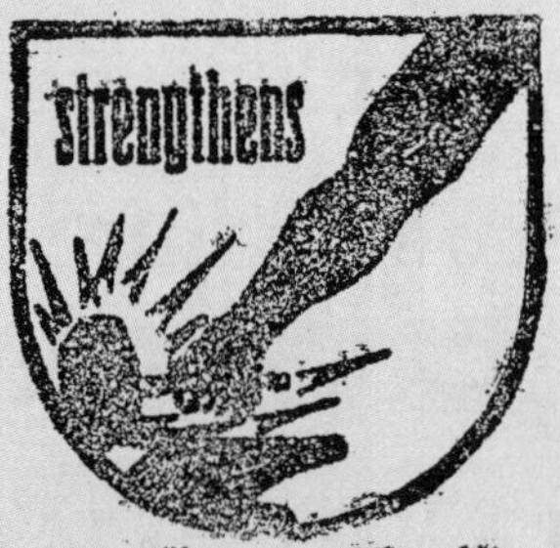

BLOOD & NERVES

海馬土朋

此藥爲紅血色素鐵質與麥精等份配合而成爲治療佝僂病身體衰弱神經衰弱貧血萎黃病肺病瘰癧胃口及身體衰弱等症聖品在歐西已盛行二十五載醫家無不贊賞者

此外有海馬土朋內加砒質鐵質碘亞哥爾碘溴砂等數種又有加鈣質一種産婦及乳兒用之特佳因其能健骨益神故也

樣品及說明書請正式函索卽奉上

金山洋行

上海漢口路A字九號

BEHRINGWERKE A. G.
MARBURG-LAHN

YATREN 105

zur

Bekaempfung der Amoebenruhr

NACH

Prof. Muehlens und Menk

Institut fur Schiffs- und Tropenkrankheiten Hamburg.

VERTRETUNGEN:

Mee-Yeh Handels Compagnie. Shanghai und Hankow;
China Netherland Producê Co., Tientsien.

藥特靈痢疾丸

白痢赤痢爲熱帶險惡病症之一普通多因其各種險象俱已發生始從事診治收有成效者雖不之其八然病根不除時發時愈變成休息痢爲害終身者亦爲數甚多自該藥出世以來凡俱此項病症者均有着手成春之效請試服之方知言之不誣也

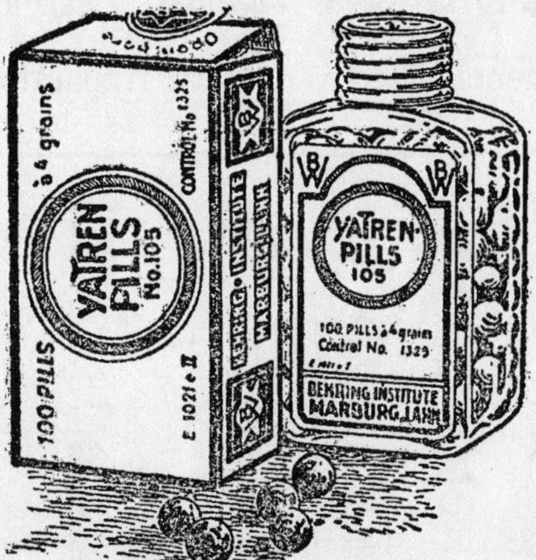

其服法成八可於一定之時期每星期服三天計每天三次每次服二丸量孺每次服半丸或一丸巳足如服後有便多腹瀉者並不緊要因腸內毫不受損也

德國貝靈大藥廠監製

Mee-yeh Handels Compagnie

上海 SHANGHAI-HANKOW 漢口

中國總經理咪吔洋行

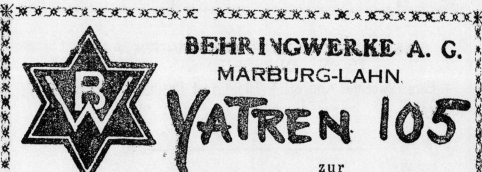

SAECHSISCHES SERUMWERK A.-G.,
DRESDEN

Sers. Vaccines and other Biological Products of Standard Quality.

CHEMISCHE FABRIK HELFENBERG A.-G.,
HELFENBERG NEAR DRESDEN

Parmaceutical Preparations o jworld wide Reputation.

Ask for latest price lists & catalogues.
All prices have been reduced.

SOLE AGENTS FOR CHINA:

Medicon Ltd., S. A., I Kiangsi Road, Shanghai.
Permanently stock of all Sera. Vaccines. Pharmaceutical Preparations. Instruments. Electro-Medical Apparatus etc.

德國特賚賜登城薩克生血清廠
血清漿苗以及其他優等質性之
生物學出品

環球著名之德國海芬勃製藥廠
之藥品

最近價目表函索卽寄
各項價目均減低

註華總經售處

美狄根有限公司

上海江西路一號

大批血清漿苗藥品醫院器具電器用
品等均時時備有現貨以備購置

SIEMENS CHINA CO.

Simple Roentgen-apparatus

for

Radioscopy Radiotherapy and Radiography

for Direct Current.

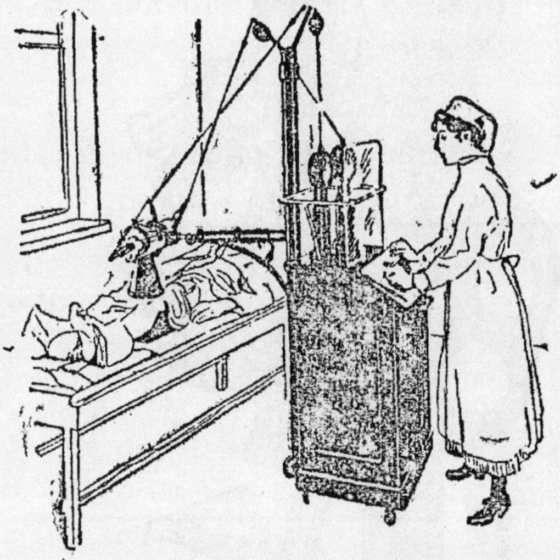

輕便愛克司光機

比機爲敝廠最新發明者運用靈便裝置極易既可診斷骨骼心肺腸胃各症及攝影又能用以表面治療各式皮膚症誠醫界不可不備之器械也敝廠備有暗室以便臨時試驗之用倘蒙惠臨參觀不勝歡迎之至

分行 天津 北京 濟南 重慶 南京 奉天 漢口 成都 香港 廣州

上海江西路二十四號 西門子電機廠啓

選購愛克斯X光器械須知

凡醫生。或病院。欲裝設愛克斯X光器械。應將以下諸端詳細指明之。

甲 所需電氣來源之情形。

乙 對於裝設此器之要求。

愛克斯X光裝設之價值。即全繫于此。對於甲項。計有以下問題。

(一)或直流電。電壓力幾何。日間或夜間發電。

(二)或交流電。電壓力幾何。循環次數若干。日間或夜間發電。

以上一二兩條。係由公共電氣廠。供給電氣而言。

(三)或係自備發電機。與愛克斯X光器械。一同購之。

乙項計有以下問題。

(一)係欲透照。與時間治療。及時間照像。

(二)或係欲時間。兼速治療。與透照。及時間。兼速照像。

(三)抑或係欲時間。兼速。併兼片刻治療。與透照。及時間。兼速。併兼片刻照像。

此器之價值。按其要求而有增加。並按其所帶附屬品之多寡。而有不同。如附帶愛克斯X光筒。三脚架。安裝件。療病台。與療病附屬品。各若干是也。

玆請按照以上諸端。詳細註明。俾可具單開列價值

上海西門子電機廠啓

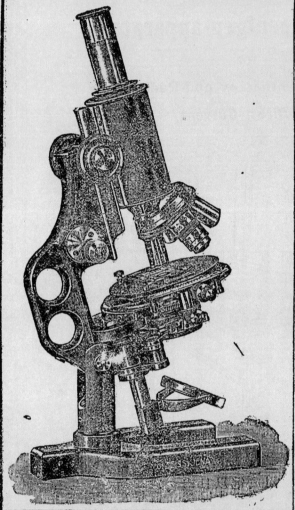

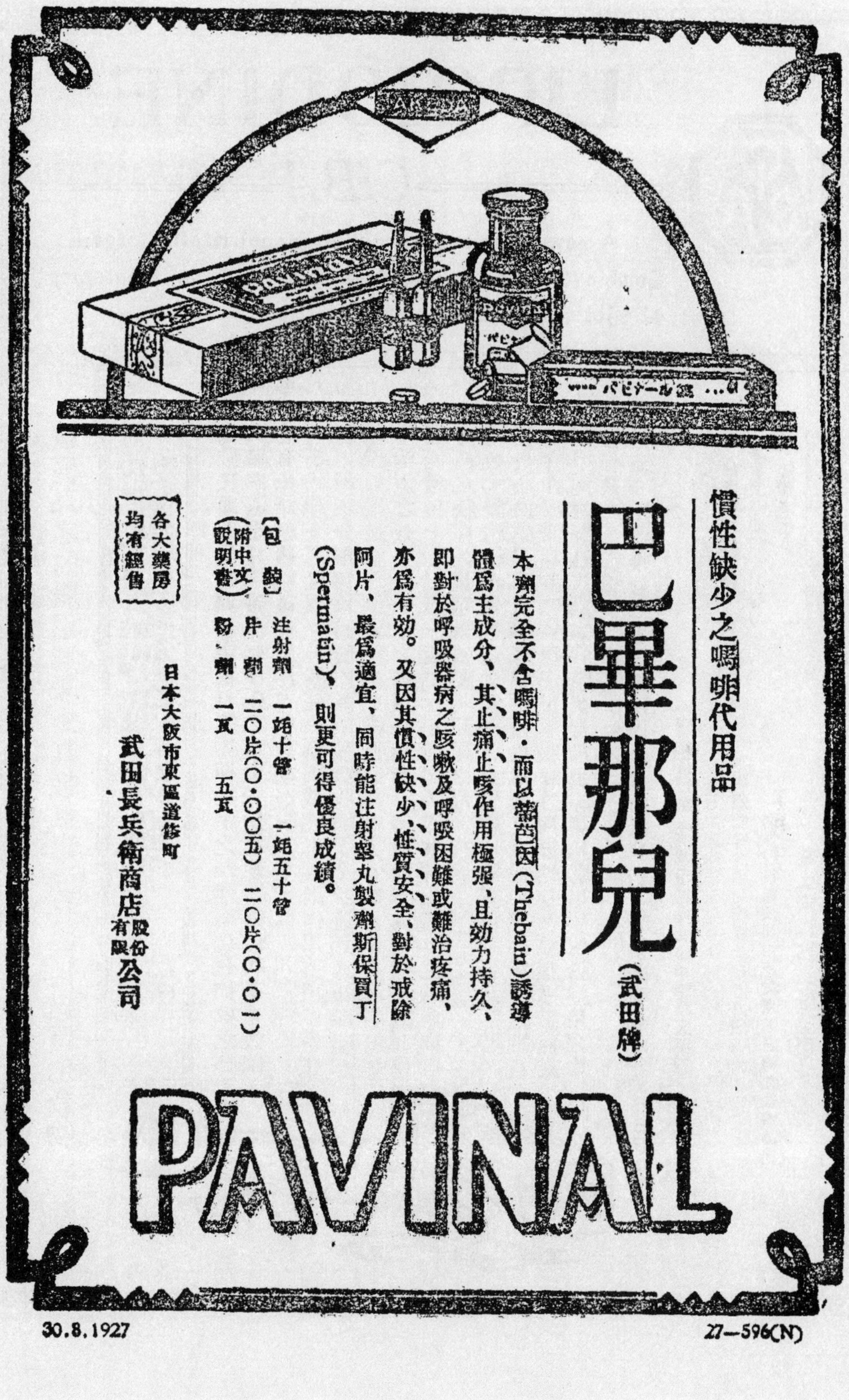
TAKEDA
PAVINAL
慣性缺少之嗎啡代用品
巴畢那兒（武田牌）
本劑完全不含嗎啡、而以蒂巴因(Thebain)誘導體爲主成分、其止痛止咳作用極强、且効力持久、即對於呼吸器病之咳嗽及呼吸困難或難治疼痛、亦爲有効。又因其慣性缺少、性質安全、對於戒除阿片、最爲適宜、同時能注射睪丸製劑斯保買丁(Spermatin)、則更可得優良成績。
〔包裝〕注射劑　一匣十管　一匣五十管
片劑　二〇片(〇・〇〇五)　二〇片(〇・〇一)
粉劑　一瓦　五瓦
(附中文說明書)
各大藥房均有經售
日本大阪市東區道修町
武田長兵衛商店股份有限公司
PAVINAL
30.8.1927
27—596(N)

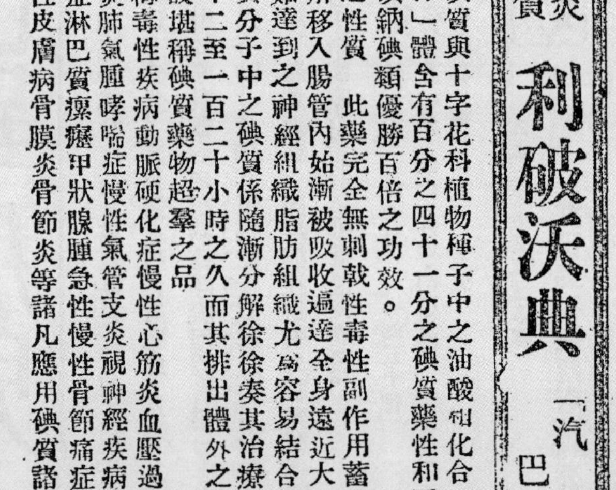
LIPOIODINE
CIBA BRAND

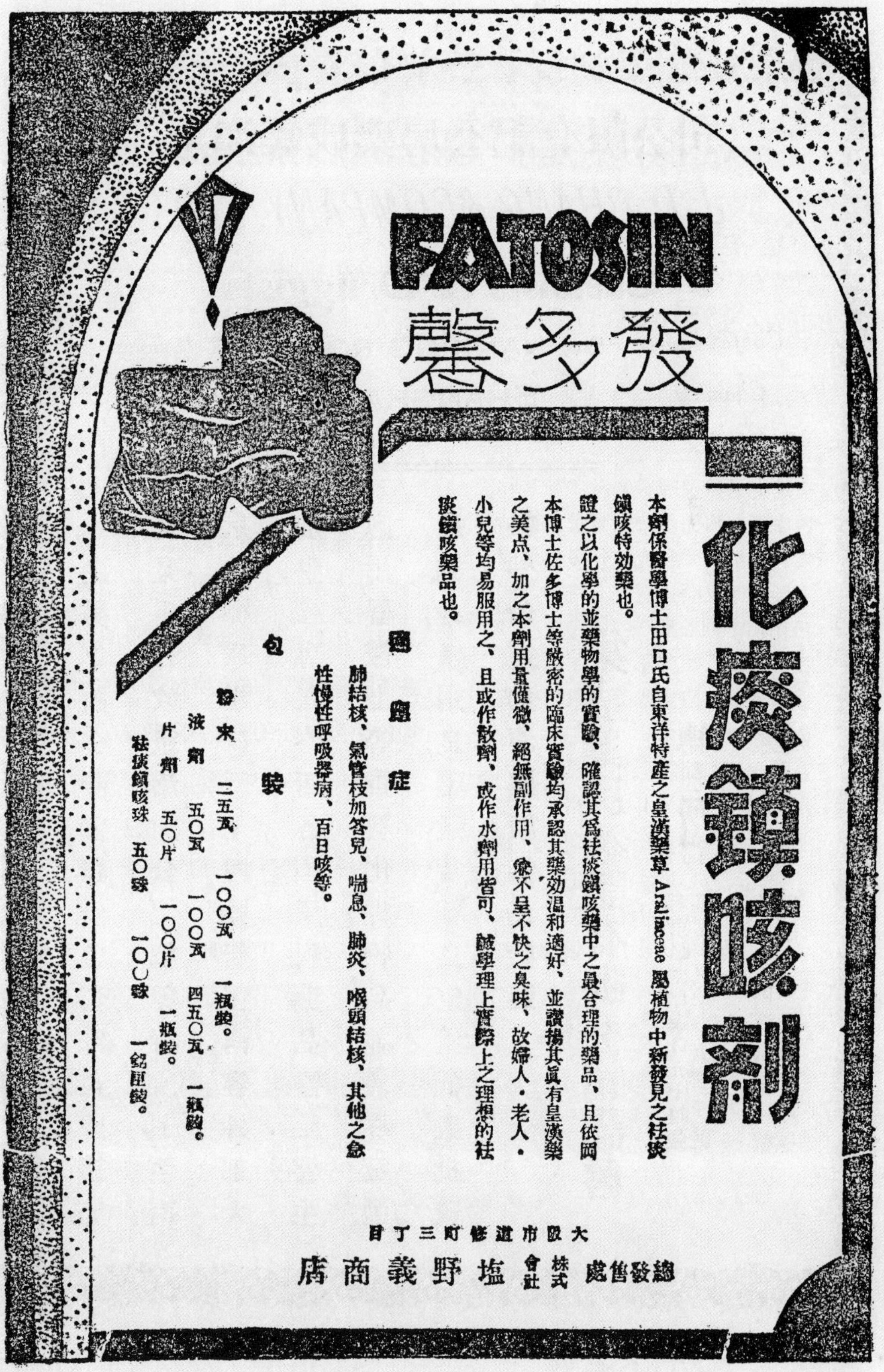
FATOSIN
發多馨
化痰鎮咳劑
本劑係醫學博士田口氏自東洋特產之皇漢藥草 Araliaceae 屬植物中新發見之祛痰鎮咳特効藥也。
證之以化學的並藥物學的實驗、確認其爲祛痰鎮咳藥中之最合理的藥品、且依同本博士佐多博士等厳密的臨床實驗均承認其藥効温和適好、並讚揚其眞有皇漢藥之美点、加之本劑用量僅微、絕無副作用、然不呈不快之臭味、故婦人・老人・小兒等均易服用之、且或作散劑、或作水劑用皆可、誠學理上實際上之理想的祛痰鎮咳藥品也。
適應症
肺結核、氣管枝加答兒、喘息、肺炎、喉頭結核、其他之急性慢性呼吸器病、百日咳等。
包裝
粉末　二五瓦　一〇〇瓦　一瓶裝。
液劑　五〇瓦　一〇〇瓦　四五〇瓦　一瓶裝。
片劑　五〇片　一〇〇片　一瓶裝。
祛痰鎮咳珠　五〇粒　一〇〇粒　一鋁匣裝。
大阪市道修町三丁目
總發售處　株式會社　塩野義商店

上海集成藥房公記有限公司

J. D. CHANG & COMPANY, LTD.

Chemists & Druggists

Cabfe' Add:	54 NANKING ROAD	Telephone
„Chamieu,"	SHANGHAI	C. 7533
Shanghai.		7. 34

本藥房創設多年備蒙社會信仰茲因擴充營業重行改組添加公記總發行所遷至南京路抛球場口五十四號新屋內容外部大加整頓專售泰西各國原料藥品醫院醫生應用器械上等香料化粧物品並設專廠製造補身家用良藥選貨精良定價低廉批發格外公道如蒙賜顧無任歡迎

集成藥房公記有限公司謹啓

總發行所　南京路抛球場口五十四號　電話中央第七五三四號

製藥廠　英租界泗涇路十二號　電話中央七五三四號

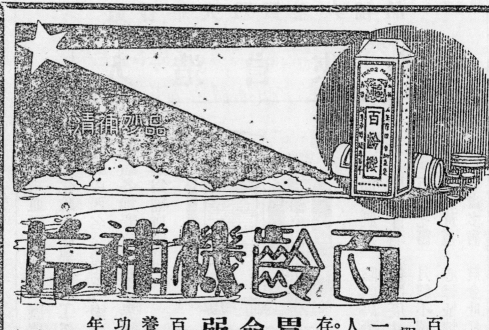

Deu Hua Medizinische Monatsschrift

Vol.1 May 1928 No.5

德華醫學雜誌

第一卷第五號目錄

勒吐精老牌代乳粉
乳水不足？
乳質淡薄？
及雇用奶娘
之麻煩？
欲解此三種育嬰
難題　一言以蔽之用
勒吐精老牌代乳粉蓋此粉成分
及性質與康健母乳
相同
LACTOGEN
PREPARED IN AUSTRALIA
贈券
奉上郵票
十分乞將勒吐精
代乳粉一小罐
惠下為荷此請
上海蘇州路二十號
英瑞煉乳公司鑒
姓名
住址

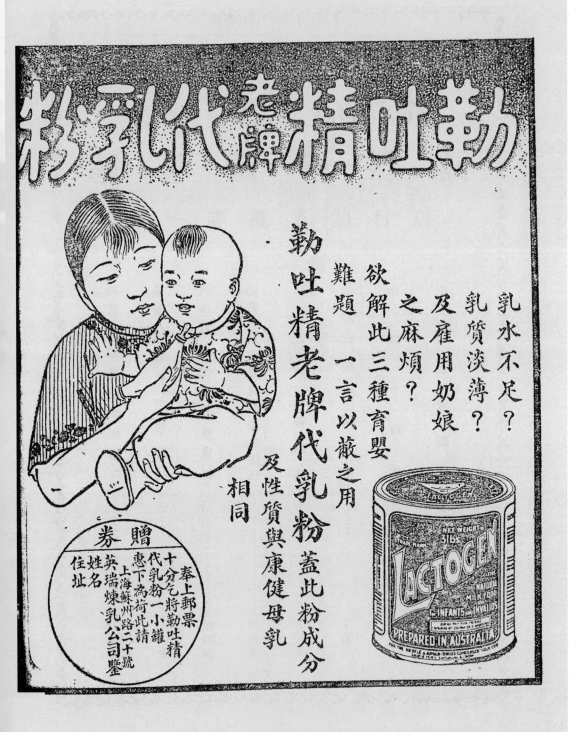

Die Therapie an den Berliner Universitaets Kliniken

德國柏林大學再新處方錄

(一)

丁惠康

肺結核(肺癆病) Tubercu'osis pulmonum

診候　由結核桿菌之傳染而來。發頑固性之咳嗽。有含膿球或血液結核菌及彈力性纖維之咯痰。咯血。肺囊陷沒。發見鼓濁音。空洞音。水泡音。鑛性音。盜汗。下痢。食思缺乏。日哺潮熱。肌膚蒼白。全身衰弱。又鐵勃固靈之皮下接種。現特異之反應。喉頭結核。兼發嘶嗄及喉痛等。

預防　凡有兩親或親屬及其家人等患結核病者。須令健康之兒童。立卽隔離。並嚴誡患者。令知結核病之傳染。最易且酷。毋使蔓延及於他人。凡爲看護者。對於嚴重之結核患者。宜十分謹愼周密。俾傾向於治愈之途。又凡痲疹。百日咳。上氣管道淋巴腺炎。及流行性感冒等之患者。均能增高其結核病之素因。故罹犯甚易。他如營養與衞生不良。多灰塵或潮濕以及日光不足之處。在在可使本病蔓延而廣播。此外如有遺傳性之狹長軀體及胸廓扁平之人。或氣管枝喘息患者。對於本症。亦有易發之傾向。故預防上之最重要者。爲工作與休息。須有適當之比例。睡眠須充足。多食富於維他命之食物。禁止長時間之身體的與精神的過勞等是也。

療法　患者之體溫。須精密的檢察之。每日至少須檢溫二次至四次以上。聽診打診與愛克司光線之診斷。亦均不可忽。至於肥壯療法。Mastkur 須視其情形而確定之。不可隨便施用。若患者之消化器臟。內分泌腺。以及全身之新陳代謝有損時。則可用睡臥肥壯療法。以及一切普通之强壯療法。欲使其機能迅速恢復。則可用膵腺製劑。(Pankreaspraeparate) 葡萄糖因蘇林。(Traubenzucker-Insulin) 注射。）如患者能忍受時。每日可注射五個或十個或二十個以上之單位）或服食鈣質。(Calcium）富於含維他命之生水菓。魚肝油。海爾平 (Helpin) 等物。此外當禁止患者受溫受寒。過熱過勞。（如運動等）在最初時期內。有結核傾向之患者。一經施用以上諸法。均可痊愈。

（一）輕性肺尖加答兒 Leichter Spitzenkatarrh

輕性肺尖加答兒之患者。應有適當之新鮮空氣。並可施行肥壯療法。(Mastkur) 而患者之食物。則以少含鹽類與肉類的爲佳。每星期可注射十％之樟腦油三次。每次一竓。Ccm 行筋肉注射法。或於每日清晨早餐之後。予患者以一片之卡代柴而片。(Cardiazol) 以上之法。可行至二三月以上。此外患者宜行深呼吸法。俾使肺臟擴大。而免去肺臟萎縮諸症。(Atelektasen) 當靜臥時。於胸部及腰部。可行冷水摩擦法。至一二小時之久。若內服劑。可用法列兒亞砒酸溶液。(Liquor kalii arsenicalis Fowleri) 及桂那丁幾。(Tinct. Chinae compos) 各十〇•〇(aa 10,0)置在一種滴玻璃瓶中。每次飯後。可服二滴。以後每三日增加一滴。直加至十五滴爲止。然後每三日減服一滴。直至每次仍服二滴爲止。或砒劑注射藥。如沙拉純等。(Solarson) 亦頗可用之。此外可予以燐酸〇•一和入魚肝油一〇〇。〇以內。(Phosphor 0,1; Oleum jecoris aselli ad 100) 每日飯後服一食匙。可連服至數月之久。

(二)不發熱進行性硬變性之肺結核 Fieberlose. fortgeschrittsene, indurierende Tuberculose

在不發熱進行性而兼硬變性之肺結核患者。其療法大抵與前所述者相同。此外並可行鐵勃固靈療法。(Tuberculinbehandlung) 當於下節詳述之。

(三)滲出性結核患者。Exsudative Phthise

滲出性結核患者。應靜臥。可用金子治療法。(Goldhehandlung) 氣胸術 (Pneumothorax) 與胸廓成形術。(Thoracoplastik)

鐵勃固靈療法 Tuberculin behandlung、鐵勃固靈療法僅可施於變硬性。(Indurirende)」與產出性 (Produktive) 之結核患者。凡在下列之情狀下者。則鐵勃固靈療法。均在禁忌之例。如滲出性結核患者。(Exsudative Prozesse) 進行性(蔓延性)極速之結核患者。有巨大空洞之患者。劇甚之咽頭結核患者。吐血之結核患者。有高熱之結核患者。有腸病腎臟病與心臟病之患者。有全身營養不良。瘦損過甚 (Kachexie) 之患者等。而於淋巴質之患者。亦宜十分謹愼行之。又經過結核治療以後。可減除或消滅各種過敏性現象如腺病質癬。(Skrophuloeses Ekzem) 粘膜加答兒及水泡等。(Phlyktaen) 在混合性之結核患者。(變硬性與滲出性)可先用極微量之鐵勃固靈注入之。若欲以引起病灶之反應。而激動其局部。則金子之治療功用。較之平時爲大。且能深達於病灶也。

鐵勃固靈製劑　老鐵勃固靈。(Alt Tuberculin) 之功效雖偉。而其毒性亦較大。若細菌乳狀液劑。(Bacillen emu sion) 則性質較爲和平。雖有亞熱性 (如攝氏三十八度) 之患者。亦堪應用之。又鐵勃固洛摩清 Tuberculomucin 注射之功效。極爲確實可信。其注射法。每星期可行皮下注射一次。每次三釐。(3mg) 其增加量。每次爲一釐云。(1 mg)

金子治療法 Goldbehandlung 金子治療法。可促進結締組織之長育。(Bindegewebesneubildung) 並能增進結核硬變性之程度。又可使滲出性結核。變成硬變性結核之傾向。吾人更當注意者。爲施行金子治療法以後之皮膚徵象(如短時間卽能退去之皮膚發疹)及蛋白尿。溫熱反應。休克。(心臟血管神經痲痺)嘔吐。血行循環器虛弱等。若有此等反應者。必須待各種反應退去後。始可行靜脈注射。散拿克拉新 Sanocrysin 等藥品。惟在滲出性之結核患者。則雖在高熱中。亦克應用金子療法。其注射第二次之時間。最好在熱度已經降落。而將行昇高之時行之。其注射劑量普通爲〇・二五。〇・五。〇・七五。至一・〇。經過大量之注射後。應有八天以上之休息。始克再行繼續注射。以後結核部若漸變硬變性後。則可行半面之氣胸術。(Pneumothorax) 並可同時施行鐵勃固靈之療法。又克利沙而根。(Krysolgan) 在變硬性結核患者。亦可行靜脈注射法。每六至八日注射一次每次之劑量。自〇・〇〇一起。如用〇・〇〇五。〇・〇〇一。患者可忍受時。(卽患者不發生他種副作用時) 可增至〇・〇〇五至〇・〇一爲止。如患者經克利沙而根注射後。發現劇甚之反應時。則下次之注射量不宜增高。可用同等劑量。或稍減少之可也。

氣胸術 (Pneumothorax) 之施行。最宜於僅有一部分(或一面)之結核患者。換言之。氣胸術不可施於兩肺俱有肺結核病之患者。氣胸術又宜於咯血之患者。並可爲診斷肺臟腫瘍 (Lungentumor) 之用。惟在粘着性肋膜炎之患者。則氣胸術絕對的不可應用。

(四)空洞性結核 Kavernoese Phthise

空洞性之結核患者。可施行氣胸術療法。(譯者按。氣胸術者。德文名之爲空氣胸。Luftthorax 卽聚空氣或氣體於肋膜腔間是也。)或行及谷比斯氏 Jacobaeus線肋骨除去術。但須注意患者過劇之流血。

(五)粟粒性結核 Miliartuberculose

急性之粟粒性結核。吾人欲於臨床治療上收確實之功效。尙爲不可能之事。患者當絕對的靜臥。可行金子治療法。飲食宜取流汁者。若循環器藥劑。(卽强心劑)僅可在病之初時。十分謹愼用之。退熱藥如霹藍密藤。(Pyramidon) 每日可予患者以多次。每次量爲〇・一克。亦宜十分注意用之。而最要者。爲予患者以多量之葡萄糖溶液。令其內服。至靜脈灌入法。則大多尙無十分需用之必要。

欲使患者之熱度降低時。可用霹藍密藤 (Pgramidon) 〇・一至〇・三克。每日可予以多次。又可用金鷄納(Chinin sulf.)〇。五克或芬那錫丁 (Phenacetin) 〇・二五克。或用細菌乳狀液劑。(Bazillenemulsion) (參閱上節之鐵勃固靈療法。)若患者出汗甚劇。可用水醋 Essigwasser 摩擦法。或用阿脫洛品溶液。(Sol. Atropin sulf. 0,01／10,0 每次服三滴至五滴。可連服至二星期或五星期之久。如患者食慾不振。可予以炭酸古卡可而〇・五克。(Guajacol Carbonicum) 每日清晨與晚間。可各予以一次。又那桂丁幾。(Tinct Chin e comp.) 每當飯前十五分鐘時。可予患者以五滴內服。若患者咳嗽甚劇。可予以燐酸可亭 (Codein phosphoricum) ○・○二至○・○五克。每日可服一次至三次。若患者呼吸迫促。可予以拉大能片。(Laudanon)○・○一克。每日一次至三次。

氣候療法 Klimabehandlung 高山氣候。在二千密達○以上者。對於結核患者。欲其於治療上奏効。同時必須更注意於飲食之營養。方可達到其目的。在低處必須無灰塵而富於日光之處。方合於結核患者之居住。其實若行短時間之高山氣候療法。反不若行長時間之適宜低處居住之治療爲佳也。以德國而論。肺病療養所。若哥堡村。聖勃拉純。霍京利與等處。無不堪其介紹云。(Gocrbersdorf, St. Blasien, Hohenlychien) 若國內則莫干山肺病療養院。及上海肺病療養院。(大西路二號) 均爲結核患者。合宜的療養所也。

Die neuste Pharmakotherapie der letzten Jahren

Bulbokapnin, Tutokain, Hexeton, Cardiazol, Lobelin Cyramin, Scillaren, Jsazen Istizin, Hormonal, Peristaltin, Cholin, Papaverin, Novatropin.

最近醫藥界之新發明

丁名全

Dr. med. M. Ding。

減少反射運動的藥品。至今甚少眞眞能治此病之藥。只有僕僕客不寧 Bulbokapnin、此藥乃是由理想而經實地試驗所得的。弗氏與馬氏以及各大名家由動物試驗。而用至人身。此藥乃出自 Corydalis cava 。而可治如疛疛病。(Paralysis agitans) 小腦不順利。各種發疛。(Essentielle Tremur) 病均治之全愈或可治好一半。其用法可以每天吃二粒。(每粒含十分之一克)

止痛藥。分爲兩種一種是由中央機關而使神經間接麻醉迷的一種是則由邊傍神經直接受醉迷的。第一種內嗎啡雅片便是第二種內要以柯加英 Kokain 爲最老。現在人工製造的可以與他不相上下除 Novokain 以外最新的有 Tutokain 以及 Pusikain 最後一種尤可以言是化學上的光采屠托加英 (Tutokain) 的作用是與 Novokain 相同然而他的效力要 Novukain 大七至八倍然而他的毒性部又在 Novokain 及可加英之間才一句話說便是要比 Novokain 毒一些。照先氏 Hirschberg 的計算。可客英是比層托客英要毒十二倍半。可客英比 Novokain 要毒三倍。轉算起來。層托客英比 Novokain 好四倍。然不過層托客英沒有使血管縮小之大力。但也不妨。可用少許人造副腎精。功便效巨大。層托客英不能極快的注射到靜脉中。因其毒比較要大得多。層托客英的效力發生得慢。但是效力要比可客英延長得久。所以普通用法以一萬分之一百二十五至千分之二十五副氣急面瘦嘔吐等作用此分量均無之。

心劑藥

心劑藥出世不久從前代理的。則眞正的樟腦油。現因爲用法不便當。以及副作用過多。所以用之者甚少。另外酒類以及咖啡精因平常用之已多。一時不可見效。因此求新藥之心更其加大。起初由樟腦油改造。各種液質使身體發生少作用例如 Kampferloesung Hohst, Camphogn Ingelheim 等等。然而這種副作用。始終還沒有消除。因此之故。便有人工製造樟腦體之提議。不久已把樟腦的公式試驗清楚。由此類推。便得人造樟腦最初出世的便是 Hexeton 此品是高得里和許賴馬所發明內成份是 3- Methyl- 5-isopropyl 2.3. Zlykloketon 此品可溶于鈉化柴里 Natr salicyl 再溶于鹽水內便可注。效用比樟腦要好幾倍。嗎啡中毒者也可使之復活

Ciab的 Coramin 可拉明公式上。比較便當一點。內是 Diaethyalmid der B-Pyr dinkarbonsaures 外色是淡而厚的液體。與水及有機物。容易混合。許牛耳的試驗結果。謂此藥不會成癮與相同可拉明能使小林或綠化輕養 Cholin oder Chloralhydrat 注毒的神精系消毒服原。且能刺激呼吸神經中樞。與嗎啡之功用正是相反。心劑上在成份1:100 00 至 7: 20000 已有與 Diigitalis 相類的作用。較之日本樟腦可拉明有兩種特別用處。一能使直筋肉 Glattmuskel 刺激。二能使慾性增加。

。可拉明與 Hexeton 比較則可檢明清肺的作用。雖用口服其功用亦然。

至于可拉明藥性上的功用。如麻醉時發生危險。開刀後血脉不順。呼吸不便。中毒後之現像(如用一切麻醉藥或嗎啡或炭化養等中毒)均可用此藥治之其功效之優美處。便是易于容納。易于定量。功效延長等。

第三種心劑藥便是克努耳的加耳提阿車 Knoll Cardiazol. 。此藥完全是化學的結晶品。卽是人工製造出來的。與平常的樟腦有相同。是此類中的 Bizyklon 之一。結晶色稍苦。易溶于水。及有機液體中性。

此藥水因不變化。可以持久。可以消毒。能不使其起化學作用。

使藥水尤易受腸胃收溶。故可以口服。效用仍如皮下注射一樣。此藥可消嗎啡中毒並且使呼吸中樞加强。皮下注射不發痛癢亦無副作用。故各大內外科專家均以加耳提阿卑耳 Cardiazol. 爲心劑藥。凡遇傳染病時。心臟失力。心臟中毒。呼吸受損。心裏脹痛Angina pectoris均可用之。

專用在呼吸神經上的藥。除了幾種醉劑外醒劑倘是甚差。可靠的還是沒有。古用藥草中Lobelif inlata有一種液質。能治呼吸機柔弱之用。現在因草名而將此液質名落牛另。Lobelin此質須由前衛慈堡大學藥理學將萬郞氏H. Weiland提出來的。此藥可以直接刺激呼吸神經中樞。若須用多此藥亦能使N. Vagus刺激。由此而心臟動作變慢Brady kardie肺枝葉筋刺激。Bronchospasmen所以據各家經驗所得而少份量多用不妨大份量不能用一須。落牛另的功效。用得當的時候。眞是有起死回生之功。例如Pneumonie肺炎危險之時。呼吸缺乏。一針落牛另。可以消去病狀一半。或則肺脹Lungenoedem。疹瘟。呼吸機停止。(上痲醉以後。煤氣中毒。嗎啡中毒。或試手術時呼吸不靈。)均可一一用之。惟此藥效用。僅一時故宜時時用之。用量靜脈注射千分之三克已足皮下注射百分之一已足。皮下注射可以回復多次無損。在呼吸完全停止之病人(中毒)可用Cysternainjektion頭下脊骨注射。使此藥直接可以達入呼吸神經中樞。于此無危險可言。蓋死活在此一針。但因此而活者甚多。

附注。 施一切手術以後。呼吸不調之事在此亦可用炭酸因炭酸亦是一種很好的醒劑。乃是呼吸神經天然的內腺液。

治心臟病之藥。何論是刺激中樞。或邊傍反響的。終歸還是要以指頭花液液中的Digitalis 提其他里史爲最佳。但是因爲製造的方法。不知以何種爲佳。所以這個問題不能解決他的功效究在何點。提加能 Di alen乃是易溶于水的 Digitoxin 提其托革新。新藥提高丁 Digotin 也是易溶于水的提其托革新。提其他里史專門研究者 Wiechowski Prag說。無論打何種針最好用新做起來的提其他里史。因爲其餘的是非常不安妥的。卽使製好了。裝在瓶裏。他的效用仍舊要失落的。並且此藥服之則易生胃口柔弱之病。注射之則易發腫。今日下之最妙之法。却以肛門灌入之法爲最佳。因爲在此沒有大的副作用。並且不易受腸胃之酵母消化。

新的治心劑呢是 Cymarin, Adonin,Szilla 一類。其實他們都很古老了。

車買令 Cymarin 乃是加那大麻中 Apocynum Canabium 之液汁可以治心臟。血脉腎臟各症。他的效用同提其他里史 Digitalis 史斗萬丁 Strophantin 一樣。能使心臟在收縮時停止 Systolischer Stillstand 並有邊傍刺激性 Lokale Reizung 車買令還可用之使嘔吐。但是此藥不是直接刺激胃臟。乃是爲刺激嘔吐中樞神經而來的。

車買令是一種潔白的結晶體。並且見效很大。有時提其他里史無靈的時候。此藥可以發生效力 Schubert & Aland 的報告所以車買令乃是一個很好的治心劑。還有心臟病的人。每有水脹病。車買令故能棄却水脹。

車買令的毒性點與有效點。兩點相差甚鉅。所以醫生對于份量可以放心胆大。

不致有何危險發生。

一種同樣治心劑便是 Adonisvernalis 草中的阿度泥丁 Adonidin 此草在俄國。平民皆用以治心臟病。W. von Noorden 把他提練出來。更名爲阿度泥根 Adoningen 此藥又不像史斗萬丁亦不像提其他里史那樣易醉痲。所以用之很宜。但是他有一種特處。便是能使兩脉延長。Die Kontraktion Zwischen Vorhof und Ventrikel Zu verlaengern 以只可用之在輕易的心臟病者。治羊癲瘋之著名方除可代英Codein與也阿度泥丁方名 Mixtura Bechterew 最後而最可注目的治心劑便是從古就著名的海怱。Scilla maritima 世去拉之爲治心劑。前三千年古埃及人都知道的。後來因爲提其他里史出來。他的名氣又漸漸消落。一九一八年門氏 Mendel 謂世去拉乃是無理抛素的治心劑。他之所以言此。因爲他時治心臟病。提其他里史醫不好。而用世去拉能治好。但是天然的世去拉能有一種好歹的區別。他的距離有八成。所以不能卽刻受用。後來有人將他提鍊出來。便變成一種純粹結晶體。每米里克 Mg. 可殺一千二百隻蛙心。Hongton Straub 現在可以不用蛙心爲單位。因爲我們分厘毫絲忽可分別出來。可以照了分量用藥。

世去拉能對于心臟與提其他里史完全相同。不過在可落以持內 Kolloid Chemisch 不同罷了。

藥理上世去拉能與別的治心劑。有幾種分別。世去拉能是與鈣 Ca 不互相合作的。適與提其他里史相反）與史斗萬丁如手有相反的作用。史斗萬丁刺激的。他則反之。至于此種解釋。却多是出于理化的緣由而致的。醉麻之能力世去拉能沒有提其他里史那樣大。所以有些人想把世去拉能用久一點。然而實際上的經驗太少。實不知世去拉能的毒性可與提其他里史一樣呢。可以放心的地方便是世去拉能的毒性點與效用。這兩點相差甚鉅罷了。將來經驗一充足以後。或則可以代提其里史的全功。也未可知。

最新的心劑藥中如 Hexeton Coramin Cardiazol 均有治輕易心臟病的能力。加提阿車耳 Cardiazol 能把血脉變慢。增加心臟收縮力。所以中史斗萬丁毒的人可用加提阿車耳救之。

腸劑

不知有多少時候要找尋一種新藥品。能用注射法使大小腸動作增加。現在有一種新藥名 Hormonal 好兒夢那一種更新的名新好兒夢那。這兩種藥水注射後能使大便清通。且能治施手術後之腸脹病 Illeus postoperat, 還有一種新藥是西巴 Ciba 出品名半里史打聽。Peristlstin 是一種植物液汁 Rhamvs Purshiana 綠色易溶于水的粉酸與鉀能分析之。若靜脉注射能使大小腸直受刺激發生動作。Errgnng des ctt Auerba ch' ichen Plexus 此藥的優點是能在使全部大小腸發生動作所以無論何種大便不通。手術後腸脹病。腹膜炎時之。腸部麻木等病。均可用此藥注射治療之。惟有一種病不能治這便是因動作過度的腸疲。Spastische Opstipation 最新內服的通便藥品。當然要算一掃清 Isazen 了。一掃清不溶于水腸胃均無收吸此汁之能。所以服多少排泄也是多少。對于內體毫無損害。不過對于小腸沒有效驗。但慢性腸疲的病人每每是因小腸工作不佳而致病的。所以此藥。用度不是 分廣闊Dosis 10-20mg

人工製造的通便藥中還有一種名一次點清 Istizin 化學名是 7. 8-Dioxyan thnach-inon 此藥無味溫和可服並價亦甚廉。

藥理學中最研究者除嗎啡提其他里史。以外要算然客來 Secale 了。(麥角)然客來的作用與成份。已經有很多人試驗過。然都因其效用不一定。時常使學界人發生疑問。而藥理界人。對此研究而謀改良者。日月增加。現在居然能將然客來的成份分析來出。並將各分子分別試驗之。其中最有效的是愛而各他命 Ergotamin商業上改名爲求乃根Gynergen 出賣。

與愛而各他命相類之愛而各托克新 Ergotoxin和輕化愛而各天甯 Hydroergotinin亦有同樣的效用。愛而各他命的用處

一·能使子宮受刺激。發生收縮的工作。

二。使血壓力增高。

三。多用之能使筋肉腐爛。

求乃根是酒酸化的愛而各他命。weinsaueres Ergotamin 可以持久。而且注射無不痛還有一層好處。便是不會變色。所以容易定份量。求乃根的用處是。

一。產後子宮出血 Antonische Blutung der Nachgeburtsperiode

二。能增加產層 wehenanregendes Mittel

三。可治拜山讀病 Basedow Krankheit

四。年老經少時之痛苦Klimakt Beschwerden

另外一種製造法的有名爲 Secale Jsolation Nargine此藥的製造法。是將 Mutter, korn發酵。成一種所謂生物消清法。Biologische Reinigung 此法行了以後。此藥便可持久。因爲一切傍不良的東西都除棄了。還有一層好處便是此藥品保不發生危險非常便宜。而且不使胃發生阻礙。

其餘還有幾種同類的藥品如敢安的克扱維普念 Clanipurin Gehe 人工製造的先史他命同天扱命合起來的太落靜 Kombination uon Histamin und Tyrosin Tenosin 但是此種藥品。纔沒有比求乃根好。因爲對于子宮收縮動作只有求乃根爲最有效的緣故。

治緊脹的藥劑 Tonusheratsetzende Mittel

我們醫者的責任。一方面要使病者未全的補全之。不過其他一方面也要過多的地方消去之。譬如筋肉過于受刺激或則因病而時使之動作。不從腦中神經中樞的命令。Hypertonien und Hyperkinesen

對于此種病的藥品治療法。近代醫藥兩家如 Riesser Neuschholz E. Meyer R. Magnus 等均悉心研究。玆將所得之結果一一報告之。

小林 Cholin 可使筋肉緊脹退稍。

可客因 Kocain 可使筋肉動作過度停止。

對于直的筋肉用這種藥。可是可以。但是效用太少。若以拜拜萬靈 Papaverin 治之則筋肉緊脹可以退消。

得落拜林 Troparin 乃是拜拜萬靈與六伐托六賓 Novatropin 相合的。Troparin = Papaverin 托 Novatropin Spasmalgin = Pantopon Atinal + Papaverin

于此可見主要藥品還是拜拜萬靈和阿托賓 Atropin 一的製造品。Novatropin + Homatropin nitrit citinal + Atropinschwefelsaeureester 相合而成的

還有一種與拜拜萬靈相類的名阿去乃痛 Akineton 據美國 Pal 拜兒的報告可

以治下的各病Gastros,pasmus, bei Ulcus ventricuri und Duodeni Enterospasmes Tenesmns Cholitiasis Nephrolithiasis Asthma bronchiale H ypertension Angiospastische ZustandeGefa-sskrisen

中譯名胃緊縮（胃瘡或十二指腸瘡）大小腸緊縮。大便時縮痛胆炎。腎炎。肺枝氣逆。一切使血液高增諸病。

據拜兒的報告。謂用此藥可以使尋常的筋肉動作絲毫不受影響

上海肺病療養院現正積極籌備進行事宜倘荷海內外同志諸君賜以高見俾有遵循無任感荷件寄本誌編輯同人收

國民必讀

醫學綱要

丁福保譯　一冊一元二角

第一類序錄爲各種醫學書序學者讀此可以識醫學各科之大略及歷代之變遷誠門徑中之門徑階梯中之階梯也序錄之後曰肺癆病新學說曰產後之攝生曰胎生學大意曰產科學大意曰育兒法大意皆普通智識中之最要者也其次曰傳染病學大意曰內科學大意曰外科學大意曰皮膚病學大意曰婦人科學大意曰黴菌學大意曰內科病之救急法凡卒倒疼痛毒血胃血腸血等急治之法悉備曰中毒之急救法凡鴉片中毒菌中毒石炭酸中毒以及昆蟲之刺傷瘋犬之咬傷等急治之法悉備曰異物之取出法凡外物之入於呼吸器消化器以及五官器者其取出之法悉備曰火傷及凍傷曰止血法曰失氣及假死皆救急法中之不可不知者曰創傷凡頭部之創傷耳之創傷顏面之創傷舌之創傷眼之創傷頸部之創傷食道之創傷胸部及臟腑之創傷救急之治法悉備以上各節在一二月內已可卒讀普通醫學智識可以得其大凡矣

中國醫學史

陳也愚編　一冊一元六角

醫史爲醫學進化之轍跡習學者循轍跡而登於堂奧故醫學史爲不可不讀之書丹徒陳君也愚有鑒及此特發弘願以平日研究所得上自太古下及民國之醫學著成「中國醫學史」十二章第一章太古之醫學第二章周秦之醫學第三章兩漢之醫學第四章兩晉至隋之醫學第五章唐之醫學第六章宋之醫學第七章金元之醫學第八章明之醫學第九章清之醫學第十章民國之醫學每章述醫政醫學家疾病史與學派之變遷醫學家之著作等最爲詳悉第十一章爲中國醫事年表第十二章爲歷代太醫院職官表全書引徵繁博考核精詳爲中國空前未有之大著作

上海梅白格路一百廿一號

醫學書局出版

大上海衛生設計意見書

胡鴻基 述

一 上海特別市衛生設計大綱緒言

衛生事業。經緯萬端。措施程序。貴制其宜。設計乃事業之因。事業爲設計之果。宜避空言無補之弊。期獲事歸實際之益。謹申本大綱設計之方針如左。

一 辦理公共衛生。不外預防與救護二大方案。質言之。即爲欲使病原不能肆虐。以害健康之人民。與夫已病者獲適宜之療治。減少痛苦。回復健康而已。現代政治修明之國。莫不重視公共衛生。即莫不據此原則。力求衛生上預防及救護設施之完備。衛民要務。自宜採酌。故本大綱於本市衛生上預防及救護之設備。凡屬切要者。分別計議。以期普遍。而便動用。俾可推行預防及救護之要務。

一 衛生爲人羣急切要務。而又爲人口繁盛之都市所最難於整理。我國都市衛生。事有系統。辦理合度者。尚屬罕覯。推原其故。由於研究此項學科者尚少。雖有整理之心。苦乏整理之術。則欲公共衛生事業之進步。期獲良好之效果。不得不以適宜人才司其事。故事業實施。以用衛生專門人員爲原則。

一現在本特別市區域內。人民死亡率。雖無精確之統計。但以統計較確之區。如北京及香港等處相比擬。約爲千分之二十五。若與倫敦紐約柏林等處相較。則幾逾其死亡率一倍。而死亡者。以患胃腸傳染病及天花等急性傳染病者最多。故第一步宜於此病之預防及療治。尤須注意。次及於一般急性傳染症之預防及療治。再及於慢性傳染病之預防及療治。根據上述觀察之點。計議創辦預防及療治事業之次第。至若一般衛生之措施。人民健康之保護。皆與前項疾病之預防或療治之是否適宜。消長攸關。固可隨宜而施。無待逐細計議矣。

一辦理衛生各政。可收減少疾病。減少死亡等甚大之無形利益。但欲達此目的。需有充裕經費。始可展佈一切。本市特別區東西北中四區（舊稱公共租界）之衛生各政。尙非美備。未足以倫敦紐約柏林等市相抗衡。而年支衛生經費。已達二百餘萬元。平均每人攤受二元。若紐約市每人現已攤受墨幣三元。本市區域較廣。人口較多。原支衛生經費。年僅十餘萬元。以與人口約數比例。每人不過攤受二角之衛生費用。當二十五年以前。上海創辦警務。多數淺見者流。莫不視爲迂圖。今始悟其關係之切要。促進其發展。平均每人已任五角左右之警費。現創衛生各政。正與當時初創警務之情形相似。尙鮮知其切要者。蓋警務行政。以維持人民之公共安甯秩序爲目的。而衞生行政。以保護人民公共健康幸福爲主旨。職責重要。難分軒輊。故本大綱設計之實現。甚望每一市民年能担任三元之衞生費用。始足以資應付。

一本設計大綱。係採擇他國辦有成效。而適合我國國情之衞生各務。斟酌損益。分別計議。期於本市衞生政務之措施。得一適當之系統。第以時限忽促。徵引未盡。尙希宏達。有以正之。

二　上海特別市衞生事業設計標準概要

一衞生行政機關宜整理各點　(一)宜速辦海港檢疫。　(二)宜會同工務機關。規畫適宜之下水道。納雨下水。並設整潔之公廁便池。妥訂管理法。以免汚積。致生穢氣。釀爲疫癘。　(三)籌訂生產死亡之調查實施辦法。至少須達百分之九十之成績。並將死亡病因。傳染病報告。分門別類。詳晰編製統計。以便查察。籌謀補救。　(四)監督自來水改良進步。勤加檢驗。務使檢驗十公撮水百次。而發見大腸菌至多不超過五次。　(五)井水宜均施以檢驗。其標準與自來水同。核定准否供飲。　(六)凡患傳染病者。宜儘量使其收容於傳染病院。以杜蔓延。　(七)種痘宜强迫推行。以防天花流行。其注射霍亂疫苗。傷寒疫苗。亦屬本市內之需要。宜使市民每年受注射者。能達人口總數三分之一。（八）藥劑非經檢定不許行銷。（九）免費獎進請驗傳染病菌。（十）食品宜勤加調驗。冰涼飲料。非經核准。不准發售。（十一）施行檢定登記等法。促進醫生及產婆等之程度。並監督其營業之是否適當。（十二）改良淸道設備及實施方法。務使常有百分之九十以上之淸潔程度。（十三）每二萬人宜設專司調查其衛生一切情狀者一人。以每年能於十萬人中。檢舉不合衛生之事項三千次。爲服務稱職之標準。

一療病設備　（一）每三里範圍內。宜有相當之市立醫務設備。使市民可獲免費治病之益。（二）市立醫院應以人口爲標準。凡有千人。宜設普通病床二張。傳染病床一張。以備需用。（三）每有萬人之區。至少宜得在該區內開業之合格新醫四人。合格助產女士一人。

一養成衛生習慣　各小學校宜授衛生教育課。實行衛生訓練。並灌輸衛生常識於一般市民。

一衛生經費支配標準　全部衛生經費。應以百分之十充衛生行政費。百分之五十充公共衛生事業費。百分之三十充公衆醫療費。百分之十充疾病預防及個人衛生經費。

一選用人員　衛生技術及行政方面。應以專門人員擔任。均須專任。不得兼營他務。以免分心。且宜久於其任。庶能經驗日深。因應得宜。若更迭頻煩。不僅交替之間。浪費時日。而事業之進行。必受阻滯或中道廢弛之害。

一機關之設置　衛生行政機關。爲衛生事業之策源地。附屬機關。多爲監督促或執行事業之所。固宜力戒鋪張。而組織應合需要。庶能如身使臂。如臂使指。以收敏活之益。而免凌亂滯誤之慮。

三　上海特別市衛生事業設計實施順序

事業進行。以經費爲要素。況衛生事業。均有相互關係。未可顧此失彼。非有充分經費。不足以展設施。其效果　(一)足以減少人民疾病痛苦。且省難以數計之醫藥費。　(二)足以增進社會中服務勞力。及不可臆測之富力。　(三)足以增長國民壽命。維護民族蕃育。凡此皆爲莫大無形之利益。而非淺見所易灼知。本市衛生事業。尚屬初創。不克同時並舉。自在意中。爰訂實施順序。以期計日成功。今假定本市衛生事業完成之期爲十年。以二年爲一期。分期展布。若能進行無阻。努力經營。屆期必有所成。而市民死亡率。至少必較現時減少三分之一以上。可斷言也。擬列如左。

第一期(卽二年內)除將已辦各務分別整理改進外。應創辦者。

•(一)設立海港檢疫所。實行海港檢疫。

(二)設置市立屠宰場。改良宰牲方法。(附設獸醫院)

(三)設置市立總醫院。

(四)培植辦理衛生之專門人才(包括海港檢疫人員)

(五)衛生教育普遍的宣傳。

第二期(卽四年內)除將前期已辦各事與時改進外。應創辦者。

(一)設置市立傳染病院。

(二)設置衛生化驗所。(極完備的)

(三)設置兒童健康診療所。

(四)設置巡迴診療所。

(五)擴充衛生局內部。以適應一切事業之指揮監督。

第三期(卽六年內)除將前兩期已辦各事與時改進外。應創辦者。

(一)有系統的生死疾病統計。(指得到百分之九十以上眞確而言非一朝一夕之功須經數年工作)

(二)設置市立公共浴場。

(三)有系統學校衛生之實施。

(四)設置市立花柳病檢驗所及花柳病醫院。

(五)設置產科醫院。及助產學校。

(六)添設衛生辦事分處。

第四期(卽八年內)除將前三期已辦各事與時改進外。應創辦者。

(一)設置市立精神病醫院。

(二)設置育嬰院。

(三)推行公共衛生看護。

第五期(卽十年內)除將前四期已辦各事與時改進外。應創辦者。

(一)設置焚燬垃圾廠

(二)全市敷設有系統之下水道。

(三)工業衛生之實施。

以上係假定二年爲一期。十年爲完成之日。如爲經費所困。無米爲炊。勢難如期實現。惟衛生事業。不僅爲人民個人幸福攸關。實於社會及國家榮枯强弱。亦有密切關係。蓋人民爲組織家庭社會國家之要素。若不將此要素妥爲維護而助長之。則一切設施。勢必事倍功半。難獲圓滿效果。衛生事業。卽以維護助長家庭社會國家之要素者也。無論如何支絀。當以此事列爲先務之急。至遲宜使前述事業。於二十年內完成。則以四年爲一期。而按期發展之。經費總額。每一市民年能攤及三元之衛生費用。卽可進行。至較詳辦法。及逐項經費約數。當於次篇分述之。

四　上海特別市應創各項重要衛生事業之理由及其辦法並經費概算

本市應創各項重要衛生事業。已於前篇舉其綱要。玆再按照前擬順序。分項計畫如左。

第一期應創事業之計畫。

（甲）海港檢疫。

一理由　海港檢疫。爲防止傳染口外疫症。及輸入有害物品之要着。並可遏止疫症。保護行旅之安全。各國重視。誠非過慮。上海爲世界通商大埠。本係一等商港。各方輪船往來。每年奚止數千。前因未辦海港檢疫。爲國際聯盟會衛生部所指摘。以致列爲三等商港。出口船舶。胥受他國口岸之嚴格檢查。商業行旅。因行程稽遲。而受有形或無形之經濟損失。何可數計。各國口岸。對於上海夏季出口之船舶。留難尤甚。如已自辦檢疫。則出口船舶。既經驗明。他國口岸。何從藉口留難。可見辦理海港檢疫。不僅爲防止口外疫症及有害物品之侵入。且於出口行旅商務。亦有甚大裨益。急起圖之。不容或緩。

二辦法　宜於吳淞口浦東方面。設立海港檢疫所。並設醫院碼頭。以免疫者經過繁盛之區。致滋傳染。消毒器械藥品。及檢疫專用之渡輪。醫官職員等之住宅。

暨消毒設備。均不可少。檢疫醫官。須以國內著名醫科大學畢業。而有志於公共衛生。並在歐美實習檢疫一二年者。始可勝任。宜優其俸給。專其職務。照上海港口每年出入船舶之數而論。除設所長一人。主持一切外。須設檢疫醫官六人至十二人。方可敷用。至檢疫法規。可採酌歐美日本成例。按照上海情形。分別制定。並徵收檢疫費用。

三經費　全部設備費。約需一百萬元。最簡單辦法。亦需五十萬元。常年經費。約需十萬元。若實行徵收檢疫費。則每年收入。當超過常年經費所需之數數倍。

（乙）改良屠宰並辦獸醫院。

一理由　肉食亦爲日常食用之品。質類是否優良。衛生行政機關。亟應施以檢驗取締。因商人以成本關係。偶有瘟病禽畜。亦以宰殺矇售。勢所難免。而一般市民。自難有準確之鑑別。一旦誤購食用。足貽全家疾病之憂。而影響於公共健康者甚大。故宜設立屠宰場。並設獸醫院。以便監督取締。且可征收費用。以補市政之需。

二辦法　擇本市區內浦西方面僻靜而水陸交通較便之處。設市立總屠宰場一處。於浦東方面。先設分屠宰場一處。宜用水泥鋼骨。建築場屋。敷設下水道。冷藏室。熬油處。動物檢查處。肉類檢查處。獸醫職員等辦公室及住宅。新式屠宰機。運輸動物及肉品汽車等件。初辦時。總屠宰場宜創設備完全。各分屠宰場不妨漸次擴充。獸醫須以國內獸醫學校畢業。並在日本或美國實習一二年後者。始克勝任。先用六名。亦宜優其俸給。專其職務。俟屠宰場設立完備後。卽在宰場附近。添設獸醫院。由屠宰場之獸醫兼任。

三經費　總屠宰場及一分屠宰場之購地建築設備等費。約需六十萬元。常年經費。約八萬至十萬元。就屠猪一項約計。每日約宰千隻。每隻徵收宰費及驗費八角。每日可收八百元。月計二萬四千元。年計三十萬元之譜。牛羊鷄鴨等尚未計算在內。故屠宰場成立之後。每年收入當有四十萬元左右。除撥支屠宰場常年經費十萬元外。尙可有餘二十餘萬元。獸醫院建築。設備等費。約二萬元。常年經費。約一萬元。可於屠宰場盈餘項下撥用。

(丙)　市立醫院。

一理由　本市區域甚廣。人口甚多。救治疾病。非設極完備之市立醫院不可。其理甚明。無庸贅述。逐漸推廣。冀能於每三方里內卽能得一醫院。按照人口比例。每千人應備普通病床二張。傳染病床一張。

二辦法　擇市區中心清靜而交通便利之處。設一市立總醫院。至少須容病牀一千五百張。應設內科。外科。婦科。產科。小兒科。皮膚花柳科。泌尿生殖器科。神經系科。眼科。耳鼻咽喉科。X光線科。理學治療法等類。並設化驗室病理解剖室。演講室。大小外科手術室。消毒室。藥局。各等病房。施診病房。機械室。洗衣房。冷藏室。廚房。圖書室。醫務事務各員住宅。接送病人汽車等件。院長須任富於醫院管理精通醫學之人。各科主任醫師。須以國內著名醫師專任。各科醫師。須以市內著名醫師兼任。護士及一切職員。亦以具有相當學識經驗者任之。凡一切疑難病症。均由總醫院醫治。至市立分醫院。可將辦理欠妥各公立醫院。接收改組。參照總醫院辦法。逐漸擴充。

三經費　市立總醫院購地建築及設備費。至少需二百萬元。常年經費。最省年四十萬元。但每年約可收入半數抵補。又收回各公立醫院。改爲市立分醫院。約二十萬元。常年經費。約四十萬元。亦可收入半數抵補。抑有進者。市立總醫院之開辦費。如能自籌一百萬元。則尙有一百萬元。可商由美國羅氏基金社捐助。各國先例俱在。有益無損。若與第四中山大學醫科合作。則請該社捐款。益有把握。

(丁)　培植辦理衛生之專門人才。

一理由　經營公共衛生一切事業。非用專門人才。不但經費易於虛耗。抑且勞而無益。各國已往教訓。可爲殷聽。我國研究公共衛生之學者。尙不甚多。一切設施。時感人才缺乏。大上海衛生計畫之實施。一方面固須羅致國中專才。一方面尤宜造就。以敷任用。

二辦法　考選國內外著名醫科大學畢業生三四十名。先派於本市衛生機關服務一二年。其品行能力之成績佳者。資送歐美專門研究某項學科。並實習一二年。回國後。按其所學。分別重用。查海港檢疫之設備。以死美及澳洲各國最爲完善。衛生行政。以死國之經驗最深。自來水急濾法。化驗所設備。鄉村衛生行政。均以美國成績最佳。將來可按本市需要。分別派往學習也。

三經費　派遣國外專習公共衛生事業之學生四十名。約需留學費用十六萬元。大上海計劃如已確定。不難商請美國萬國衛生社資助。該社以補助各國教育及衛生事業爲目的。歐洲及南美各國。與之合作而收效者甚多。他山之助。不宜失之。

(戊)　衛生教育普遍的宣傳。

一理由　衛生各務。衛生行政機關。固宜有相當之措施。但須市民亦能澈底了解。始可公同努力，推行盡利。成效既速。費用且省。故衛生教育普遍的宣傳。亦屬急不容緩之事。

二辦法　用文字。白話。標語。大廣告牌。電影。演講。等法。將個人衛生應遵習慣。傳染病預防各法。及公共衛生原則等項。儘量發揮。促全市市民之注意。而堅其隨時防備之信念。並於小學校內添授衛生課。實行衛生訓練。

三經費　每年至少約需一萬元。

第二期應創事業之計畫。

（甲）市立傳染病醫院。

一理由　傳染病之易於蔓延。其危害已爲人所共知。設已發生。惟有速行隔離。將病者儘量收容於傳染病醫院。庶得適宜之挽救。而免波及於他人。上海人口衆多。居屋擁擠。傳染病之蔓延。最爲可慮。故設立完備之傳染病醫院。萬不可少。

二辦法　擇市中空曠而交通便利之處。設立傳染病總醫院一所。照上海情形。須備容留千人左右。一方面將現有類於醫治傳染病性質之醫院。收歸市辦。加以整理。改作分院。其設備與普通醫院不同。醫師亦須曾經專門訓練。治療應行免費。以使患傳染病者。便於就治。而減少傳染病之蔓延

三經費　完備之市立總醫院。其建築及設備費至少需二十萬元。常年經費約需十萬元。

（乙）衛生化驗所。

一理由　衛生化驗所。爲公共衛生機關之耳目。舉凡傳染病之診斷。自來水牛乳飲料食品等之檢查。藥劑丸丹之化驗。法醫之鑑定。無不有賴於化驗。其重要而不可缺。蓋可知已。

二辦法　衛生化驗所應分微生物學部。化學部。及病理部。微生物學部。更宜分微生物化驗及製造血清疫苗痘苗等二門。協助傳染病之診斷。亦爲化驗所重要目的之一。故設置地點。不妨與市立傳染病總醫院附近。且傳染病醫師。每多兼習化驗微生物學。而化驗微生物學之技師。亦多兼習傳染病之治療。使其鄰近。甚爲便利。且可兼任。而省員額。本市如將衛生化驗所與第四中山大學醫學院之衛生教室合作。則人才經濟。尤爲便益。

三經費　建築及設備費約需二十萬元。常年經費約需八萬元。化驗商品藥物。發給證明。約可收入常年經費所需之半數。

（丙）　兒童健康診療所

一理由　兒童爲國家命脈。其體格精神。均宜善爲培養。始有健全國民。故各國保護兒童。備極周詳。設置兒童健康診療所。以備家長隨時攜同兒童。診斷其是否健康。並諮詢種種保育方法。遇有疾病。並可就近診治。

二辦法　兒童健康診療所。其設備較簡。不妨租屋應用。或附設學校之內。凡有五萬人口之處。即宜設一兒童健康診療所。上海情形。約須設二十至三十所。每所置小兒科專門醫師一人。可由開業之小兒科醫師兼任。酌給津貼。又置護士書記各一人。

三經費　每所常年經費約一千五百元。二十至三十所。約需三萬至四萬五千元

(丁)巡廻診療所。

一理由　巡廻診療所爲輔助醫院之不足。因較僻鄉村。勢難皆設醫院。有此巡廻診療所。極爲便利。並可代行各校校醫之職。如有坍屋傷人等事。立可派往醫救。以免運送需時。諸如此類。便利甚多。

二辦法　用卡車製辦。每輛設醫師一人。護士一人。汽車夫一人。並備藥品等項。規定時間地點巡廻施治。約設十至三十所。

三經費　每輛開辦費約需五千元。常年經費及汽車維持費藥品消耗等約四千元。十至二十之巡廻診療所。開辦費約五萬至十萬元。常年經費約四萬至八萬元。

(戊)　衛生局內部擴充。

一理由　衛生事業。既須分別發展。而負監督指揮責任之衛生局。亦不可不組織完善。以便運用。故歐美各國衛生局。莫不隨事業之發展。爲完密之組織。分科分組。有條不紊。責成專而進步速。本市衛生事業之進展。衛生局內部組織。亦有同時擴充之必要。

二辦法　大上海之衛生局。至少應設潔淨科。(專管清道及一般衛生並市立浴

場）統計科。（專管生死疾病婚嫁之調查統計及醫師醫生助產牙醫鑲牙醫藥團體等之登記考核）肉類檢查科。（專管肉品檢查屠宰場獸醫院之管理）防疫科。（專管傳染病之預防及治療並各種醫院及診療所之管理考核）學校衛生科。（專管學校衛生事項）行政科。（專管對外一切行政及不屬於他科之總務事項）衛生教育科。（專管衛生教育）公共衛生看護科。（專管公共衛生看護各務）工業衛生科。（專管一切工廠及工人衛生事項）其海港檢疫及衛生化驗所。均爲衛生局之直接附屬機關。

三經費　衛生局內部每添一科。其常年經費每年約一萬元。大上海衛生局常年經費。需十五萬元至二十萬元。始敷展佈。

第三期應創事業之計畫

（甲）有系統的生死疾病統計。

（一）理由　統計爲公共衛生事業中之要件。猶測驗冷暖之必需寒暑表也。有準確之生死疾病統計。方可證明衛生事業之效力如何。人民所享之利益如何。並於衛生政策。應採何種方案。可爲指南。歐美辦理衛生。胥以此爲先務之急。但事甚繁瑣。非短期所能成功。美國各州之生死疾病統計。由專察之。謂僅獲百分之九十分以上之成績。即如本市特別區。已辦二十餘年。僅有百分之六十分成績。蓋欲達其美滿目的。非將醫學教育。提高程度。養成市民自知詳報之習慣不爲功。本市自應努力進行。期於數年之後。能得百分之八十以上之成績。

二辦法　欲有系統的生死疾病統計可以實現。應制定强制報告之法規。養成習慣。並提高醫學程度。使業醫者。均能確認病名病因。一方面由衛生行政機關。選派專員。調查而統計之。由粗而精。由簡而密。

三經費　開辦費約一萬元。每年調查及印刷表册等費約一萬元。其人員薪項歸入衛生局統計科項下彙計。可不再列。

（乙）　市立公共浴場。

一理由　浴場為公共沐浴之所。辦理失當。易於傳染疾病。而以花柳皮膚等病尤易傳播。故市立公共浴場。不僅為勵進市民清潔習慣。亦所以為市民謀減少傳染疾病之要着也。本市人口甚衆。雖有私設之浴堂。其取價稍廉者。則汚穢不潔。形式稍整者。則取値甚昂。則本市為勵進市民清潔。並防傳染疾病起見。亟應設置市立公共浴場。

二辦法　擇適中地點十處或二十處。建築公共浴場。用蓮蓬式洗浴裝置。每處至少須同時可容百人。附設洗衣室。烘衣室。免費沐浴。以勵清潔。

三經費　每處購地建築設備費約三萬元。十處至二十處約需三十萬至六十萬元。常年經費每處約八千四百元。十處至二十處約八萬四千元至十六萬八千元。雖屬消費。而爲勵導清潔。維護健康。所不可缺也。

（丙）　有系統學校衛生之實施。

一理由　在校學生。卽他日服務社會之人。學校衛生。宜有系統。舉凡校舍之建築。材料之取用。空氣光線之選擇。溫度之調節。課桌之配置。用具及消毒之設備。學生體格之檢查。畸形疾病及一切缺憾之補救。均宜爲有系統的設施。因學生在校。至少數年。陶冶得宜。可保健全。漫不加察。足累終身。衛生設施。雖似消費。但可減少學生病假。使其精神飽滿。增加求學能力。英美各校。不惜日趨精進。期合衛生原則。得失之間。蓋亦權之熟矣。本市爲保護學生健全。並培養社會將來强幹服務份子計。未可輕視。

二辦法　每校視學生多寡。約五百人應設一護士。每晨輪流檢查學生一次。如有不適。卽報醫師診斷。以便醫治。並任各生衛生習慣之訓練。看護及急救等法之教導。時往學生家庭。爲種種衛生上之指導。護士應考選國內正式護士學校畢業。而曾在衛生機關見習半年者。方爲合用。隨時受衛生行政機關節制。

三經費　學校衛生。醫務方面。開辦費每校約六百元。常年經費約一千至二千元。假定本市將來設至市立小學一百五十校。則開辦費約九萬元。常年經費約十五萬元。

(丁) 市立花柳病檢驗所及花柳病醫院●

一理由 患花柳病者。每以爲不名譽而祕不就醫。遺害終身。禍及嗣續。且足傳染他人。救濟之法。固以提高衛生教育。禁絕娼寮爲根本之務。但非短期卽能成功。治標辦法。惟有採照各國成例。設立花柳檢驗所。以資取締●設立花柳病醫院。以便醫除。本市爲通商大埠。繁華蕩檢。自不能免。花柳病遏止之圖。亦屬切要。

二辦法 花柳病醫院。可設市立總醫院附近。係屬專門。故其建築設備。與普通醫院。稍有不同。宜備病床三百至五百。至花柳病檢驗所。卽附於花柳病醫院內。並於市立分醫院。附設檢驗分所。

三經費 花柳病醫院建築設備費。約十五萬元。常年經費約八萬元。檢驗分所每所設備費約二千元。常年經費約五千元。檢驗及醫治花柳病。照公共衛生原則。本應免費。但除平民無力者外。不妨酌量收費。以備經費用。年約可收六七萬元。

(戊) 市立產科醫院及助產學校

一理由 有孕婦女。產前產後。最易受病。接產不妥。往往兩命俱喪。我國因產而死者。其死亡率當超過歐美十餘倍。因產科醫院甚少。而產婆又無適當學術。爲重視生命與維護國民計。亟宜整理改良。未可再事循延。本市人口甚衆。尚無一完善之產科醫院。及敷用之助產。故應創設市立產科醫院。及助產學校。以應需要。

二辦法　擇市內靜曠之區。設一市立專門產科醫院。須備床位三百張以上。並籌添分院。於產科總醫院內。附設助產學校一所。招收初中畢業女生五十人。授以醫學及產科學理三年。指導見習半年。每年添招一級。三年共設三級。每年畢業五十人。准其開業。執行助產。循是而往。可爲社會培成多數有科學知識之助產。而保生育之安全。

三經費　產科醫院購地建築及設備等費。約三十萬元。常年經費約十萬元。但收入亦有三四萬元。助產學校開辦費約一萬元。常年經費約一萬元。此事亟待提倡。酌收膳宿費而免學費。如與第四中山大學醫學院合作。尤爲省便。

(己)　添設衛生辦事分處。

一理由　衛生辦事分處。爲推行一切預防疾病工作。如種痘。注射防疫苗。衛生演講普通疾病救護。並執行衛生局命令指揮等事之用。衛生事業。既漸發展。則辦事分處。亦有同時添設之必要。宛如戰陣之前。不可不備瞭望台也。

二辦法　每滿十五萬人之區卽設一衛生辦事分處。備房屋四五間。爲辦公演講治疾睡藏等用。每處以護士一人爲專任辦事員。甚易舉辦。照本市情形。應設二十至三十處。

三經費　每處租屋及設備費約一千五百元。常年經費約二千元。二十至三十處開辦費約三萬萬四至五千元。常年經費約四萬至六萬元。

第四期應創事業之計畫。

（甲）市立精神病醫院。

一理由　市立精神病醫院。其目的在使病者得良好淸靜之環境。居中休養。而用理學及藥物。挽救其精神之損喪。通商大埠之因經濟遽變或戀情而病神經者尤多。據他國之調查經驗。以勞働界而患精神病者爲衆。我國向乏精神病醫院。處置病者。以禁閉暗室或囿於瘋人院爲唯一法門。人間地獄。終無挽救。舛戾人道。莫此爲甚。本市以地勢關係。對於精神病者之救治。自應籌畫辦理。不容漠視。

二辦法　應擇距離塵囂而風景淸秀之區。本市如浦東濱海等處。備地千畝以上。建築新式精神病醫院。置五百病床。內分輕症重症二大部。各設病房。及內外科診察室。化驗室。理學治療室。X光線室。藥局。辦公室。音樂室。圖書室。醫師護士職員等住宅各重要部分。並設廣大園林草地。

三經費　精神病醫院之建築設備。均須可藉以激動精神病人之觀感。故需費頗鉅。極簡省之精神病醫院。其建築及設備費至少需五十至一百萬元。常年經費至少約二十萬元。除頭二等病室可酌收醫藥費外。應以不收費爲尤善。

（乙）市立育嬰院。

一理由　育嬰院爲代育嬰兒之所。其建築設備。育嬰方法。均應有適宜法度。近世因人口增加。謀生迫切。女工亦日以增多。平民婦女。育嬰遂感不便。嬰兒發育。易受不良影響。故通商大埠。工業薈萃之區。尤宜設置合宜之育嬰院。以應要需。

二辦法　應設可容一千嬰兒之院一所。內分三部。收育日間寄養育兒爲一部。收育按月寄養嬰兒爲一部。收育遺棄嬰兒爲一部。並備小規模之小兒科醫院。置兒科專門醫師一二人。及有經驗之護士若干人。擔任給養。據美國經驗報告。嬰兒不必全恃人乳。可用牛乳代替。如經專家之指導監督。嬰兒發育。反比食人乳者爲佳。因有節制又可免受傳染病也。一面將現設之各育嬰室。收歸市辦。整理後改作分院。專辦日間寄養嬰兒。以便女工。而重嬰兒健康。

三經費　育嬰院建築及設備費約二十萬元。常年經費約十五萬元。收管各育嬰堂改爲分院。常年經費約五萬至十萬元。

(丙)　推行公共衛生看護。

一理由　公共衛生看護。職司協助防止傳染病。指導保育兒童方法。視察家庭衛生。攝生法則之勸導等事。各國辦理衛生。亦均視爲要務。其必日趨發達。固在意中。本市亦應創辦。

二辦法 凡五千人口。應設公共衛生看護一人。先設本市滿人口十萬之區。設護士二十名。每六個月再行推廣一區。本市全區約可劃爲三十區。須用公共衛生看護六百名。

三經費 每區開辦費約三千元。常年經費約一萬六千元。三十區之開辦費約九萬元。常年經費約四十八萬元。

第五期應創事業之計劃。

（甲） 焚燬垃圾廠。

一理由 本市連特別區在內。人口約二百五十萬左右。每日遺棄垃圾有一千五百噸之多。將來人口增至三百萬。則每日垃圾。當有二千噸左右。若無適當處置。殊屬爲碍衛生。蓋垃圾足以孳生蒼蠅。而蒼蠅爲傳染病媒介。且垃圾堆中。常足吸引鼠類。醞釀疫癘。處置之法。不外運往海口外。拋入海中。或設廠焚燬。二法之中。仍以設廠焚燬爲宜。因運倒海中。須製巨輪。非百萬元以上不可。而設廠之建築及設備各費。亦與此數相差無多。且垃圾焚燬後。可作泥灰出售。又從垃圾中揀出雜物。亦有相當價值。辦理得宜。其收入可補常年經費約三分之一。故主設置焚燬垃圾廠。

二辦法 先於浦東浦西擇空郊而便於水陸交通之處。各設焚燬垃圾廠。凡搜集垃圾。運往焚燬。俟需要時。再添設一二處。

三經費　每廠購地建築及設備等費約五十萬元。先設二處。計一百萬元。常年經費二廠約共十五萬元。

（乙）有系統的下水道及下水處置廠。

一理由　下水道爲輸出穢水便溺及雨水等用。下水處置廠爲沉澱濾淸一切汚水之用。整理合宜。始可免疫癘氣。減除病原。實爲衛生上必不可少之工程。尤宜規定系統。佈置完善。宣洩暢達。以重衛生。本市地勢較低。敷設下水道。工程較繁。用費較鉅。但下水處置廠沉澱物。可作農田肥料粉。亦有相當收入。此事於市衛生及市工務兩有關係。而工程設施當由工程機關專責規畫。

二辦法　由工務局主持之。

三經費　由工務局概算之。

（丙）工業衛生之實施。

一理由　工業衛生區爲勞工聚集之所。其環境與設備是否合於衛生原則。於工人之健康及工作效力。極有關係。工廠法規。雖有注重衛生事項之規定。但欲見諸實施。非有衛生機關之監督指導。廠方岡易蹈敷衍之習。工人亦多不暇注意。故工業衛生之實施。亦爲公共衛生中要務。

二辦法　視工廠多寡。設工廠衛生稽查官若干人。專任視察工廠。指導衛生事項。如空氣。採光。檢查工人體格。指導衛生設備等。均其應盡職責。此項稽查官。須以國內醫科大學畢業。曾在衛生機關服務。並往歐美細究工廠衛生一二年者任之。本市約須十名至二十名。

三經費　工廠稽查官十名至二十名。每年約需經費八萬至十六萬元。

五　上海特別市衛生設計結論

衛生事業。理宜分途並進。未可顧此失彼。本設計所以別以時期者。欲就財力之可及。至某期則冀某期之事業確能實現耳。茲將每期事業需費。彙列如左。

第一期事業開辦費三百九十八萬元。常年經費一百零二萬元。

第二期事業開辦費七十萬元。常年經費三十萬五千元。

第三期事業開辦費一百二十萬七千元。常年經費五十七萬三千元。

第四期事業開辦費一百二十九萬元。常年經費九十三萬元。

第五期事業開辦費一百萬元。常年經費三十一萬元。下水道開辦經常各費不在內。

以上五期事業。開辦費共約八百十七萬七千元。(平均每人攤到二元七角)事業完成每年經常費共約三百十三萬八千元。加以已辦事業之常年經費。約十六萬元。

則常年經費。共爲三百二十九萬八千元。故大上海衛生計畫之完全實現。須籌八百二十萬元之開辦費。與每年能撥三百萬元之經常費。（平均每人攤到一元）始能逐步進展。造福市民。公共衛生。亦始可完成其使命。

編輯者言

我國衛生事業。方在萌芽。較諸歐美。相去不可以道里計。蓋社會習慣。素不注重衛生。尤忽於公共衛生。相推相諉。遂有今日病夫國之稱號矣。

溯夫衛生事業。表面觀之。似在可有可無之列。然試加推求。則所關至鉅。誠以衛生設施。如臻完備。不僅施治於已發。且能防患於未然。且可積極增進人民之康健結果。則一國之死亡率減少。生產率增加。民族之盛衰存亡繫焉。

本市衛生局。近擬大上海衛生設計見意書。規模宏遠。綱目具張。分期舉辦。切實易行。凡我市民當無不跂盼其實現者也。

Ursache und Bchandlung der Impotenz

陽痿之由來與其最新治療法

丁名全

一 陽物發硬之解剖現察

慾性衝動。陽物多血。因此變硬。其組合成份如下。

1. 各部內腺
2. 神經系
3. 生殖器

在慾性衝動時。有下種內腺。發生作用。垂下腺。甲狀腺。副腎。攝護腺。精囊與副睪。而其最主要者則爲精腺。Keimdruese 此腺作用發動時。上至腦下至生殖器。均起一種作用。能使陽物發硬。其他各內腺則隨時隨地附和之。

慾性衝動開始于腦內。由此沿神經而下。中過一交接處。此處大約在中腦 Zwischenhirn 由此直下而至脊髓內。再由此沿神經而至生殖器。使生殖器充血。此最後之神經名爲Nervus erigentis

二 陽物發硬之生理現察

慾性衝動從神經學上著想。是聚集與反抗兩種。

何謂聚集呢。就是精腺液刺激慾性中樞。腦。脊髓。以及邊傍各種官臓使之興奮。（聚集各力）

何謂反抗呢。反抗乃是抵制一切慾性衝動。阻止進行。

內部腺液。可以當作電的開關。看電力之與否而定效力之大小。

三　陽痿之由來。

最大有兩種原因。

甲。聚集力不足。發電機以電線均閉住不前。無力來刺激腦部以及各部神經。

乙。反抗力過大

A腦中思想過多。心理作用太大。因此可阻止慾性發生

B發精處發精過度。以致內部衰弱。陽物充血亦過度。以後便無力變硬。

四　陽痿之治療法。

以上所述之病理。非常明瞭。所以治療方法。亦可依法治之。所以不是

甲。將聚集力增高。便是。

乙。將反抗力壓制。

實際上。兩種時常混合一起。所以這兩種病症。在病者身上。一時是不容易分別的。所以我們治療當亦要兩種併行之。

阻止反抗力。第一使心理改良。第二用水療或電療運動體操。嚴禁手淫。猜眠術等。不過此種運動。非持見效甚微。而且時間與經濟均要犧牲很大。所以自古至今。早已用藥劑以治療。

此種藥料。有種是一時的。有種是很慢的。所以不能將反抗力完全壓制。最近年來。經驗充足。各科專家。均以爲抵制反抗力無法。不如增高聚集力。如此一來藥費可以便宜。二來見效得快。容易達到目的。

我們從現在知道。內腺液可以刺激中樞神經。並能使性慾增加。所以等于能阻止一切反抗力。

但是我們又知道。內腺液須受神經中樞的使命。然後能出腺液若腦力衰弱。則該腺不能發展。

所以患陽痿者。每每神經亦衰弱。若欲增加其力。則可使聚集力增高。增高聚集力非用藥劑不可。此種藥劑。故當有兩種作用。

要該種作用發生。非用一種混合藥劑不可。

自古至今最有名治陽痿的藥劑則爲育享賓。此藥效用巨大。惟有時亦能失其功用。蓋如上所述。陽痿病者。有些是神經衰弱。有些是精腺多病。于此兩種育享賓則能治其一。其他之一原因。則育享賓無用。因此之故。德國慾性學專家許喜返氏及謝比陸氏。Hirschfeld und Schapiro 遂發明一種新藥。該藥中間。含有育亨賓與睪丸腺液。所以效用加倍宏大。

還有一層。從前睪丸腺液效用甚微。現由多柏大學劉維氏藥理學家。T Loewe Dorpat 將此藥改變方法提煉。所以現在此藥之功用。更大于他人。惜此藥德國尚是新出。恐市上尚無出售。著者因帶有該藥。且在滬所得之效果亦甚佳。故敢作此篇以為介紹。

該藥名為。Testifortan Promonta Hamburg.

Ueber Novalgin

腎石治療之經驗談

丁名全

治療腎石病。素乏充足之藥劑。其常用的兩種藥劑。阿托賓與嗎啡均有不佳之副現像。如阿托賓有時無效力嗎啡則能使病者時常嘔吐下便塞住。因此之故便有 Novalgin 出世。此藥須拜耳藥廠出品對于腎石攣痙有無比的效力。茲將病史中幾章以報告之。

一葉氏四十六歲前數年時有腎石劇痛每服嗎啡後必嘔吐並且亦無效力。阿托賓亦然。來診後便靜脈注射N ovalgin 二西西。注射後劇痛遂去。六點鐘後又痛。但痛不甚劇。又注射 Novalgin 二西西後。痛遂全去。

二馬氏腎石劇痛非常。爲時甚多。各方無效。可代英嗎啡等藥服之均無效。靜脈注射 Novangin 二西西以後。其痛便去。三日後復發時。痛不如前。二西西 Novalgzin 其痛全消。

一如是患者有九人均用Novalgin 治好。無一不靈者。其用法。最好用靜脈注射。筋肉注射亦可試用。惟不如靜脈注射之有大效用也。

上海肺病療養院

茲為便利病家起見特設門診出診由德國醫學博士丁名全丁惠康醫師主任備有各國新藥及電療器械多種專治肺癆略血肺炎感冒新久乾喰哮喘氣急痰迷痰厥乾血貧血瘰癧狼瘡萎黃腺病以及食慾不振病後亏虛腦弱神衰頭痛失眠陽萎遺精月經不調不孕不育生殖器結核諸症先天不足後天失調一切虛弱等症（凡欲住院療養者務乞先期來院預定一俟有空當即通知）

（診時）上午九時至十二時下午三時至五時星期日下午停診

（診費）號金二元出診七元

（電話）羅森七三九九

愛克司光檢查

本院最近運到德國新式愛克司光線機專門檢查肺癆以及一切疑難各症凡各期肺癆病勢之輕重病巢之何在用此光線檢查立即洞見癥結診斷確實然後對症用藥自收事半功倍之效此種診察時病者毫無不快之感於人體有益無損凡有疑及病肺者宜速即檢查俾早日就治癆菌不致肆其兇燄（本院為普及起見檢查費每次僅收五元）

摩羅 Moro 氏肺癆診斷治療法

最近發明之摩羅氏肺癆接種法為最確實最簡便之肺癆治療與診斷法凡接種者毫無各種不快反應凡接種時不用刀毫無痛苦於接種後現真確之肺癆診斷同時兼有偉大之治療功用尤為鍾羅氏肺癆接種法之特點診斷有無肺病者僅須接種一次治療用者祇須六次（每一星期一回）

德國柏林大學最新葡萄糖療法

葡萄糖注射療法德國柏林醫科大學最近試驗成功者乃治癆非特殊體中最和平最有效之療法注射時毫無痛苦於一星期內立即食慾大振體重增加人身抵抗力強則却退病魔指日可待本院應用有素毫無危險手續亦簡便非常即不住院者亦可應用並適用於一切虛弱等症

瘰癧熱流注射法

無論已潰未潰均可用此法療治奏効迅速確實為德國最新發明之一

柰克萊氏補血針

德國大學教授柰克萊 Naegele 氏為世界血液微菌學泰斗茲本其一生研究之經驗介紹最新發明之補血針與藥片毫無流弊其變質作用之偉大紅血球紅色素之增加力為現代強壯劑中最優良最穩妥之品

驗痰

凡有疑及病肺者可將晨間咯出之痰液送來檢驗本院即行染色有無癆菌立即用顯微鏡示明本人診斷既確然後再施治療方針

咯血

凡咯血劇甚者。一經診察用新藥內服或行注射。立即止血並可指示調養之攝生與預防咯血之方法

（院址）大西路二號即靜安寺南首海格路大西路口九路公共汽車直達門首一路公共汽車一路二路電車終點南約百餘步

（送診）下午二時至三時

Ueber das neue Malariamittel Plasmochin

治瘧新藥撲瘧母聖

丁名全

一撲瘧母聖的化學組織及其進化史

德國愛半反拜耳藥廠化學技師漢耳萊氏。因見金雞納霜來路遙遠。價値昂貴。所以擬以人工之力自造之。一方面且欲求人工所造之金雞納霜。不如本藥味苦而作用頗多。因此之故。竟廢數十年工夫。把所俱的問題一一都解決了。遂得一個完好結果。新出來的東西與金雞納霜效用不同。亦因金雞納霜的化學公式不明故也。所以現在撲瘧母聖的來路也絕對不是極普通的。

他的化學公式是Cslkyl- Amino-6- methyl- Chinoin Salz所以他來源並不是從金雞納霜。完全是一個先六領的成績品。Chinolinderivate 撲瘧母聖色淡黃無味。細末易容于酒精。于水中只在攝氏二十度。可溶萬分之三。在胃的鹽酸中。能把撲瘧母聖變爲鹽酸性的撲瘧母聖。

撲瘧母聖的化學作用

撲瘧母聖比較金雞納霜效用要大六十倍（此成

德華醫學雜誌 第一卷第五號

績爲化學技師劉耳試驗所得的結果）

撲瘧母聖的藥理作用

一若大貓兎等受過份的撲瘧母聖。心臟的收縮力便缺乏。順序的動作亦乂錯不齊。

二此種心弱。可用副腎腺液或用金雞納霜注射。阻止之。所以醫者若用撲瘧母聖。最好能與金雞納霜合用。那末效用又太副作用亦消滅。

三病者得過多的撲瘧母聖。血色發紫黑 Machaewoglobin 此種現象實驗上亦可得之。惟此種現像。並非深毒。乃是警告的現像

最初試用撲瘧母聖者爲大學教授徐握里氏。他將此藥來治人工造成的瘧疾。繼此而起者有漢堡大學熱帶病專家美能氏。

二撲瘧母聖對于鳥類瘧疾的功用

治瘧疾的藥劑自古至今計有三種一是古今聞名的金雞納霜樹皮。二是偶然得到的滿天靑 Methylenblau 三是治梅毒的六另六。九一四第一兩種對于鳥類瘧疾也有功效的。但是相反的藥劑。便是能治鳥類瘧疾的藥却不能治人類的瘧疾在撲瘧母聖未發明以前。還是沒有。劉耳。是第一個找出這種方法的人。他把鳥類用人工法使之發瘧疾。繼而灌之撲瘧母聖。結果是看鳥類所得的藥劑多少。

而定其病的發生與否。普通用藥稍少的。那瘧疾便遲五日發出。若用藥甚劇。那瘧疾便永不發生。由此劉耳得了一種比較。金雞納霜八百分之一能使瘧病菌全去。二百之一鳥類服之無害其比較爲一與四。撲瘧母聖在五萬分之一已能撲殺瘧疾。鳥類能服之量則在一千五百分之一其比較相差爲一與三十。

三治痲痺病的瘧疾用撲瘧母聖治療法

大神經學家代克南福要來 Wagner Uon Jauregg 在一九一七年發明用瘧疾來治癡痲痺病。從此以後。一班神經家也有機會來研究瘧疾的治療法。徐握里便把最新出世的撲瘧母聖來治療他的瘧疾病人。他所給的份量普通是每日另一五克有時他給百分之五克竟至五次之多。因此而發生的副作用。最劇的便是皮膚發紫 Cyanose 不過此種現像無非是警告警告罷了。大的害處。却是沒有。最好的份量是每日三至四次百分之二克撲瘧母聖。徐氏所得效果甚佳。所有的痲痺病受了瘧疾治療輕便得多。而用之治瘧疾之藥劑。則更贊美撲瘧母聖。蓋此藥的效力完全故也。

傳染的瘧疾病用撲瘧母聖的治療法

美能氏在漢堡大學醫院中所治療的瘧疾病人。均用撲瘧母聖。其所得之結果。與各國醫學家所得均相同。都是非常優美。病者多善服之。亦無他種副作用。不如金雞納霜那樣苦。雖然有時候吃多了。皮膚發紫。不過這種現像並不危險的。

撲瘧母聖味不苦。所以小兒亦易服之

服用的方法　每日四五次每次另另二克或每日兩次每次另另五克 0,05 gr

若是惡性瘧疾M. tropica（熱帶瘧疾）那可用與金雞納霜混合與之則效用可加倍

以下的論文是可供參考的

LITERATUR:

1. Eichholtz, Fritz, Elberfeld. - Beitrag zur Pharmakologie des Plasmochins:- Beih. z Arch, f. Schiffs- u. Tropenhyg. 1927, Bd. 3I, No. 1.

2. Fischer, Otto, Hamburg.-Ueber Malariaprophylaxe mit Plasmochin, -Beih. z. Arch. z. f. Schiffs- u. Tropenhyg 1627, Bd, 31, No, 1

3. Muhlens, P. Hamburg.- Die Behandlung der naturlichen menschlichen Malariainfektion mit Plasmochin. - Beih, z. Arch. f. Schiffs- u. Tropenkrankh. 1926. Bd. 30, No. 3,

4. Muhlens, P, Hamburg und Fischer, O, Hamburg, - Die Behandlung der naturlichen Menschlichen Malaria mit Plasmochin.- Beih. z. Arch. f. Schiffsu, Tropenhyg. 1927. Bd. 31, H. I ;

游泳之研究

陳宇澤

游泳運動之一也。其技術最裨實際。不僅能收健身之效。且可預防意外之危險。故游泳至有健大之供獻者也。故歐美諸先進國。提倡游泳甚力。對於女子尤爲積極。因女子對於游泳最宜之運動也。女子皆筋多薄弱。皮膚抵抗力較遜。若日常行游泳運動。不但全身得良好之發育。且能養成優美之姿勢。效益甚大。至若吾國女子。有閉置終身。不知體育爲何物者。近來雖漸聞女子解放之聲浪。然欲其馳逐海波。勵行其游泳運動。聞者鮮有不掩耳卻走者。實則游泳爲女子最合理之運動也。且可爲解放之先聲。又何樂而不爲。愚深望關心女子教育者。有以提倡實行之。且吾國在國際運動中之游泳比賽。屢遭挫衂。豈國人體力之盡不如人。實提倡之不力也。

現時屆夏令。每有友人來書討論游泳問題。宇澤對於游泳素無研究。又無特殊成績。昨見日本體育雜誌。杉本傳氏著水上競技法一篇。頗爲週密。分條譯錄以備有志者之參考。

一池水之溫度與氣候　游泳之時間。最好在上午十時左右。氣溫要比水溫高。在攝氏二〇度以上爲佳。如其在二〇度以下。則於身體不甚相宜。因二〇度以下之水。有起蛋白質者。赤血球及血色素因而減量。

二游泳前之準備　游泳前可行輕度之柔軟操。促進適度之呼吸與血行。再以冷水洗拭頭面。腋窩。心臟。等部。若驟然入水。身心必起異常反應。

三游泳與飲食及時間　游泳與飲食。有直接之關係。因游泳全身肌肉作業量大。每有食慾亢進之故。須十分注意。否則不能收游泳之效益。有刺激性之飲料。亦宜嚴忌。因刺激性之飲料。易使心臟脫力。全身速卽疲勞。若食後卽行游泳。且有惹起嘔吐者。又能妨害呼吸。促進疲勞。故食後。身體强者須隔一小時。弱者須隔二小時。方可行之。入水時間不宜過長。最長不得過一小時。因過長時間。身體受水壓之重。致呼吸陷於困難。如其覺得呼吸困難。卽行一度之深呼吸。俾得恢復疲勞。靜養精神。

四出水後之手續　游泳已畢上陸。便須將全身十分乾拭後而穿衣。切勿裸體、因着冷風之後。易受感冒。最好行一次溫浴。用肥皂將眼耳。翼腋下。外聽道。陰部等處洗淨。蓋河水中含有汚廢物。海水中有硫酸。鎂鹽化物。鉀鈣之硫酸鹽類。

若怠於洗淨。有引起皮膚病之危險。

五游泳之種類 游泳之種類。分爲五種。如自由式。(無一定之式樣隨各人之便)胸泳式(卽俯泳)仰泳式。(背向上胸腹向下)蛙式(如青蛙游水(接力游泳)卽替換游泳)以上數式皆合於比賽。屬於表演者。都在助躍板上之種種曲飛。至以曲飛之式樣頗多。每種式樣列圖於後。(見銅圖)

六曲飛之注意 曲飛若不得其法。每有脫臼。骨折。切創。等外傷。故須水深在三公尺以上方可行之。當跳入之際。頭部須漸次抬高。腹部睾丸勿强與水面衝突。苟不留意。有來腹內臟器破裂之危險。又逆跳之際。須防頸椎骨折。

LEHRBUCH der Arzneimittellehre

藥物學大成

丁福保譯　醫學書局出版

每部二册定價四元　四版

是書分總論各論兩大部總論又分爲二一處方學汎論詳論用藥之法二處方學各論詳論製藥之法各論又分爲十一豫制藥凡寄生物驅除藥防腐藥解毒藥皆屬之二緩和藥凡澱粉藥甘味藥粘漿藥脂肪藥膠質藥皆屬之三機械的藥凡海綿綿花等皆屬之四強壯藥凡苦味藥消化藥鐵劑皆屬之五收斂藥凡有收斂作用之藥皆屬之六拔爾撒謨藥凡樹脂類之藥物皆屬之七清涼藥凡酸味類之藥皆屬之八解熱藥凡能減退體溫之藥皆屬之九變質藥及解凝藥凡鹼類鹽類砒石水銀等能變質及解凝者皆屬之十刺戟藥凡發泡催吐瀉下利尿等藥物皆屬之十一神經藥凡興奮神經麻醉神經之藥物皆屬之西藥無不備製法無不詳其性狀及生理的作用醫療的應用無不實而漢藥之經西洋化學家實驗而確認其有効者亦收錄靡遺較諸我國之本草有過之而無不及研究西藥者不可不讀也

全書一千零三十頁

Tashenbuch der Therapie

西藥實驗談

丁福保譯　醫學書局出版

每部一元六角　五版

共分十七節一序言二退熱劑三下劑四利尿劑五收斂劑六祛痰劑七麻醉劑八興奮劑九強壯劑十防腐消毒劑十一驅蟲劑十二變質劑十三清涼劑十四吐劑十五刺戟劑十六緩和劑十七附錄共載藥品八十九種每種分形狀應用貯法處方四項處方少則八九多則數十每方之下復註所治之病眉目清晰效驗如神按病調劑應手可愈醫家不可不各置一編惟西藥之種類甚多驟涉其藩茫無涯涘茲特選出最普通最常用之藥約百餘種顏曰西藥錄要附入西藥實驗談中學者可案照藥名之次第肄習之習一種卽可實驗一種所習皆歸有用可免望洋與嘆之感矣

全書四百三十餘頁

中毒

丁名全

普通條例

忽然中毒的現像

一、身體強壯的人忽然生重病。

二、病者有時不止一人。

三、病起之時在飲食以後。

四、普通病狀。

口內粘膜發紅起泡或則脫皮。腸胃的現像嘔吐。腹痛。大瀉。有時瀉血。吐黑血。若毒質是氣體。則病者有咳嗽。多痰帶血。氣急。眼白發紅出血。

（甲）血液中毒的現像。氣急。知覺喪失。痙攣。黃疸。皮膚發紫。小便有血。腎炎等。

（乙）內臟有中毒。

肝初時腫脹。繼而縮小。黃疸。小便有蛋白質。有糖質。內臟出血。粘膜及皮膚亦出血。體熱高。失神。

（丙）神經系中毒。刺戟性增高或減少。頭痛。頭暈。譫語。痙攣。皮膚麻木。眼目不明。

中毒治療法

一、設法把毒質離開本身或中毒處（口肛門等）使其餘的毒質不致再入體內。

二、若毒已入體內。即設法把毒質化為無毒。

三、已中毒者用解毒藥除之。

四、中毒後發生的病狀。用他藥治之。

一、消除毒藥方法。電針刺法。用手壓出。用消毒藥水洗滌。胃中的毒質。用橡皮管抽吸出之。用清水或消毒鹽水洗濯或使之嘔吐。(最好皮下注射阿撲莫非)Apomorphin）00 1克）嘔吐藥中種類甚多。但為不甚適宜。腸中之毒質。可用灌腸法或用瀉藥瀉之。腎中之毒。則可用排泄藥（Diurefica）或皮下食鹽水注射。或靜脈放血。神經系毒質。可用脊骨注射法。放神經系的液體。

二、使毒物消去其毒性的方法。普通則用獸類炭。金屬之類則用蛋白水。酸類用滷。滷類則酸。酸類家常用醋酸或水氣嗅入予如左。
品。醋。滷類家常用品。中有肥皂等。

三．解毒藥。此類藥品性質。正與毒的藥性相反。例如嗎啡則用阿托賓。哥羅方用𠑊的先當。阿托賓用偏陸加耳賓等。

四．普通的病狀要注意的。強心劑。注重呼吸。增加熱度。刺激皮膚。發表藥品（熱咖啡熱茶。酒樟腦以脫兒）人工呼吸。注射阿托賓止痛藥劑嗎啡針。鴉片可加英等。

中毒急救表

毒名．一．以脫爾 Aether
診狀．呼吸中毒。
迷醉。眩暈。嘔吐。肺枝炭。肺炎，吐氣有以脫爾氣味。
內部中毒
胃腸作痛。腹脹。糊語失神。
治療．新鮮空氣，人工呼吸。
心臟處摩擦。頸項神經刺激。
注射樟腦精。或𠑊的先寧。
內部中毒。
洗胃（百分之二澼皮液體。）

毒名．三．阿爾客利 Alkalien（肥皂內有之）
診狀．口腔咽頭粘膜均變化而發劇痛。嘔吐（內有阿而客利和血）有時瀉血，
治療．禁用嘔吐藥劑。禁止洗胃。宜服錯或酒酸或檸檬汁。用嗎啡可客英以止痛。

（二）酒精 Alkohol
嘔吐．先受刺激。繼而苦悶。醉狀。面紅。眼白亦紅。眼洞發呆。心動低降。精神昏瞶。譫語。吐氣有味。
洗胃．黑咖啡 2-4g Ammonium Chlorat 或 Lig. Ammon. Anisat. 加啡。精樟腦精。𠑊的先當玄參草質。熱水洗浴。人工呼吸。

（四）阿母尼亞 Ammoniak
口腔．咽頭食管氣管均發炎。吐氣中有阿馬女亞氣味。眼淚。鼻流。咳喇。惡心。嘔吐。喉間絞窄。痙攣筋肉發抖。失神。麻痺。眩暈。

醋　五〇．〇
餾水　二〇〇．〇
煮熱後吸其氣。

人工呼吸溫服醋或水洗胃止吐用鴉片冰塊咖啡。

以太爾樟腦。

銀硝酸鹽 Argent nitric.

口腔，咽頭有白膜嘔吐白色液體在日中發黑下痢眩暈痲痺。

洗胃．（百分之一食鹽水）內服冰塊牛奶蛋白質。

毒名．砒素 Arsen

診狀．病狀與虎列拉相類胃病嘔吐血痢及瀉飯米水狀大便頸部絞窄。

面白唇紫下腿筋肉痙攣失神譫語心弱氣逆小便不出小便有蛋白質有血液黃疸肺脹。

治療．吐藥（頂好阿卜嗎啡）洗胃（後加獸炭六十克）使服汽水禁用炭酸阿爾加里及酸類食物。

解毒藥獸炭每十分鐘二至三克 Carbo Medio.

毒名．阿托賓 Atropin（顛茄之類）

診狀．口腔喉頭乾燥作癢瞳孔放大視力不充足脈急眩暈譫語小便有蛋白有血皮膚發紅斑點瘋癲不穩。

治療．洗胃灌腸（用槲樹皮液）皮下注射阿卜嗎啡或嗎啡針。

發暈時可用咖啡酒類樟腦精及刺激皮膚等物。

毒名．鉛（錫瓶及鉛筆等）Blei

診狀．口腔粘膜發白灰色齒肉發灰色喉間作痛嘔吐白色液體胃痛大瀉出血後漸塞住心跳夫慢後弱乏力四肢痲痺。

治療．嘔吐藥劑蛋白質牛奶。

毒名．綠化輕養 Chloral-hydrat 睡藥中多用之

診狀．面色眼白發紅呼吸遲慢脈亦遲緩睡迷不醒溫度低降唇紫嘔吐眩暈

治療．人工呼吸電氣刺激洗胃史的先甯或阿托賓注射。

毒名．哥羅方 Chloroform

診狀．咽頭食管胃皆作痛嘔吐下痢迷醉不醒吐氣有

哥羅方味。瞳洞放大呼吸及心跳作罷而死。

治療　洗胃（用熱油）。吐藥。灌大腸。醒發劑（咖啡酒茶樟腦等。）人工呼吸。心部摩擦。史的先寧。肛門灌射食鹽水及副腎液。

毒名　魚肉中毒

診狀　惡心胃痛。啊吐。下痢。頭痛。眩暈。身發熱。乏力。眼皮下墜。眼洞放大。眼花。喉間乾燥。

治療　洗胃。順腸劑。獸炭（每次二十至三十克）筋肉或靜脈注射毒菌漿苗。或白喉血漿。

毒名　碘（碘酒專在內）Jod

診狀　口腔咽頭作痛。惡心。嘔吐。下瀉。咳嗽。鼻塞不通。小便有血。有蛋白。皮膚發斑點。重者鼻腔出血。氣逆。

治療　洗胃。牛奶蛋白和澱粉鈉二化炭 Natriumbicarbonat Merck 5.0: r,0-100,0 每十分鐘一食匙。

毒名　煤氣中毒 Kohlenoxyd 自來火灶火爐及煤氣燈熊炭灶等。

診狀　面皮作痛。眩暈。頭痛耳鳴。眼花。胃壓。心弱。嘔吐。惡心。皮膚發紅後變紫。溫度低降。氣逆小便有蛋白及糖質。

治療　新鮮空氣。便吸養氣。靜脈殺血。注射食鹽水。

毒名　可客因 Kokain

病狀　面色白。口烟乾燥。眩暈。醉迷譫語。神經刺激。瞳孔放大。心弱。呼吸不齊。羊癇瘋狀。發痙。有明暈去不醒。

治療　輕者用阿美泥得 Amylnitrit 吸入。在刺激時期用哥羅力或嗎啡。使之安靜。內部中毒。須用擗皮液洗胃瀉藥。清腸。咳藥。清肺。

毒名　銅 Küpfer

病狀　口味銅性。嘔吐。胃痛瀉血。黃疸。面皮浮腫。頭暈。無小便。告知覺。

治療　洗胃。牛奶。薔水。鐵鹽。照吐用冰塊。鴉片等（禁止服油液體）

嗎啡　（鴉片拜束彭嬰束花果等）Morphium 惡心。口燥。嘔吐。眩暈。全身發癢。瞳孔收小。蹣跚。溫度下降脈慢。呼吸不順。唇紫知覺失去。
洗胃（用獸炭Carb Medic merck 皮液）
吐藥　阿卜嗎啡皮下注射托阿賓。樂百齡皮下注射禁止睡眠。在新鮮空氣中散步。冷水洗口。人工呼吸。

烟草中毒， N kotin
噁心。嘔吐。譫言。眩暈。面白。頭痛。下痢。乏力。脈弱。心跳。
瞳孔放大。痙攣。呼吸停頓。
洗胃。通便。

咖啡， 茶酒類。
人工呼吸。冷水洗頭。

菌類， Pilze
噁心。嘔吐。下瀉。迷醉不醒。瞳孔放大。下淚眩暈。脈慢。
黃疸。小便有血。
洗胃瀉藥。吐藥。獸炭阿托賓。食鹽水等注射。

毒名， 燐（火柴及毒鼠藥）Phosphor
診狀， 胃腸炎。嘔吐（吐物內有大蒜味在陰處發光下痢。黃疸。肝脹。小便有蛋白質。粘膜出血。脈小而微。體溫低降。
治療， 吐藥。洗胃。獸炭。嚴禁內服油類與牛奶。

毒名， 水銀 Quecksilber
診狀， 口中有金屬味。嘔吐（白色和血）腸胃發炎作痛大便出血。下痢。小便有血蛋白質。脈小而弱。
治療， 牛奶，蛋白質。吐藥，洗胃灌腸。另獸炭。

毒名， 酸類（鹽酸硝酸醋等）S eure
診狀， 口腔咽間發炎色白嘴唇有紫色嘔吐（吐物現炭色。）胃腸發炎。作痛氣逆肺炎。小便有蛋白質。
治療， 禁用吐藥及洗胃。多服蛋白水。牛奶石膏。肥皂水。興發劑酒類以脫爾樟瑙精。

毒名， 麥角 Secale
診狀， 嘔吐腹痛。四肢發麻痺。
治療， 吐藥。瀉藥。鴉片。興發劑。

本誌投稿簡章

本誌刊行宗旨。在普及新醫學及衛生常識。彼此發揮思想。研究學術。而促進醫藥界之進步。公共衛生建設之實現。

一　投寄之稿或自撰或翻譯，或介紹外國學說而附加意見，其文體不拘文言白話或歐美文字均所歡迎。

二　投寄之稿望繕寫清楚並加標點符號。

三　凡稿中有圖表等，務期明瞭清潔書於白素紙，以便直接付印。譯外國名詞須註明原字。

四　投寄譯稿請將原文題目，原著者姓名出版日期及地點詳細敘明。

五　稿末請注明姓字住址，以便通信，至揭載時如何署名聽投稿者自定。

六　投寄之稿揭載與否，本社可以豫覆，原稿若預先聲明並附寄郵資者可還原稿。

七　投寄之稿俟揭載後，本社酌致薄酬如下：

(甲)單行本二百份　(乙)本雜誌　(丙)書劵　(丁)現金

八　原稿請寄上海梅百格路一百廿一號德華醫學雜誌社收爲荷

民國十七年五月十五日出版
△德華醫學雜誌第五號

主幹者　醫學士　丁惠康
藥學主任　醫學博士　丁名全
醫學主任　醫學博士　丁錫康
上海梅白格路一百廿一號

出版者　德華醫學雜誌社
上海梅白格路一百廿一號

總發行所　醫學書局
卽愛文義路巡捕房南首

（廣告刊例函索卽寄）

定價表

每月一册　全年十二册	零售每册大洋三角　郵費國內二分　國外八分	預定全年特價大洋二元四角（原價三元六角）　郵費國內不加　國外九角六分	新疆蒙古日本照國內　香港澳門照國外　郵費代價作九五折以一分四分及一角爲限　郵章如有改動隨時增減

定閱諸君如有詢問事件或更改住址通信時務將　一 定單號數　二 定戶姓名　三 原寄何處　三項詳細開明方可遵辦實緣定戶太多簿册繁重非此三項無從檢査難免仍有誤寄特先聲明

Deu Hua Medizinische Monatsschrift

德華醫學雜誌

Verlag: E. Yoh Medical Press, Shanghai, Myburgh Road 121

德華醫藥學會出版 上海梅白格路一百廿一號醫學書局印行

I Jahrgang: 第一卷 | Juni 1928 | No. 6. 第六號

編輯者 Herausgegeben von: 醫學博士丁名全 Dr. med. M. T. Ding 醫學博士丁錫康 Dr. S. K. Ting M. D. 德醫學士丁惠康 Dr. W. K. Ting

撰述者 Unter Mitwirkung von:

醫學博士尤彭熙 Dr. med. B. C. Yuh; 醫學博士王畿道 Dr. med. C. D. Huang: 醫學博士江俊孫 Dr. med. T. S. Kiang: 醫學博士朱仰高 Dr. C. K. Tsue; 醫學博士李元善 Dr. med. Y. C. Li; 醫學博士李梅齡 Dr. med. M. L. Li: 醫學博士李中庸 Dr. med. C. J. Li 德醫學士杜明 Dr. K. M. Doo: 醫學博士金問祺 Dr. med. W. K. King: 醫學博士胡定安 Dr. med. Ping. Hu 醫學博士周景文 Dr. med. K. W. Chow. 醫學博士周綸 Dr. med. L. Chow. 醫學博士周君常 Dr. med. C. T. Chow 德醫學士張森玉 Dr. S. N. Dschang; 醫學博士俞鳳賓 Dr. med Voonping Yu 醫學博士曾立羣 Dr med. L. K. Tschen: 醫學博士曹芳濤 Dr. F. D. Zau M. D.; 醫學博士趙志芳 Dr. med. C. F. Chao; 醫師蔡禹門 Dr. Y. M. Tscha; 醫師陳邦賢 Dr. P. I. Chen; 醫師孫祖烈 Dr. T. L. Sun; 醫學博士屠開元 Dr. med. K. Y. Do; 醫學博士顧祖仁 Dr. med. T. C. Koh;

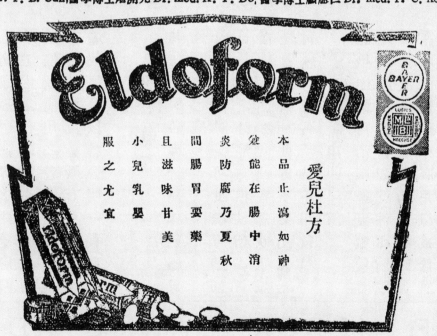

EUKODAL

德國怡默克廠 總經理

總代理 上海興華公司 廣東路十九號

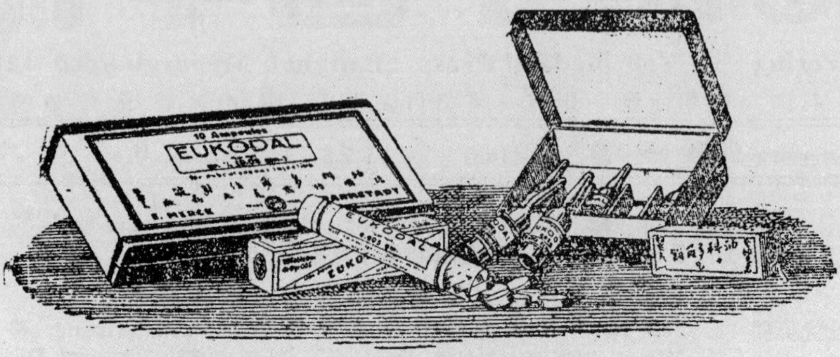

油科達爾

用法

安神咳嗽每次可服半片至一片

止痛每次可服一片至兩片最多至四片

油科達爾

止痛鎮靜醫藥界多藉重痲醉品然皆含有毒性亦易養成習慣性致使用之者有欲却不能之勢怡默克藥廠有見及此欲矯此弊是以特發明一種新藥定名

油科達爾

其功用與各痲醉品相等然毒性毫無已經內務部化驗認可批准行銷即日日用之亦無習慣性所謂習慣性者即如飲酒者思飲吸紙煙者思吸是此則不然用以治病病愈後可隨時不用敨欲

鎮痛安神莫如用油科達爾

油科達爾可治咳嗽氣喘腹痛牙痛神經痛再如乾性水胸膜炎胃潰傷十二指腸炎心肉炎等以能安神亦有用以戒除雅片者

E. MERCK, DARMSTADT

Tuberculose Sanatorium Hospital Shanghai

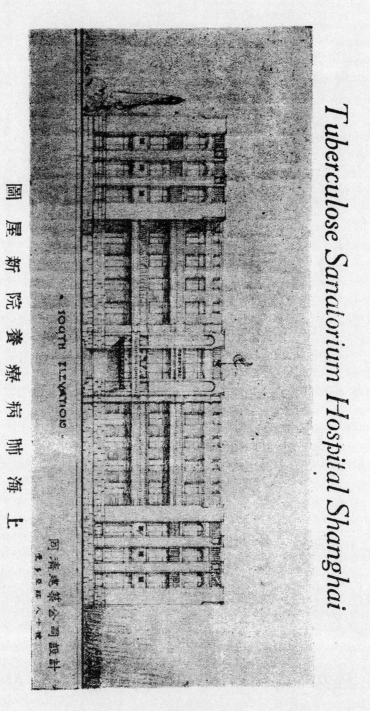

上海肺病療養院新屋圖

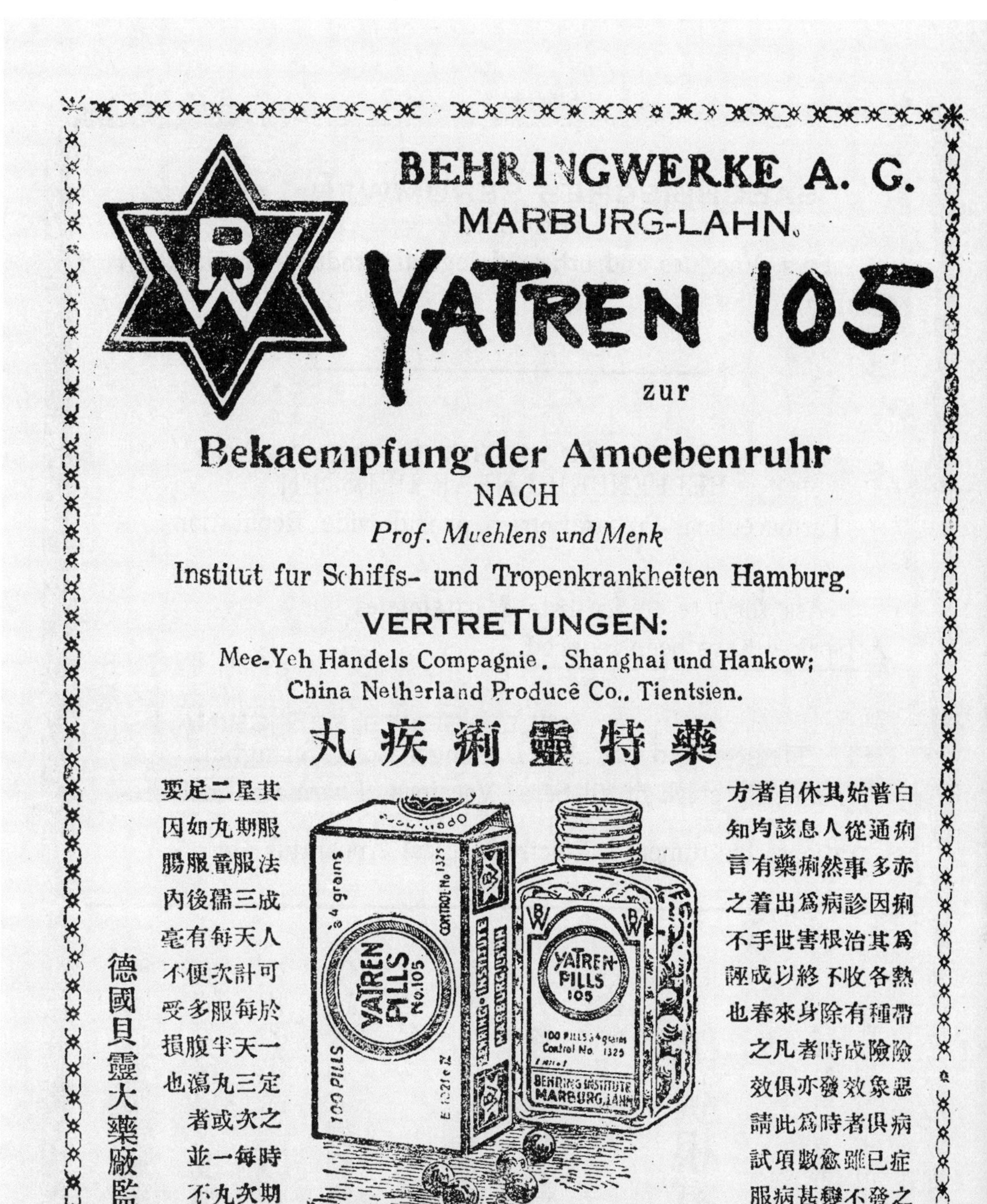
BEHRINGWERKE A. G.
MARBURG-LAHN.
YATREN 105
zur
Bekaempfung der Amoebenruhr
NACH
Prof. Muehlens und Menk
Institut fur Schiffs- und Tropenkrankheiten Hamburg.
VERTRETUNGEN:
Mee-Yeh Handels Compagnie. Shanghai und Hankow;
China Netherland Producê Co., Tientsien.
藥特靈痢疾丸
白痢赤痢爲熱帶險惡病症之一普通多因其各種險象俱已發生始從事診治收有成效者雖不乏其人然病根不除時發時愈變成休息痢爲害終身者亦爲數甚多自該藥出世以來凡俱此項病症者均有着手成春之效請試服之方知言之不誣也
YATREN PILLS No.105
100 PILLS
YATREN-PILLS 105
BEHRING INSTITUTE MARBURG, LAHN
其服法成人可於一定之時期每星期服三天計每天三次每次服二丸童孺每次服半丸或一丸已足如服後有便多腹瀉者並不緊要因腸內毫不受損也
德國貝靈大藥廠監製
Mee-yeh Handels Compagnie
SHANGHAI-HANKOW
上海
漢口
中國總經理咪吔洋行

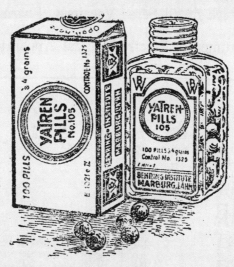

SIEMENS CHINA CO.

Simple Roentgen-apparatus

for

Radioscopy Radiotherapy and Radiography

for Direct Current.

輕便愛克司光機

比機爲敝廠最新發明者運用靈便裝置極易既可診斷骨骼心肺腸胃各症及攝影又能用以表面治療各式皮膚症誠醫界不可不備之器械也敝廠備有暗室以供臨時試驗之用倘蒙惠臨參觀不勝歡迎之至

分行

天津 北京 濟南 重慶 南京

奉天 漢口 成都 香港 廣州

上海江西路二十四號 西門子電機廠啓

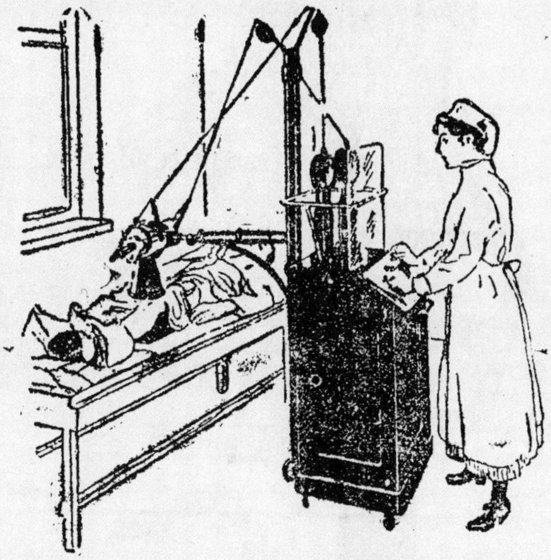

選購愛克斯X光器械須知

凡醫生。或病院。欲裝設愛克斯X光器械。應將以下諸端詳細指明之。

甲 所需電氣來源之情形。

乙 對於裝設此器之要求。

愛克斯X光裝設之價值。即全繫乎此。

對於甲項。計有以下問題。

(一)或直流電。電壓力幾何。日間或夜間發電。

(二)或交流電。電壓力幾何。循環次數若干。日間或夜間發電。

以上一二兩條。係由公共電氣廠。供給電氣而言。

(三)或係自備發電機。與愛克斯X光器械。一同購之。

乙項計有以下問題。

(一)係欲透照。與時間治療。及時間照像。

(二)或係欲時間●兼速治療。與透照。及時間●兼速照像。

(三)抑或係欲時間●兼速●併兼片刻治療。與透照。及時間●兼速●併兼片刻照像。

此器之價值。按其要求而有增加。並按其所帶附屬品之多寡。而有不同。如附帶愛克斯X光筒。三脚架。安裝件。療病台。與療病附屬品。各若干是也。

茲請按照以上諸端。詳細註明。俾可具單開列價值

上海西門子電機廠啓

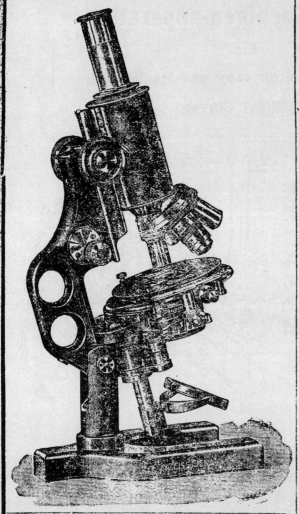

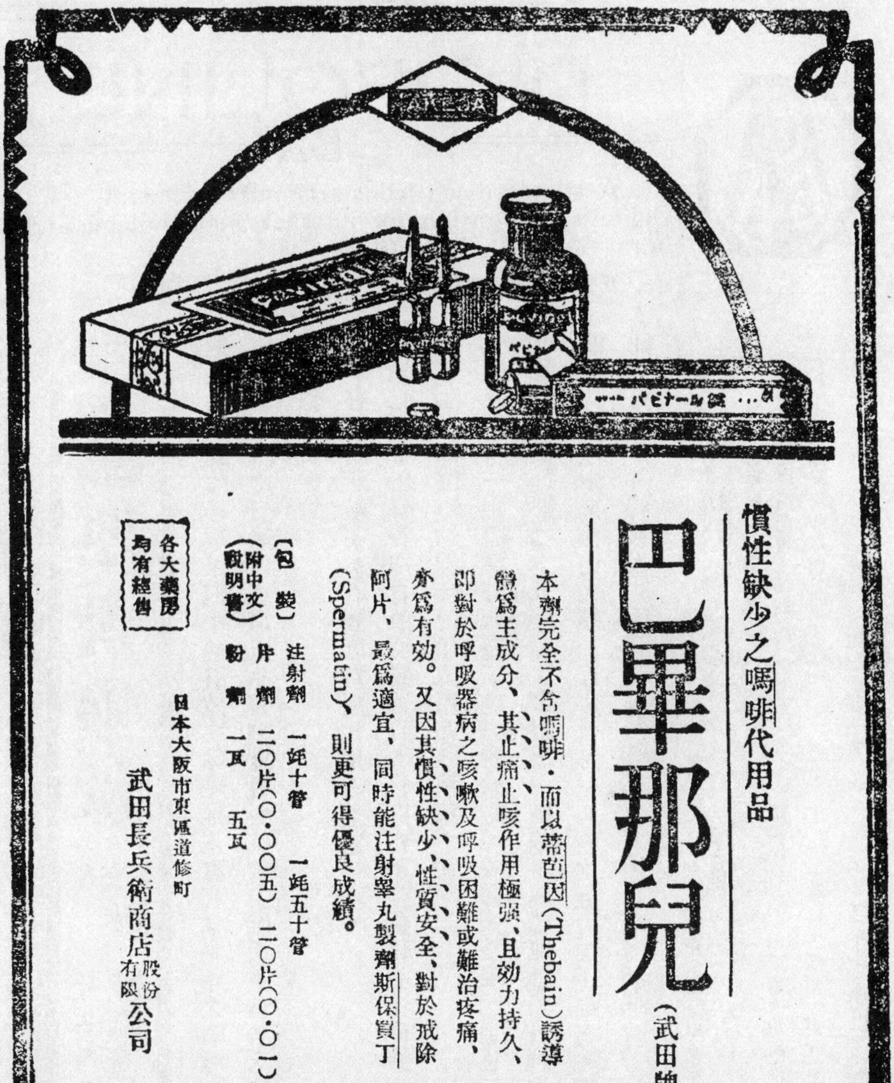
慣性缺少之嗎啡代用品
巴畢那兒（武田牌）
本劑完全不含嗎啡．而以蒂芭因（Thebain）誘導體爲主成分、其止痛止咳作用極强、且効力持久、即對於呼吸器病之咳嗽及呼吸困難或難治疼痛、亦爲有効。又因其慣性缺少、性質安全、對於戒除阿片、最爲適宜、同時能注射睾丸製劑斯保買丁（Spermatin）、則更可得優良成績。
（包裝）（附中文說明書）
注射劑 一竓十管 一竓五十管
片劑 二〇片（〇·〇〇五） 二〇片（〇·〇一）
粉劑 一瓦 五瓦
各大藥房均有經售
日本大阪市東區道修町
武田長兵衛商店股份有限公司
PAVINAL
30.8.1927
27—596(N)

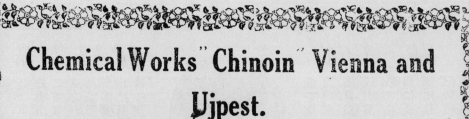

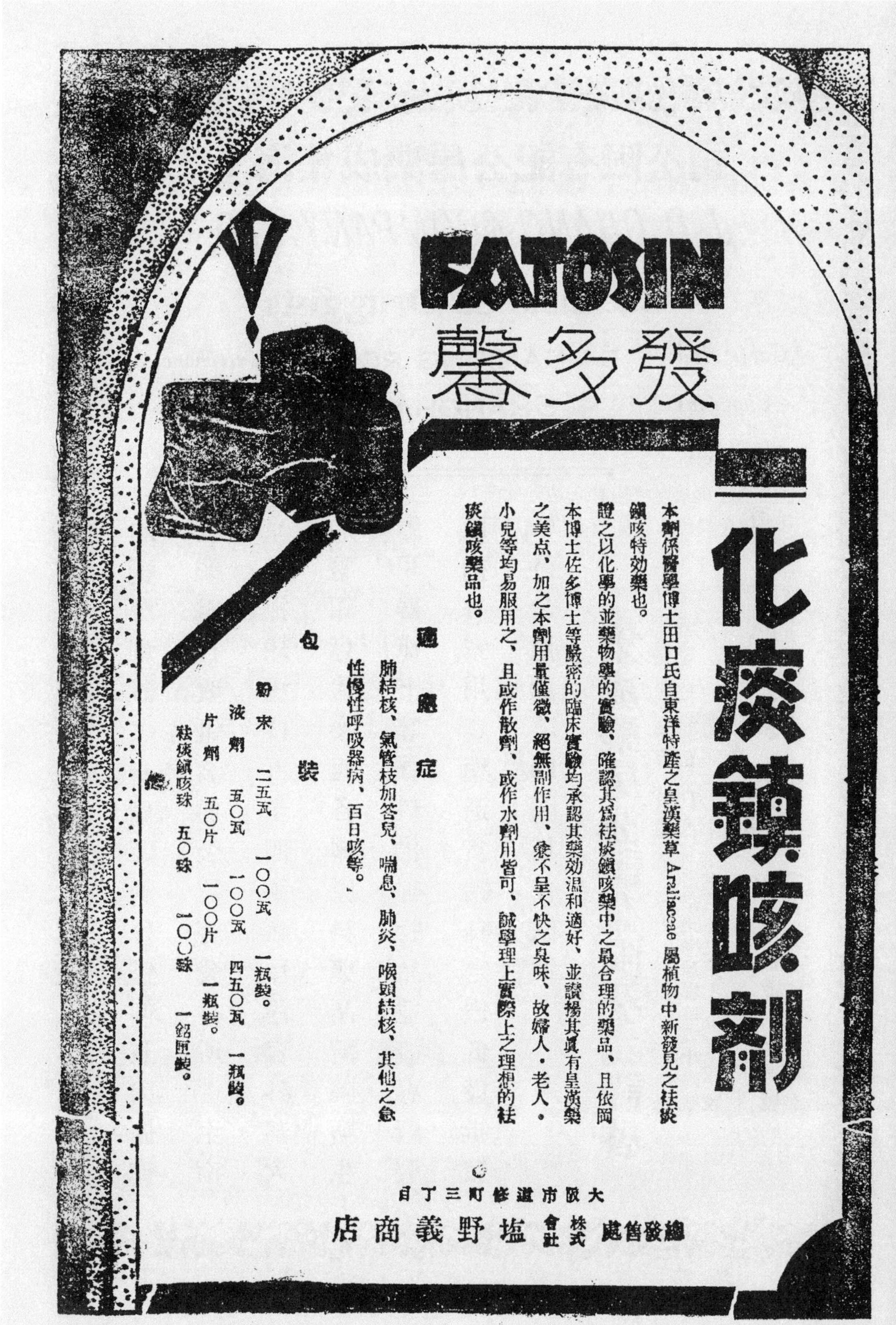
FATOSIN
發多馨
化痰鎮咳劑
本劑係醫學博士田口氏自東洋特產之皇漢藥草 Araliaceae 屬植物中新發見之祛痰鎮咳特効藥也。
證之以化學的並藥物學的實驗、確認其爲祛痰鎮咳藥中之最合理的藥品、且依岡本博士佐多博士等嚴密的臨床實驗均承認其藥効温和適好、並讚揚其具有皇漢藥之美点、加之本劑用量僅微、絕無副作用、兼不呈不快之臭味、故婦人・老人・小兒等均易服用之、且或作散劑、或作水劑用皆可、誠學理上實際上之理想的祛痰鎮咳藥品也。
適應症
肺結核、氣管枝加答兒、喘息、肺炎、喉頭結核、其他之急性慢性呼吸器病、百日咳等。
包裝
粉末 二五瓦 一〇〇瓦 一瓶裝。
液劑 五〇瓦 一〇〇瓦 四五〇瓦 一瓶裝。
片劑 五〇片 一〇〇片 一瓶裝。
祛痰鎮咳球 五〇粒 一〇〇粒 一鋁匣裝。
總發售處 株式會社 塩野義商店
大阪市道修町三丁目

上海集成藥房公記有限公司

J. D. CHANG & COMPANY, LTD.

Chemists & Druggists

Cable Add: „Chamieus" Shanghai.

54 NANKING ROAD SHANGHAI

Telephone C. 7533 7534

本藥房創設多年備蒙社會信仰茲因擴充營業重行改組添加公記總發行所遷至南京路拋球場口五十四號新屋內容外部大加整頓專售泰西各國原料藥品醫院醫生應用器械上等香料化粧物品並設專廠製造補身家用良藥選貨精良定價低廉批發格外公道如蒙賜顧無任歡迎

集成藥房公記有限公司謹啓

總發行所 南京路拋球場口五十四號 電話中央第七五三四號

製藥廠 英租界泗涇路十二號 電話中央七五三四號

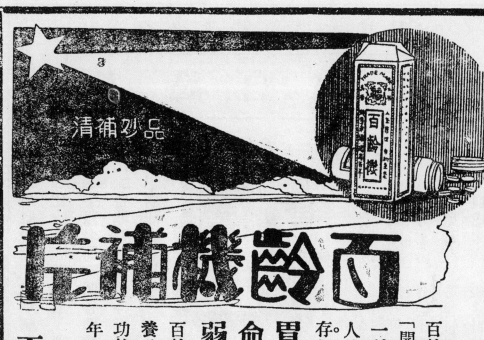

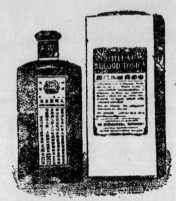

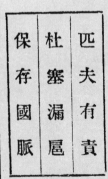

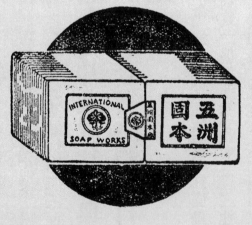

止痛聖藥凡拉蒙

楊晚成
Dr. W. C. Young

東西各國新發明之止痛藥迭出無已但未有逾於凡拉蒙 Veramon 者蓋凡拉蒙 Veramon 乃辟藍米登 Pyramidon 及佛羅拿爾 Veronal 二者合成其一爲痲醉劑其一爲催眠劑故二者相合痲醉性加强則富於止痛者必矣

余用是藥屢驗不爽茲據各種經驗略述如左：

有張姓婦人年四十有七嘗患偏頭痛十餘年每隔四五日必疼痛一次經各名醫療治雖能一時止痛終不能斬草除根余見其苦痛若此遂與凡拉蒙 Veramon 一片服後約二分鐘之久痛卽止隔十餘日又發余再與凡拉蒙 Veramon 一片自此以後至今七月未發蓋已除其根矣

又有陸姓者忽起牙痛手舞足蹈若有神經病然余亦與凡拉蒙 Veramon 一片服後不過一分鐘而其痛立止

由此觀之凡拉蒙 Veramon 誠爲止痛之妙藥余聊舉二例爲未知本藥特效者之介紹

Deu Hua Medizinische Monatsschrift

Vol.1 JUNI 1928 No.6

德華醫學雜誌

第一卷第六號目錄

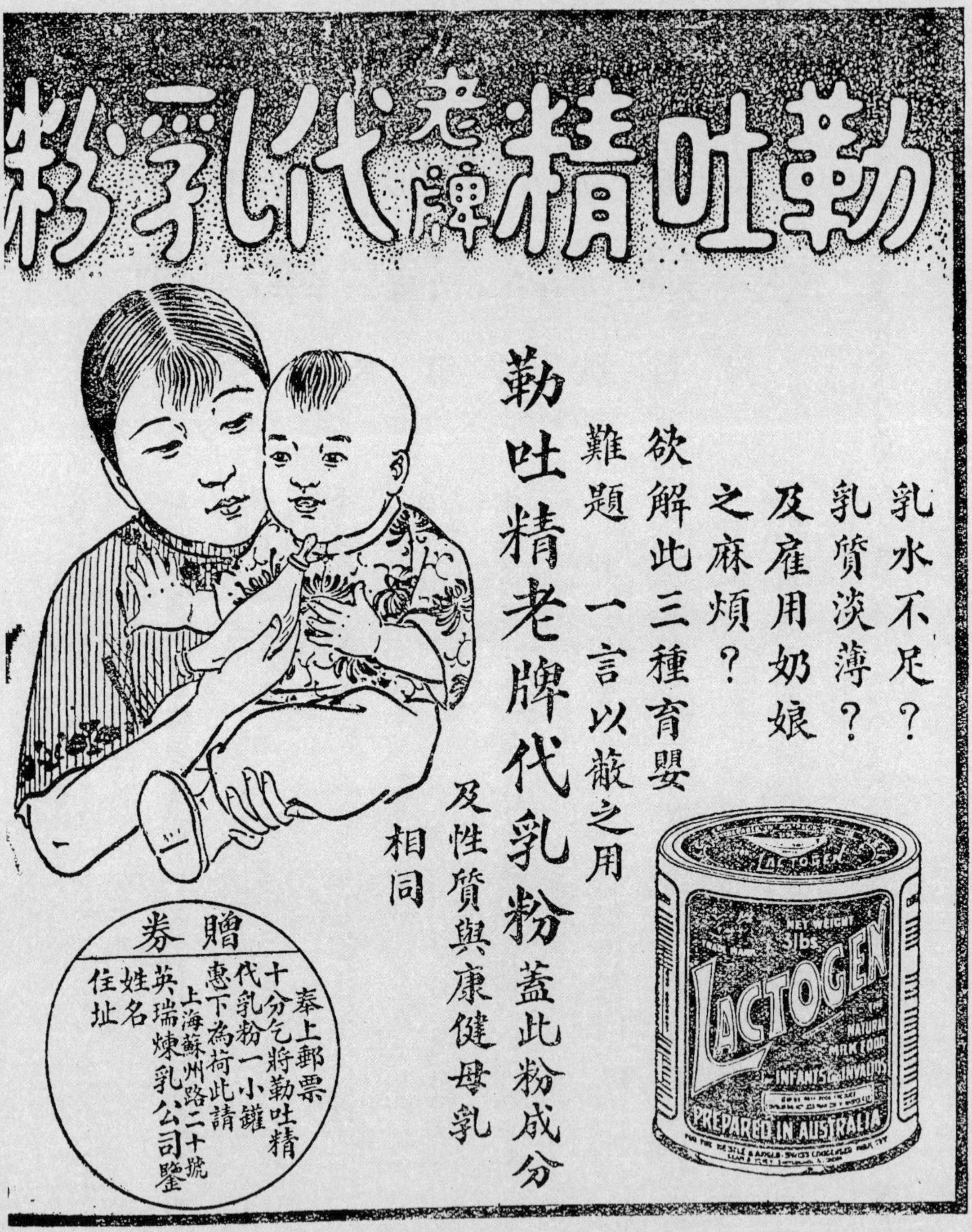
勒吐精老牌代乳粉
乳水不足？
乳質淡薄？
及雇用奶娘之麻煩？
欲解此三種育嬰難題
一言以蔽之用
勒吐精老牌代乳粉
蓋此粉成分
及性質與康健母乳
相同
贈券
奉上郵票十分乞將勒吐精代乳粉一小罐惠下為荷此請
上海蘇州路二十號
英瑞煉乳公司鑒
姓名
住址
NET WEIGHT 3lbs
LACTOGEN
PREPARED IN AUSTRALIA

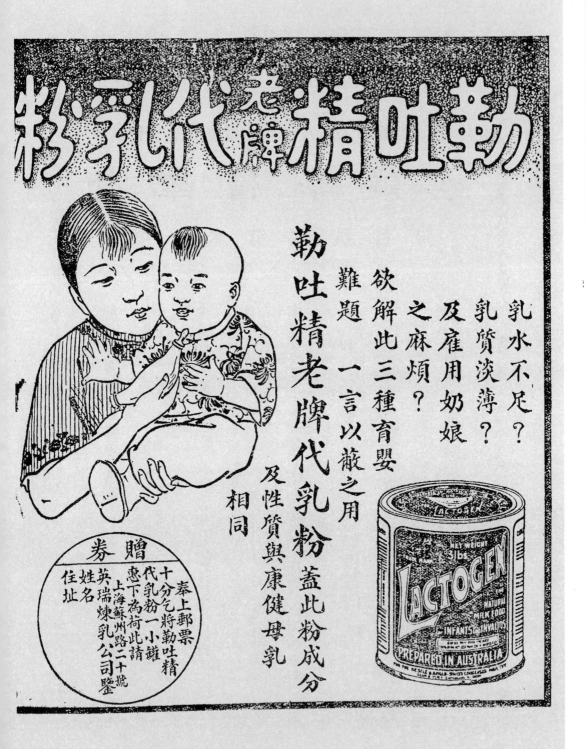

MODERNE THERAPIE DER TUBERCULOSE

(EIGENBLUTSERUM; MILZEXTRAKT; SANACRYSIN)

肺癆病最新治療之進步

丁惠康

Dr. W. K. Ting

一 自己血清療法

德國拉愛潑次虛醫科大學凡克賽爾氏。用自己血清治療肺癆患者頗有成効。其法先向患者抽出十西西之血液。第一日置血液於冰箱中。經過二十四小時後。將血液施行遠心沈澱法。再和五%之石炭酸。其與血液量之比例。爲一與十之比。(卽十分之九爲血液其餘爲五%之石炭酸)。依上法製成之血清。可行皮下注射法。最初每星期注射二次。每次〇•一西西。其後可漸漸增加一至二西西之血清。此種血清療法。約可注射至三月之久。凡克賽爾氏之治療成績。至爲圓滿。經過凡氏治療後之輕症患者。凡十八例。均有體重增加之明徵。惟七例之纖微性結核患者。則體重增加極微。又七例之空洞性結核患者。其體重毫不增加。在大多數之患者。則經過血清注射後。咳嗽。夜汗。水泡等現象。均可漸漸消滅。在愛克司光線診斷上。亦不能證明病灶之存在。竟與健康者完全無異。而自己血清療法之最佳處。則經過注射後。毫無發熱等副作用。及不快之現象發生。又自己血清有刺激之功用。能促進淋巴球之增加。及病灶瘢癒之傾向也。

二　粉末劑吸入療法

在煤礦與石膏廠。水門汀廠（卽水泥廠）。磁器廠等工作之人。凡有無損灰塵（如煤。石灰。及硅酸等）隨呼吸入於肺臟者。若患肺病時其壽命輒較他種人爲長。蓋此種無損灰塵。在平時間經過吸入以後。卽發生治療作用故也。孔落司托克氏卽根據此理。而製成一種肺臟粉末劑。內含百分之七十之石灰。百分之十之硅酸。百分之十五之煤。百分之五之酸化鐵及陶土 70%Kalk. 10 % Kieselsaeure. 15 % Kohle. 5 % Eisenoxyd. tonerde用自己特製成之乾燥吸入器。使此種肺臟粉末劑變成雲霧狀而吸入之。孔氏令患者每晨盡量吐出痰液後。然後吸入粉末劑。吸入時。務須將口腔緊閉。如是可呼吸多次。惟每次吸入後。須休息八天至十四天之久。始可再行第二次之吸入法。此種粉末劑之吸入療法。可施行至一年之久。又在滲出性 (exsudativ) 與產出性 (Produktiv) 之結核患者。施行此種粉末劑吸入療法。亦均無妨碍云。

更有東京富及摩托氏 Fujimoto 在二年半中。用鈣劑（石灰）吸入法。治療一百二十個結核患者。富氏特製一種玻璃器械。俾使沈降炭酸化鈣 Calcium carbon. praec. 化作極細之雲霧狀而吸入之。在初時患者吸入之鈣質粉末劑。其成分不可過濃。每日約二次至三次。每次約五分至十分鐘時間。以後可增至每日四次至六次。每次十分至十五分鐘時間之久。鈣質一經吸入後。即漸漸被吸收而發生治療功用。在慢性之結核患者。一經施用鈣質吸入療法後。各種病的現象。均可減輕不少。惟在急性結核患者。則鈣質之吸入。不甚相宜云。

三　脾臟越幾斯療法

巴愛爾氏治療肺結核患者。用有機體脾臟越幾斯 (Milzextrakt 即脾臟滴出物治療法。迄今已有二十二年之經驗。謂其功效頗爲確實云。用脾臟治療法。可增加患者體內已經減少之紅血球數。與血色素海莫克洛平 Haemoglobin 之含量。並能促進白血球。淋巴球與洋紅色性血球 (Eosinophilen) 之長育。脾臟越幾斯。又能限制血液中燐酸鹽 (Phosphat) 之排泄。與增進血液中之鈣質成分。俾使病灶中之纖微性組織。容易恢復原狀。此外並有消滅肺結核桿菌之功用也。在化學實驗上。則脾臟治療法。可遏制天竺鼠肺結核之蔓延。在臨床實驗上。則結核患者經施用脾臟療法後。每現營養佳良。食慾增進之徵狀。並能遏制病勢之蔓延。即各種病的現象。亦均輕鬆不少。在結核的外科治療上。則關節結核與腺質結核。均能迅速治愈。而有較好的結果。巴氏之施行脾臟治療法。概用猪脾中之越幾斯 (即滴出物。) 製成每個容量五西西之玻璃管。行筋肉注射或皮下注射法。巴氏又將猪脾越幾斯製成一種糖漿。以便患者內服之用。(在越幾斯注射期間內。患者每日可兼服食三四食匙。)但此種之內服糖漿。僅有補助之功用而已。施行脾臟注射療法時。在普通之成人患者。每次注射五西西至十西西之脾臟越幾斯。在小兒則每次注射一西西至五西西。每一注射全劑共十二次。爲期約二十二天。其注射之次序。第一二日每日約注射一次。第三四日休息兩天。第五六日再各注射一次。第七八日再休息兩天。注射滿一全劑後(卽注射十二次之後。)休息八天。然後再行第二全劑之開始注射。此種脾臟越幾斯之注射療法。可應用至數月之久。直至患者之痊愈爲止。——以巴氏治療結核之經驗而談。則在第一期之肺結核患者。百分之百。均屬完全治愈。以他人之經驗而論。則百分之七十五之初期結核患者。均克就治。而此種脾臟越幾斯注射療法。對於患者之身體毫無損害。堪稱此法之特點云。

四　鹽素俺滿注射療法

亞海而姆司氏 O. Helms 在丹麥國家醫學會中。發表其用鹽素俺滿 $MnCl_2$ 治療肺結核之成績。亞氏應用一種〇•〇三%之鹽素俺滿溶液。每三日或五日注射一次。或在六日間連續注射六次。而後休息六日。亞氏又應用連續注射法(卽在二十日中每日各注射一次。)在二十八個患者中(每人注射二十次以上或至少十二次以上者)有十七例之患者。痊愈不少。(卽患者百分之六十六均經就愈。)其餘九例毫無變化。又有二例則反現不佳之現象。於二十八個結核患者中。在施行治療以前。有十六例均經驗得有肺結核桿菌。在此種療法將完結時再行檢驗。則有十例均不見有結核桿菌之存在。又患者在經過此種治療後。其體重平均皆增加二至八瓩 kg 不等。

五 營養療法

德國明興沙伯慮氏 F Sauerbuch. 與開松氏 M. Geson 曾有報告。謂嚴重之肺結核患者。可應用營養療法以治之。以開松氏之經驗。謂經過一種固定之營養法。可使患者體內之礦物質新陳代謝發生變化。開松氏每日予患者以多次就餐之機會。每餐所食者皆為混合食品。此種食品。僅含少量之含水炭素物 (Kohlehydrat) 。而含多量之脂肪質。此外每日予患者以四十五克之〇・〇二五燐酸 (Phosphat) 溶液。三百克之魚肝油。及每日三次。每次一茶匙之礦物性的鹽類混合物。凡狼瘡 (Lupus) 。骨部。肺部之結核患者。若能在醫院或療養院。經過長時間之營養療法後。無不日就痊可。奏效甚著云。

六 散拿克拉新療法

開姆氏對於輕症或重症之結核患者。治以散拿克拉新。Sanocrysin 三日以內。其痰質現象。完全變化。痰量大減。痰內結核細菌。初時增加。後卽減少・以至絕跡。故此類金類藥物療法。能助白血球破壞細菌。或減少其抵抗力。

曹爽二氏對於沉重之產出性滲出性肺結核菌。及臨床症候顯著或肺臟已具空洞之肺癆。輒用 Sanocrysin 治之。惟此藥對於間質性結核或全身粟粒結核。用之并無效果。如過病者患腸結核。梅毒或蛋白尿者。此藥宜禁用。

Drug treatment of Gastric ulcer.

胃潰瘍之藥物療法

丁錫康

胃潰瘍飲食療法。固爲緊要。惟仍須常服藥物以輔助之。其第一藥爲阿刀便。Atropine 或 Tinctre of Belladonna。患者每晨清醒時。即予以七滴之Tr. Belladonna。因此時藥物易至胃臟面上而使胃分泌減少也。如患者已進食物。則 Bellodonna 並無作用。故每餐中間。可服大量之阿爾加里藥。每小時或半小時服一次。阿爾加里之最强者爲 Magnesia 鹽類。其次爲Bismuth Carbonate。對於初期之病人。可用以下之藥。

magnsei Carbonas Ponderosn

magnesi Carbonas Levis epualparts

Bis muth oxycarbonati epualparts

飲食中間服以上藥物一 Dram。。其他藥品如。Magnesium Hydoxide 病者均喜粉末藥而液體藥則不甚歡迎。常服阿爾加里時。宜飲淸水以解渴。尤宜注意阿爾加里過度現象之發生。(如胃納不佳，頭痛，嘔吐，或痙攣)如有以上症狀。阿爾加里應立即停止。而予以Neutral of magnesin and Calcium。阿爾加里中之 Scdium Bicarbudi 最能發生中毒。故不宜應用。如患者每月中二日停服阿爾加里。則大都可避去危險。

Chronic Intestnial Toxaemia in Children.

小孩之慢性腸中毒

丁錫康

Dr. med. S. K. Ting

小孩之患慢性腸中毒者。身體常不健全。神經衰弱。易染疾病。起因雖微而其影響於體質實大。茲篇所載。首述其診斷症候及諸種原因。再詳論其治療法則。

小孩患腸中毒者甚易辨識。大都呈大便秘結或腹瀉。不眠症。夜間發熱。然一時不能得確實之原因。父母對之常發生一種觀念。以為此種小孩之體質。終較常兒為衰弱。惟至醫生處診治者。甚屬稀少。

此種小孩之體格甚瘦小。面皮蒼白。眼部四周至晚間時現黑色。舌苔厚滯。口臭甚烈。其作事似甚費力。時感疲倦。胃納微弱。夜間易醒。又為惡夢所驚擾。或有微熱兼盜汗。神經系受害亦深。病者常甚憂慮。易驚駭或含羞。總之其情狀實異於常兒。吾人均目之為神經性之兒童。其腹部所呈之現象。為(一)腹部脹大。(二)大便無正當之顏色。(三)糞內有不消化之物質。自顯微鏡下可檢視之。(四)尿內含極多之因狄根。Indican.

腹部脹大之原因。大都爲腸內積氣太多。此乃不消化腸蠕動阻滯而致物質分化之結果。腸部機能不趨正軌。小則腹痛。大則或起痙攣。故吾人診察神經系不健全之小兒時。宜注意以下各點。(一)細心檢查其原因。是否全由腸部之中毒而起。(二)如能斷定患者有腸中毒。則其各種不規則之行動。大都起原於此。宜根本治療之。

吾人檢察腸中毒之原因。須先除去簡單之大便秘結及腹部結核兩項。蓋簡單之大便秘結常不起中毒。其有中毒症候者。均歸於中毒性大便秘結一類。腹部結核之糞內。不致有不消化之物質及發腐敗之臭味也。腸中毒之糞便甚多。作蒼白色。有腐敗氣味。中含脂肪極多。惟有一種較爲溫和。糞便雖多而有正當之顏色及形狀。惟含脂亦多。此種含毒質最甚。病者常不長成而矮小。臀部扁平而消瘦。此種起因爲小孩不能吸收脂肪而致腸中毒。澱粉質不消化者。其糞便甚稀薄。帶酸性及氣泡。或致大腸炎。亦易發生腸中毒。惟不多見。

有時小兒之糞便內。含有大量之硬殼果之細胞。未經完全消化。排泄外出。此種細胞亦含油類。小孩之腸內。有時寄生朗孛立虫。Lamblia 常致大腸炎。腹部脹大及體量減輕。其糞中含朗孛立虫。可于顯微鏡下檢視之。其餘各種毒性之大便秘結。甚爲普通。原因甚多。或自痢疾而起或因各種口喉間之傳染以致腸臟患病。而頑固性之大便秘結。最易變爲毒性之大便秘結。蓋大便不通。積糞卽起分化作用。刺激大腸而致發炎。腸內原有之毒質。乃易爲腸壁所吸收而入全身矣。患者之大便呈亞爾加里反應。帶粘性。兼有臭氣。顯微鏡檢視能發見脂肪性之結晶物。稍含血液。有時連鎖狀球菌甚多。尿中之因狄根亦不少。

小兒之腸中毒治療法。時間甚長。並須具忍耐心。方能得美滿之結果。(一)休息　大多數之小兒。入院時已極衰弱。如臥床休息一月。效果極佳。夜間不能安眠。可服臭素劑。較大之小兒。可用阿達林。Adalin (二)食物　如起病之原因爲食物不調。則飲食療法甚爲緊要。兼有大腸炎之病人則。食物以不留多量之粗物者爲佳。水菓菜蔬及燒煮之脂肪宜禁忌。(三)輕瀉劑　瀉劑宜用極和平者。因水質糞便之毒質。更易吸收。所用之藥。宜使糞柔軟而不發生腹瀉。蓖麻油甚佳。甘汞對於腸炎不宜。Liquid Paraffin 最爲滿意。可用少量。Phenolphthalin Cascara, Senira. 亦可應用。膽汁藥物如德蘇 Taxol 爾極佳。惟爲丸劑。其輕瀉作用甚靈。並不發生腹痛。糞便極柔軟而無腹瀉。肝臟亦受利益。每日可用之。(四)洗腸　每星期施行兩次。所用之液體。爲一朋脫 Pint 之水。中加鹽二錢 Sodium Bicabonate 一錢。水入腸後。可存留一分鐘或二分鐘。方始流出。(五)按摩術　宜於空腹時大便排出後行之。(六)小兒經治療後。確有進步。胃納加强。又能安眠。食物可以遞增。空氣太陽光。亦甚緊要。

最近治療界之進步

丁錫康

Dr. S. K. Ting M. D.

血毒症之化學物質療法

CHEMOTHERAPY IN SEPTYCAEMIAS.

現時有化學物質四種。對於治療各種傳染。具特殊功用。卽屈里弗來文 Trypaflavine,摩克羅貢 Mercurochome 賽潑新明,Septicemine, 及握潑多金 Optochine 是也。屈里弗來文爲深黃帶紅之粉末。溶於水成黃色溶液。應用之前。須在七十度消毒一小時。見光易分化。故須貯於暗色瓶內。具極大之殺菌性質。又爲血液之消毒藥。本品之毒性則極微。常用百分之二之溶液注射。藥着皮膚作黃色。注射後反應甚鮮。三十六小時至四十八小時之內。卽自尿內排出。此藥可用於普通之血毒症,毒性心內膜炎,他種傳染,及傷寒。惟於出血性腎臟炎及慢性腎臟炎絕對禁用。摩克羅貢爲 Sodium salt of dilvowoxy - Mercury-feorescein, 內含百分之念六之水銀。溶於水成櫻桃紅色之液體。此藥具極深極之殺菌功用。對於組織僅有細微之刺激。常用百分之一溶液靜脈注射。每重一克羅 Kilo 打五 Mug。惟常有反應。藥物自尿囊內排出。本品可用於血液症，肺炎，猩紅熱。又可用爲外皮敷藥。握潑多金或名 Ethylhydrocupreine 爲金雞納之副品。耳目機能易爲破壞。故須留意應用。惟對於肺炎細菌。有特殊作用。故常用於肺炎症。賽潑新明含百分之三十三之碘及百分之四十五之弗明。Formine 有絕大之分散力。能殺菌而無毒性。亦無反應。可用於傳染症。(生產傳染最佳)。

按以上四種以摩克羅賣最爲通用。治療成績。甚爲滿意。

因蘇林對於婦人疾患之功用

INSULIN IN GYNAECOLOGICAL CONDITIOHS

因蘇林對於內分泌諸腺。有特殊作用。其於卵巢尤甚。如遇卵巢性(非子宮性)之月經不調或月經增加及出血不止等。因蘇林治療頗著成效。每日注射二次。早餐及晚餐之前。應用三四日後。卽見效果。又于二例之消瘦患者。注射較小分量若干次。能增加體重。而月經亦常活動。

新塞林之一報告

潑來司氏用新塞林治療糖尿病。謂對於輕症及稍重者。確有功效。其于沉重之病人。則不相宜。用大量之新塞林。常有中毒之處。服用後。口渴症狀頓時減少或消滅。饑餓感覺亦受變化。患者體力增加。惟初用時或發生水瀉，嘔吐，腹部不適等副作用耳。潑氏以爲因蘇林與新塞林並用甚佳。每隔一月或四十日可注射因蘇林十日至十五日。新塞林尤適宜於門診病人。因不用注射等手續也。

最新十二指腸虫驅除劑四鹽化炭素球

CARB ON TETRA CHLORIOE

(一)四鹽化炭素球能驅除百分之九十至百分之一百之十二指腸虫。

(二)對於成人。其分量爲二•五至三西西。所得功效與用較大之分量相同。

(三)四鹽化炭素球中毒之原因如下。

甲•兼有蛔虫之阻礙或刺激。

乙•急性或慢性之酒精中毒。

丙•腸內之不消化物太多。

丁•身體內鈣質之缺乏。

（四）當血液內之鈣及纖維素成分減低。腸出血或不能停止。

（五）四鹽化炭素球中毒。可照下法預防之。

甲·患者兼有蛔虫者。宜先驅除蛔虫。然後用四鹽化炭素球。

乙·飲酒者不宜用本藥。

丙。服四鹽化炭素球之前後。宜禁絕酒類及食物。

丁·研究患者之鈣質成分。

（六）凡因鈣質缺乏而呈四鹽化炭素球中毒者。可用鈣質療法。

（七）經許多實驗。知四鹽化炭素球中素。均可預防或治愈之。

（八）四鹽化炭素球服法。

甲·患者晚間仍可照常進餐。次晨七時空腹時方開始治療。

乙·早晨七時服三西西之四鹽化炭素球。須置於新鮮製成之膠管內。（此爲成人量）。

丙·九時服硫苦三十格蘭姆。此藥用二百五十西西之水冲服。

丁·十二時可稍進食物。如餅乾等類。

No specific Uaccine in Erysipelas

非特性之伐克辛丹毒療法

丁錫康

非特性之伐克辛「握姆拉定」之治療功用。甚爲圓滿。世界各國醫士均有專論報告所得之成績。其對於丹毒一症。實可視爲特效藥。史旦慈地方排來醫士診得丹毒兩例。所得結果極佳。

【例一】患者年六十六歲。有沉重之丹毒。普通治療法如碘類等藥均無效驗。發炎處自面部蔓延至背部。熱度升高。心音衰弱。即試用握姆拉定注射。數點鐘後。熱度退至正常。患者三日內治愈出院。

【例二】嬰兒年齡四月。患丹毒及中耳炎。熱度極高。兼有肺炎之合併症。情狀危殆。乃用握姆拉定治療。二西西注射入筋肉內後。熱度驟降。完全治愈。

以上二例應用普通療法。一無效果。握姆拉定注射後。立即見功。可見其價值之高貴矣。

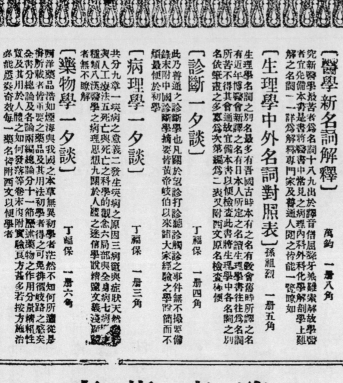

德華醫學雜誌 第一卷第六號

盜汗之新療法

丁錫康

柯司醫士分盜汗爲兩種。即(一)全身及(二)局部是也。全身盜汗發現於肺炎發疹實扶斯肺結核排在獨氏病腦腫瘍及各種衰弱虛脫症。阿刀便 Atropine 雖效驗較佳。而常致減少涎液。口腔乾燥及咳嗽。頗覺不適。柯氏謂阿格里新 Agaricin 最爲圓滿。本藥爲丸劑。分量爲三十分之一格蘭姆。每晚內服。或用 Fluid Extract of Hydrastis 。每日三次。每次念五滴至三十滴。砒素劑之小分量。如歷久服用。亦有效。餘如 Sage 葉之丁幾。每日三四次。每次二十滴極佳。以上藥物除Sage 外。其餘對於汗腺之神經。有直接作用。

每天洗浴一次。浴水之溫度。須在法氏八十度。又以各種酒精溶液擦身(如百分之半之薄荷溶液)。肥胖之病人。宜用乾粉。惟於肺疾患者。不宜用含 Salicyli acid 之粉末。因此藥常刺激呼吸系臟腑也。普通用 Salicylic acid 2% 之乾粉。爲

Iris noab	1%
Zine oxide	2%
Bismuth Subnitate	2%
Talcad up to	10(%

足部出汗。可用 Sodium Bidovati Powder 3(% 治之。

每晚取 Spirits of wine 或 :% Salicylic acid in Alcohol 洗之。更以下述藥粉加上。

Salicylic acid	3%
Bis muth Subnitrati Talc Powder	equalpais to 10(%

足部疼痛之裂縫 fissue 。先塗以百分之一至百分之二之 Silver Nitrate 。再用油膏。脅部之出汗。柯氏用百分之六十之 acetn aid 百分之一之 Spints of Lavendm 百分之一之 Spins of Vsemary 百分之半之 Spines of Cloves, 百分之八之樟腦其餘加 Arow lu Spens of Vinegi 以至百分。

手心出汗。用下列藥物。

Formie cnd	5%
Chleval Hy dirate	5%

Peruvean Balsam 1%

Spinh ne ts 10(%

頭部出汗。可用冷水洗之。再以下述藥品擦之。

Spins of Eitei 50%

Tinch, Bengow 7%

Vamela 數滴

晚間 Sali cylic Powder 亦可應用。

食物新論

一九二七年五月六月份美國「世界事業」雜誌

帕孫茲原著　伍況甫譯

在過去時代，研究飲食之道者，輒為人訕笑。以為愚癡。或以婦人女子之怯懦杞憂相嘲。蓋亦未察其重要也。然而時過勢遷。今非昔比。余（著英文原論者自稱）亦向此中鑽求矣。方二年前，余因境遇突異。不得不謀諸醫士於飲食加慎。醫授余片紙。所印悉宜食諸物之名。嗣後遂好講飲食衛生之事。無如意見紛歧，各是其是。罕能謀合。至此而莫知所從。友人中咸自有其飲食學理，皆奉為金科玉律。顧今日聞諸乙者，乃與昨日聞諸甲者相矛盾。質之醫士，既不能詳答，又不能令人深信。無已則竚聽路隅演講之輩。又無非大言恫嚇。謂十人有九以食捐軀。不啻用齒牙自掘塋墓云。

然則飲食一道信不可忽。古諺有云「性隨食轉」。吾人對於生活上最重要親切之舉，豈因過於司空見慣，而反置之不聞不問歟？科學家知善視鐵製機器與其所需燃料。何獨於人體機器暨其所需食料，乃等閒視之歟？

余嘗有所發表。為馬可倫博士 Dr, E. V. Mc Collum 見之。因邀余至約翰霍布金司大學 Johns Hopkins，一觀其所蓄鼠。爲數凡二千。皆按試驗方法，飼以各種食料，而觀其效果。博士爲此已十八年。蓋純乎合於實用而富有目的之舉，昔日徒託空想妄事猜測。至是一掃而空。博士能運其心智啓發動物軀體化學上之奧義，與預防疾病之祕訣，可謂有利於人生之大功業也。

余自參觀馬博士之實驗後，心怦然動。決意研究飲食之學。欲本平常日用知識，論吾人食物宜忌。不以成見爲事。亦不帶專門色彩。凡於此道發論有所依據者，皆當爲之發表。自居於一有心而謹慎之報告者之列。言及食物衛生一事，種種信仰，汗牛充棟。令人莫衷一是。而又爲專門家深旨奧義所掩蔽。故論者咸難之。余亦自審其難。然蓄意爲他人代勞，故亦不辭。研究此道，出發未遙，幷遇困難。則恐致人以妄自療疾之危險舉動也。此類本當就教於醫家。醫家富有學識，而又能洞察人之病患情形者，方可指示宜忌。常人不應自作聰明。若討論文字求其簡約，則必不免受人反對。而欲於篇中下最後論斷，以爲確切不移。蓋尤戛戛乎其難。顧飲食有最要基本原則。苟能舉而出之，誠可以促初試之輩，使登康衢，不嫌枯燥爲大衆謀者，固當出此也。

余之友朋皆熱心求學。好問成癖。某日正值董事會會畢聚餐。余出食物表一小頁，傳觀在坐。坐中大爲注意。爭向余探詢，以何法可人致一頁。表上所載，有不宜同食諸物名。蓋謂此等食物，若於一餐時雜進之，輒爲患云。董事諸君日理要公，對此本不暇過問。一旦聞有此說，直視爲新穎思想，足證公共教育諸問題中，實無更視此爲尤要者矣。

然平日所閱所聞，適足以令人增疑。知者愈溥，愈難取決。熱量之說果可信爲擇食之準則乎？所謂甲之甘旨，乙之毒餌，有是理乎？酸果實是否能予人體以酸質影響？或謂橙實在晨爲金，在晚爲鉛。常人稱魚爲益腦食物，果何所取義？若屏絕人工製糖，是否可以蜜代之？肉食有害，何以獅虎等肉食獸，及埃斯基摩人，偉碩之帕他哥尼人 Potagonians 等肉食民族，乃壯健絕倫？食時應否並飲？生命素遇熱是否卽敗壞？人工綜合食物 Synthetic foods 亦可食否？精煉食物菁華製成小片狀者，亦可取代正式膳事否？如此等性質之問題，何止百計，皆吾人日日所聞者也。

飲食不愼，日爲傷身之舉。首當其衝者，非胃莫屬。倫敦著名外科醫士巴刻爾 Sir Ellis Barker 首先告誡吾人，以爲人工製造食物時，不能保存其中生命素。故此等鑵藏食物，最應少用。有霍司金司 Si Hoskics 者，聞此禁令，而奉行惟謹。且極實在。一日有友過訪，見霍氏躬親煎猪肋骨，食慾頓興，連讚曰：「美哉，美哉」霍氏應之曰：「誠然，誠然」旋翻其釜中猪肋，而煎其另一面，沸油滾滾，若助其興致者。目顧友人，微噥以鼻曰：「余之猪肋與衆不同。公等所食皆屠殺之牲，余所食猪乃善終者」此公誤解巴醫之警誡，致貽笑柄，然亦可見食物學說之足以深中人心也。

吾國（指美國）青年自大中各學校卒業，於飲食正道，曾無聞知。食肆之供人飲饌，惟求投人所嗜。他非所問。常人每購冠或履，尙知愼擇，於製冠或履，亦能精選材料。獨於進食，太欠斟酌。居家則委烹飪之事於庖人。唯命是聽，不加過問。然則美國一年中。因國民患病。而損失近三十億元之鉅者。固無待他怨矣。

美國城市發達至速。於是儲藏食物與分派食物，乃成複雜問題。新鮮天然食物，不敷應用。羣趨於毀滅養生命素之途。其從事實驗諸食料滋養成分之多寡者。蓋亦破天荒之舉也。猶憶美國主人翁初履斯土，每人歲耗糖十一磅耳。今則每人歲耗百磅之多。昔日家家皆有園圃。自舂穀粒。保其原有礦質。爲人取用。今則不能不賴製煉食物爲大宗。故求成分齊備均平，其道甚難。

環境褒遷甚速者。自能演出結果，有非人力所能避免。吾人欲改良環境與習慣，不可忘却人烟稠密之社會中，惟賴藏儲食物之方法，乃能供給人人以度日之糧。世之好言改良者、往往輕於破壞。動輒曰某事某物不可容其存在。顧絕不能舉一合乎實用之補救方法。此非所以與謀改良者也。

卽以牛乳消毒一事爲例。消毒必經熱。乳中第三種生命素遇熱卽毀不復能益人。自經發覺此缺點後，遂聞高唱不可消毒之聲浪。彼飲消毒牛乳之兒童，誠易患壞血病 Scurvy. 惜評論家只知其一。未知其二。試察牛乳消毒後，病菌大減。多少危險傳染病，因不復發作。何莫非消毒之功。然此輩竟未見及此。故衞生家仍多贊成消毒之舉。惟勸吾人以新鮮橙汁或番茄汁爲之輔。以補消毒牛乳之不足。則壞血病不足懼。若無新鮮橙汁或番茄汁。則生蘿蔔生胡蘿蔔，或生馬鈴薯之汁，亦有同等功效。

吾人討論食物問題，應本和緩與合作之精神。斯為實際上不二之途。今日已經成立之種製煉食物公司，資本已投至萬萬元之數，決非一旦可以改觀者。且亦非吾人可以須臾離者。試思防火所費六倍於衛生所費，則食物之不周，亦固其宜。吾人尙安得而責其不周耶？美國醫學會近二三年來，始承認發展公共衛生教育為唯一重大責任。今日各地之視飲食為戲耍之舉者，猶不一而足。蓋未嘗以為可與現行防疾方法聯成一體，而充自然治療術之一也。然則江湖庸醫所在皆是者，無足怪矣。吾人所聞關於飲食知識者，其來源要多無稽，不足為專門家道也。

昔希臘名賢希波革拉第司 Hippocrates 曾曰：「唯食物為良藥，唯良藥為食物。」凡明理之人，莫不承認人類疾病大多數由於飲食失調。動物平均壽算當生長時期之六七倍。準此則人類應享壽一百二十歲。然而人類好以飲食為作樂之會，只求口腹之慾，不暇顧及其他，於是遂多夭折。試展人壽保險公司之壽算豫期表一觀，而盡在目前。蓋自十六歲以上，即不復能盼壽算豫期之增加。此非至足驚心之事實乎？至於最近數年中，兒童壽算豫期之所以有進者。當然由於育兒方法之改良，與療治兒童疾病方法之進步。今人每於年屆四旬。方悟慎食之要。為時已晚。若能及早於二旬之頃，即勵行飲食衛生，結果何致於此。

雖然吾人並非固立不向前進者。當科學家發見植物所含礦質，較化學藥品所含礦質，易於吸收多多，應供動物食用。而吾人卽能確實推進一步。自化學藥品漸失信用。而丸散之屬消路遂滅。藥肆不能專賴丸散支持。則兼售書籍表鏡傀儡玩偶，及化粧品等物矣。

英國曾反對愛爾蘭馬鈴薯矣。且一馬鈴薯失收，而壞血病大行。於是向之反對者，至是不復反對矣。當人民以鹹肉麵包及濃麥酒供大宗食用時。乃不解新鮮植物之利益。甚至嫌避而遠之。如大黃僅稱園丁之珍玩。番茄號曰愛情苹果 Loveapple. 謂爲毒物。不敢染指。對於咖啡獨推崇備至。以爲可療百病。彼時人民之得苟活者，全賴果實，硬殼果，草根，樹皮，與漿果等而已。此等新鮮植物，功能促進消化。使內藏寶貴成分得以提出，歸諸人體。一旦有人曉喻於民衆，示之以植物蔬果如何裨益人體。而民衆始知多進蔬食。至於歷來相傳之成語，謂食物易於消化者必有益。則終爲篤論也。

其後思想與年俱變。時而專重熱量，謂食物之滋養價值完全繫於加羅里之多少。然自從發見生命素與有機鹽類之固有性質後，專重熱量之說乃受限制。蓋有甚富熱量之食物，竟不能養人者。則以其缺乏有機類及其他相關成分也。若謂人生只需熱量，則一人一日僅費美金一角，卽足以購置充分食物。須知有機鹽類苟缺乏者。雖生命素亦大失其用。故食蔬菜而棄渣滓，或食他物而遺其粗糙部分。皆非智者所爲也。

反對精製食物者。以其不能保存固有有機鹽類也。凡肉類，脂肪，與澱粉等富有熱量，可與汽車所用燃料相擬。徒傾燃料於機筒中。不藉火花以引火。其機不能發動也。所謂補益能力之食物 Energy foods 誠能助已損耗之組織，使復舊觀。惟單賴此類食物，亦不足為用。必輔之以鹽類，或具有電磁性質之礦物，俾供構成生命素之基礎。明此理者自知利用果實蔬菜及全粒穀類。且於選擇食物時，亦決不徒重熱量單位也。

又食料之無益於動物者，亦無益於人。此種結論亦有同一重要價值。試以實驗室內所備製之食物久飼動物。必傷其康健而後已。人類亦何獨不然。化學家僅知操弄玻璃杯與玻璃試管，以分析化驗食物。殊不知動物之消化管非可以與此等死物相提並論者也。故必以動物之消化管代替此等化驗器具。今日吾人所獲飲食上之實驗知識，皆大多數來自實驗室中之鼠，豚鼠，鳥類，猴等動物之身。又有病人實行慎食療治者。所食皆按特別規程。其效果亦足為證。凡此皆事實也。

美國及他國著名專家皆謂，若干羣常態康健之人，同按一種規程進食，其效果輒完全相同。偶有例外，必其人生活情形與衆立異。然不得謂為某種失和，在盡人身上皆發為同一病徵。試以酸質過多為例。甲患此，形於外者為盲腸炎，乙患之，形於外者或為扁桃腺炎 Tonsilitis 丙患之，形於外者又或為大腸涎膜炎 Colitis. 特此數種徵狀可以歸咎於一原因。則體內鹼質失其均衡是也。

食者本能也。若以食與食慾並論。人類反不如多數動物睿智之高。動物在野。遂其自然生活時。能察孰者為有害食物，而避之。人類則不然。人類食慾一發，輒思糖食，甘飴，麥酒，以及藥劑。

苟聽從食慾之命，必易生危害。是非可託賴者也。成人食慾發作，不知自制。其愚誠與小兒之饕餮無二。小約翰嘗糕而美之，連添二次。其母警之曰：「昔有小兒啖糕過多，裂腹而死。」小約翰不信曰：「食糕無所謂太多。」其母曰：「信有之。否則彼兒何以裂腹而死。」小約翰不之顧。第四次以碟進，且曰：「我家無多兒。」吾輩成人之縱食自害，視此亦約翰一邱之貉耳。

「牙科彙編」The Dental Digest 主筆克拉拍博士 Dr. Clapp. 一日爲余述波士頓之福賽司研究院 Forsythe Institute，有豪博士 Dr. Howe 試驗猴之飲食問題。諸猴中有受食與普通人類相若者。居無何，不復能耐，則吞食籠底上之木屑。試投紙籠中以代木屑。則逕嚙紙。豪博士信猴有需乎粗糲物質，而爲精製食物中所不具。故吞木屑嚙紙以代之。遂取普通濾紙，逐日飼猴。當作正式食料之一。紙中所含，幾全係纖維質，並無滋養料。然猴食之而後安。克拉拍博士自得此經驗後，因悟出一種新奇觀念。夫橙皮亦係纖維質。何不取作人類食物。乃操利刀削去橙實最外紅皮一層。其中皆油細胞。味苦不堪食者也。紅皮既除。連白皮切成八塊。悉啖之。惟遺其核而已。余聞而善之。爲衆人告。尤勸平日少食蔬菜者如是行之。蓋此輩所食甚缺粗糙渣滓性之物質故也。余爲此議時，當然附帶規定橙實不可與若干不相調和之食品同進。此實自然而然，絕不可少之假定。無庸明文爲之指出。

近來關於食物衞生之道，思想日新。足爲進步之徵。不數年前，余與一專家討論飲食問題。此君反對牛乳與酸果同食。嗣後再過訪，此君已變其故態。而與餘子謀合番茄之見屛於衆人者，不過幾年前事耳。彼時患風濕骨痛及脚風病者，尤相戒不可食。今日吾人方知此類果實與橙等食時雖酸，然入血之後，乃有構成鹼質之效力。昔以番茄含蓚酸不宜食。今則知其爲量至微，實不足慮。故前人杞憂不復能成立。若謂番茄能導起尿酸，毋甯謂其能救治尿酸之患。

近年種種新發見之事物，當推馮克博士 Dr. Funk 與馬可倫博士所發見生命素爲最要。生命素凡有五種。雖迄今尚無人能將此等奇異物質一一單獨提出，或分別認淸，顧其對於康健上之價値，則早經證明無疑。若食物中缺乏第一種生命素，吾人極易患目疾，若無第二種生命素，則腸道之發動分泌吸收與保護諸功用，皆失其常。無第三種生命素，則壞血病以起。無第四種生命素，則人畜皆不免於軟骨病 Rickets. 其第五種據稱與生殖有關。惟吾人所知太鮮。未便輕於討論。

前人頗有深信食物中藏有救生增壽之奇異物質者。學舍生徒不得新鮮蔬食及生果實者，每失其注意力，讀書毫無精神，且易於激怒。若因缺乏第三種生命素而惹起壞血病者，多食果實可以治愈。

今日言生命素者衆矣。其中事實有甚饒興趣又利於實用者。略舉數端如下。食物最富於第一種生命素者爲牛乳油，鱉肝油，卵黃，椰菜，胡蘿蔔，菠菜，腎及牛乳。至於蒸發過之牛乳，苟製煉得法，亦能保其多量之第一種生命素，而不失。穀類所含至少。果實中獨推番茄所含較多。

又據經驗得來之知識。冬月以牛乳哺嬰兒，效果不若夏月之美滿。蓋夏月牛食青草。乳中饒有礦質。冬月就食於棚下，以枯藁果腹。乳中乃乏礦質。若論第一種生命素之多寡，則鱉肝油所含較勝牛乳油二百倍云。

第二種生命素則多數蔬菜牛乳與拘櫞科果實俱有之。其實不獨拘櫞科果實有之，卽凡果實莫不含有少量。穀類當其生時亦含第二種生命素。惟一經製煉，如白麵粉，細舂米，滅菌玉蜀黍粉等，則成分大減。殆於不復存留。又肉類與魚類亦頗有此物。足見此第二種生命素在五者之中分布實爲最廣。酵母中尤最富。惟脂肪及油類獨無之。

第三種生命素遇熱卽變性質。據云華氏一百三十度以上，便不復能存。此物大約蔬果所獨有。而尤以椰菜，萵苣，檸檬，橙橘，番茄等爲特富。他若美國柚 Grapefruit 葱青豌豆，菠菜等所含之量僅略遜而已。世人頗有反對烹飪之習者。最大理由卽因食物既熟，而第三種生命素卽隨之毀滅云。又製罐頭食物所經手續，亦能傷及第三種生命素。幸而尚有多種食物飽含此要素者，皆便生啖，既易咀嚼，亦利消化。吾人正宜食之，以補不足也。

第四種生命素功能防止人畜之軟骨病。此病爲滋養不足所生諸患中之最普通者。惜吾人猶未能多探發第四種生命素之來源。據今日所知，治軟骨病之方不出日光與鱉肝油二途。鱉肝油爲今日已知之第四種生命素之唯一來源。或稱卵黃牛乳與牛乳油中均有之。此則尙待證實。故居今而言第四種生命素，唯鱉肝油一物確可當選。卽其效驗亦可靠也。惟總而言之，平常日食諸物中太缺此物。故醫士每勸人以時略進鱉肝油，藉資補養。他如萵苣，菠菜，及若干植物油類本不含任何抗脊髓炎 Anti-rachitic 之本質。然曝諸日光下，若竟能生第四種生命素，或性質相類似之他物質也者。此第四種生命素甚穩固，遇烹飪之熱而不傷。余聞生命素專家衆口一辭反對人造生命素食物與人造生命素藥丸等。據謂此等商品號稱有生命素之功用。徧登廣告吸引顧主，其實全無價値云。此輩專家對於一切滋養不足之疾病，惟主多食天然品，少食人造品。一言以蔽之，新鮮原來牛乳，多葉綠色蔬菜，生果實，鱉肝油，或日光，爲唯一可靠之補救方法。

以上不過發端之論。僅示人以各種生命素之來源而已。今且進而研究此問題之中心。則求所以選擇諸食品，與配合諸食品。務使血液不變爲酸性也。然未謀實用飲食方略以前，應先粗論烹飪與封藏對於食物上之影響。蓋熱能毀滅食物滋養成分之說，爭論者衆矣。其中頗有事實可舉也。

報章雜誌中提倡生食之利益者，幾於連篇累牘。輒謂天生人類，自具生食之慾。本無需乎烹調加味以資激刺。而烹熟食物又太易吞咽。不必大嚼。因此牙齒不能長保强健。至於熱，不獨毀滅生命素，且縮減食物之體積。以致難辨其爲若何性質。烹飪者，文明生活之產物也。罐藏者，文明愈益發達之結果也。城市地狹人稠。非盡人能享園圃之福。於是不得不依賴新法以製煉食物，保存食物，以及轉運而分布之。拿破倫嘗感貯藏食物之爲急需，下令懸賞徵求良法。今日罐藏事業大興，要卽濫觴於此。

討論烹調問題者，不可忽視此中有一至理。蓋食物滋養成分所以能益人者，多賴進食時嘗而甘之也。故物必便於咀呑食之，以爲快樂。然後方易奏效。今夫澱粉爲重要食物之一。惟必烹透，始易消化。又不僅穀類爲然。馬鈴薯與諸豆莢亦若是。蔬菜之饒木質纖維者，尤非烹熟不可。肉類老者未必不如嫩者之滋養。而價則較賤。善烹之，亦自易嚼咽也。

須知烹飪之舉，雖有時帶美術性。而足以取厭於人之處亦自不乏。前人對此，每易忽視。輒委諸不識不知之列。時至今日，當然不復能縱容。關於烹飪之研究，書籍甚夥。而以農業部家庭經濟局所出報告爲尤可貴。據最近考得，欲求蔬菜羹中仍具生命素而不滅，其法甚易。凡多葉植物原含第一種生命素者，微烹至柔軟爲度。不待其過熟而縮皺，則所喪失之第一種生命素實至微。不足損其滋養大力也。烹食之訣，在溫度略高，時間較短。若溫度略低，而時間較長。則滋養料易遭損毀。是以速烹乃勝於緩烹也。

如龍鬚菜 Asparagus 等，煑至二十分之久，已喪失滋養料殆盡。然能烹煑合法，未嘗不可保留其美質。平常食馬鈴薯者，輒去皮浸冷水中而後煑之。此大不宜。若去皮後，立與削下之皮一並投入沸水中。則滋養料得以保存不失。常人多輕視果皮及蔬菜頂端之葉。棄而不用。又於烹煑蔬食後，每傾去原汁。此皆大誤特誤。蓋食物中最珍貴之成分，咸隨此數者以去矣。豈不至可惜哉。

新時代開幕。吾人能操縱用火之熱度。而確定其高下程度。如烹椰菜所用熱度應較沸度稍低。則其滋養成分皆不至多喪。庖廚中加熱減熱，咸能從人所欲。不復效已往之聽其自然者矣。

經營罐藏事業者所能成就者，在家庭庖人亦能爲之。此其例證固彰明較著。若罐藏方法不合科學原理。必不能發達至於今日之甚。經營此業者時在精勤研究，逐步推進。皆有重大關係。如美國某最大大學曾發見罐藏番茄含第一第二兩種生命素之多，實超出橙汁上。惟含第三種生命素則較少云。又豌豆之入罐者亦有此種情形。番茄與豌豆作罐藏者至多，除玉蜀黍外，卽推此二物。罐藏菠菜所存第一第三兩種生命素，不減原來分量。雖藏至三年之久無傷也。按新法製藏萃果，其中第三種生命素幾可悉數保存。又據實驗所獲，秋日所藏萃果，明春啓罐察之，其生命素分量毫未減少。此其成績不可謂不驚人者矣。反之，萃果貯置於冷空氣中。歷八閱月，而第三種生命素已減至不及原來之半。罐藏桃實之生命素成分，視新鮮桃實，竟無何等遜色。此亦實地驗得者。凡此種種事實，當然非人人所肯信。然有志於籌畫戶口稠密之城市中之冬糧問題者，聞此喜訊，自覺十分鼓舞興起也。

關於焙製麵包，熱力猶非旨要問題。其堪注意之點，乃在應否提去麥粒中之礦質成分。褐色麵包，卽俗稱黑麵包，乃整麥粒所製，內含原來礦質成分，全分未動。較普通所食白麵包之滋養力爲優。惟白麵包較美觀，且能久置不壞，遠非白麵包所及。衛生家試於白麵包外，增加半乳以補足必需之滋養成分。顧未爲衆人注意。至於今日之趨勢，實漸向整麥粒一方。雖進行頗緩，而殊堅決。彼麵粉商與麵包師向來投大多數之嗜好。又圖減少麵包腐壞之機會至於極低。故捨褐而製白。今若提創褐麵包，則此兩項商人須先解決難題。卽盡棄成法而改絃更張也。白麵包亦未可厚非。其所儲藏能力分量固甚高。若食白麵包而兼進蔬菜果實與牛乳，亦足以償補其所乏。今日大規模罐藏公司與麵包作坊，不復聽信舊式庖人。而代之以化學家。故所製食品乃勝於普通人家主婦與膳夫所備者。

又肉食一問題亦爲爭論要點。反對者謂肉類善於構造酸質。或視殺生爲不仁。甚有謂肉食令人獸起好鬬之心者。故亦戒用。主張第三說者，輒舉動物爲例。如馴擾動物本食植物者，改飼以肉，竟變爲獷惡。而獷惡動物本食肉類者，改飼以植物，亦能變爲馴擾云云。因更推至人類。謂肉食民族最好戰爭。而蔬食爲主之印度人，與以牛乳及附屬產物爲主之瑞士人等，則和平謹愼。

吾人所以多用肉食者，一則爲其可以減少烹調上之困難，蓋既有肉，則湊合其他數種食料，卽成一餐。食之可口。於願已足。不費思索而烹調之能事已畢。所謂省事辦法也。獸肉魚肉與鳥肉富於蛋白質與燐質。而絀於鈣質。瘦肉僅含少量第二種生命素。餘俱缺。如腺狀器官，卽肝，腎。膵等，頗饒第一種生命素。此外或稍具第三種。反對肝腎膵等腺狀器官者，謂爲內藏尿酸。然本信此說者，或已改態度而奉此類爲有益食物矣。至紅肉與白肉有無分別，似非爲科學家所信。若兩者誠無差別，則病人可食白肉而不可近紅肉之說，完全不能成立矣。討論肉食問題，所當注意之唯一大要點，爲求免除肉質渣滓在腸內腐化是已。

肉食民族富有進取心。已攫得地面上大宗資產肉食民族中頗多強盛者。顧亦有式微莫振者，如埃斯基摩人是。獸中如獅食肉，如象絕對不嘗齒。斯賓塞嗜肉而牛頓，蕭伯納 George Bernard shaw 嗜蔬食。然則讀者自擇可耳。

肉食獸撲殺弱小動物。吞噬其全屍。以獲生命素。惟其兼吞一部分血與骨，乃能吸收鈣質。爲淨食肌肉者所不能得。埃斯基摩人以肉爲大宗。而輔之以草本植物，漿果及海藻。其食動物，並吞器官與血液。而於肉則幾等生啖。埃斯基摩人極壯健。能耐酷寒。然與彼族同居之馴鹿，專食草者，強頑亦如之。

就人類牙齒與消化器官而論，若適合於容受中量之肉食者。肉內所含蛋白質。高出豆莢等蔬菜內所含者。故此等蔬菜雖可以代替肉類，而終不及肉類之佳，此據美國農業部最近考察之結論。又肉類所挾之脂肪，在人體中較易產生能力與脂肪。視澱粉與糖之功用爲大。此亦爲業經證明之事實也。

惟食肉過多，確有大害。凡飲食上之問題，無非由於食慾不能受統制而起，有婦人患病就醫於施藥局。醫命實行減食。授之以食單。使知宜忌。婦疾迄不少瘳。醫怪而遣一社會狀況調查員往探詢之。婦自承病益重。然堅謂履行醫囑。所命食者，無不備食。調查員疑而復問其另食他物否。病婦遲答曰：「除吾平常所進諸品外，未嘗一食他物。」此普通人對於飲食衞生之觀念，幾欲令人廢然返也。

雜食如人類，應以肉爲正當食品之一。肉之未敗者誠能有益於人，將來肉類產量若減少，則食肉之習自隨之而替。此不關衞生問題也。今人已有討論用獸乳與用獸肉孰爲經濟者，蓋縣欲察究以草飼畜所得之肉若使改變爲乳，是否能予人以多多量之滋養料。據科學家所考得，乳牛食草，自草中能力與蛋白質轉製成乳，以爲人用，實遠較菜牛食草專使生肉以供屠食者爲合乎經濟云。

鳥肉與魚肉視其他肉類無甚區別。鮭也，鯖也，鰣也，鯡也，脂肪最富。善於供人以能力。瘦魚如鱉，如鰈 Flounder，如小鱉 Haddock 等，頗類獸之瘦筋肉。以蛋白質爲可貴。魚類皆含第一種生命素。魚油則含第四種生命素。尤以魚肝油爲最富。蓋今日所知第四種生命素之來源，唯此爲信而有徵。海魚獨饒碘質，爲任何其他食物所不及。生蠔與生蛤蜊均含第三種生命素。亦有碘質。碘質功能防遏鵝喉 Goitre. 凡以魚爲大宗食物之民族，皆不患此疾云。英美人相傳月名無R字母時，卽五六七八等四月內，不可食蠔。蓋此時正當生育，含有幼蠔成團，食之若多砂粒者，頗感不快。惟在澳洲則不然。彼中之蠔直散其子於水中，故周年可以食也。

昔有聞人曾曰：「無燐質則無思想。」於是有人爲之曲解，以魚爲益腦食物。其實魚體所含燐質並非特多。卽使果然特多，亦不歸宿於腦，以激發人之思想。此類以訛傳訛之說，爲飲食問題中所常遇皆荒誕無稽者也。

欲求身健心靈，有若干基本規則必須愼守。飲食諸品中當然推水爲首要。常人每謂硬水能供人體以石灰。其實不然。惟蔬果所含有機物質中之石灰乃得達人體。今日科學家頗不贊成以硬水爲飲料。蓋非徒無益，且每致鵝喉便秘與食滯Dyspepsia等疾。軟水與蒸餾水能利導腎之工作。且使脈管不致過早變硬。凡供飲用及烹飪用者最好取蒸餾水，而通入適當之炭酸氣。較各種礦泉硬水遠勝也。

人體重量三分之二皆係水。骨中最少。僅佔骨重百分之十。血及其他液體中最多。乃居百分之九十九又十分之五。多食蛋白質及陳舊食物者，多需水。以期糟粕易於溶解而排出。然非謂徒飲多量之水，卽足以滌淨身體內部，而使神光煥發。此實大謬。蓋體內酸質必先經鹼性原質與之化合。所謂鹼性原質卽指鈉等而言。化合後，被血液所吸收。卽不慮酸質過賸。故滌蕩人體機關之舉，乃一種電力化學之過程。若食物過多，隨後再飲多量之水。則沖稀血液減薄消化液之濃度。而使心腎與太過操勞。此當然非所宜也。

吾人飲水，應以身體所需之量爲度。過度則有害。他如美味飲料，純爲快樂起見者，當然亦在此限制之下。若多食蔬果，所受水分實已幾乎足應需求。每鮮果一磅，約含清水一英勺 Fint 弱。其純潔莫可與京。動物之以草爲食者，絕少飲水。則以草中已含百分之八十至百分之九十之水。故無事他求。至冰水亦以戒飲爲是。進食之時，每好同時進飲。論者多非之。尤以餐中有澱粉質食物爲最忌。因澱粉不應冲稀也。

研究飲食之事者，首須認淸孰者能製造酸質，孰者能製造鹼質。屬於前一類者，有肉，魚，鷄鴨等家禽，卵白，豆莢，豆粒，(連乾豌豆，豆莢，扁豆 Lentils 等在內) 動物臟腑，動物脂肪，(除乳酪，牛乳油，及卵黃) 梅，鶴頸莓 Cranberries，大黃，一切穀粒 (包括麵包及晨餐麥粥，煎餅等) 及大多數富有蛋白質之食品。此等皆不宜多食。

其能製造鹼質之食物，舉其重要者，則有蔬菜之全體，除上述豆類及大黃。有鮮乾果實之全體，除上述梅及鶴頸莓。有一切漿果，有牛乳。枸櫞科果實含枸櫞酸。惟其最後反應乃能製造鹼質。則以此等果液內含苛性鉀 Potash 甚多故耳。

試讀上列二名單，可知多數人所食者實太偏重製造酸質之物。所食不調，體內遂多淤毒。令人動輒感冒，或染他疾。此等疾病或逕由酸質過賸而起，或因酸質過賸而格外易於加重。欲求解救，自應多補製造鹼質食物。以期雙方勻稱。至於鹼方食物應居總量幾成，則爲說不一。最低者爲百分之六十。最高者爲百分之八十。美國有所謂愼食保身會 Defensive-Diet League 者主張鹼方百分之八十。酸方百分之二十。推行甚力。惟此種成分不可一槪而論。應由個人親自試驗。務求適合一己之需要。

研究飲食衞生之專家，皆謂鹼性血液，爲康健唯一基礎。血內含有五種鹼性原質。卽鈉，鉀，鈣，鐵，及錳。又四種酸性原質。卽矽，氯，硫，及燐。營利之徒或製成特種化合食物。號稱饒有某饒某礦質。功能裨益人體。售之致富。然血中硫或燐過於充斥者，其結果必凶多吉少。曾有以鼠爲試驗品者。取市售人造多燐食物以飼鼠。竟致不起。然則揚言可補益腦骨與神經之說，尚足信乎？又售汽水者往往取檸以代眞果酸。其危險誠不堪設想。

雖然構成酸質之原質，非盡不可攝用。不過鹼性食物應超過酸性食物。若遇必要時，尤宜特別增多。庶可挽救酸質過賸之弊，而建立正當平衡。蓋鹼質不妨過多。若有賸餘，立與腎所泌出之無害鹽類相結合，而排洩於外。反之。苟酸質過賸，必吸取多量鹼質，使其速趨耗竭。而人體康健，因以不保。肉類與穀類所以不可多食者。即因此故。吾人慣聞酸質過賸病 Acidosis 矣。而未聞有鹼質過賸病 Alkalinosis 者也。有之，亦惟服藥所致。非關飲食。

上文所述酸質過賸之爲患，已不少矣。顧於酸性食物之爲用，尙有未曾備論者，計諸種酸中，其足以稱和善者，卽於人最無損害者，當推橙橘等果實中之枸櫞酸，苹果中之苹果酸 Malic acid.葡萄中之酒石酸 Tartaric acid，與酸牛乳等物中之乳酸 Lactic acid 等。醋與醋漬菜 Pickles 中之醋酸，功能防腐，有奇效，惟非良善食品。食物中有能戕害一種生活細胞者，對於其他細胞，恐亦不能有利。至於易生禍患之有機酸類，則有酸模 Sorrel. 與大黃中之袖酸，茶咖啡等植物中之鞣酸 Tannic acid，與安息香酸 Benzoic acid 肉類中之尿酸，及脂肪腐壞後所生之乳油酸 Butyric acid.

腸內藏貯腐敗物質，因而中毒者，最好以酸牛乳與酵母救治之。頗有奇效。又酵母隨時單獨食之，能已便秘。最近發見之益人食物，爲德國酸菜 Sauerkraut 蓋椰菜本饒第一二三三種生命素。又含石灰，苛性鉀，燐，及鈣。及其製成酸菜，最易消化。故爲養生佳品。此外復含乳酸。功能輔助腸管。此種德國酸菜尤以生食爲最宜。

近年來橙汁之聲價日高。誠有至理。凡哺嬰兒與兒童者，咸視爲理想中無上品。嬰兒初生未久，尚不能吞鱉肝油，已早可進橙液。晨起先飲橙液一杯，則三十分或四十分後再進澱粉或蛋白質晨餐。其酸性過臘之弊可以相抵甚多。夜間亦可食橙。惟以苹果爲較相宜。蓋其性較和緩也。檸檬亦大爲人重。其第一功效在能補肝。或主張臨寢前飲檸檬液一大匙，調以食鹽一撮。每間數日一服。試行之，頗著成效。又檸檬實所含之枸櫞酸，加入茶內，可以與鞣質 Tannin 相中和，而減輕其害。

據專家考察，吾人飲食上之不良習慣，乃與目疾齒病爲因。有患目光損失者，經改良食單，而竟霍然。故自審視覺有虧者，宜先尋其起因，是否由於本身之自受毒。雖然目疾之起，原因孔多，不必盡由飲食疏失。惟慎食一道，確能保全人之視力，則無可疑。

齒蛀亦泰半由於食物配合不勻稱。口腔內發生微生物，及口腔內發酵，昔皆以爲足致齲齒。今已不復爲人信。蓋此等微生物及發酵之舉，其害人齒牙，尚不若食物缺點之爲烈。試觀夫猴。其齒與人完全相似。猴之嚙食天然物品者，齒牙永久健全，至死不朽。若飼以成分不齊備之物品，如常人所食，則幼猴硬顎之穹頂變狹，而齒相接極近。羣相擁擠。無復整齊之象。小兒食物有欠缺，結果亦復如此。故將來牙醫遇此類患者，不爲減輕衆牙之擁擠狀況，而勸小兒之母改良飼兒之方使其能獲一切應有之食物成分。

欲身體恢復健康者、各有主張。而齋戒一舉信者獨多。然余所信諸專家則以爲持齋並不能洗滌人之消化管。雖不進食之時，腺狀器官依舊分泌其特性消化液，膽中膽汁仍流入腸腔。故斷食至一週或一旬以後。腎內排出之腐化產物已增至四五倍。凡持齋日久者，其軀體組織並不能返老還童。實際上並無可佐證也。據如馬可倫博士言，下等動物絕食而返老還童。人類則無由。惟偶行短期齋戒，又當別論。如若干敎派所虔奉者，人莫不視爲果有利益。蓋多食蛋白質物品者，消化管內易於堆積汚穢產物，以時斷食，可以容其排出，而圖潔淨。

今日最要急務爲研究某種食物應與某種食物同時並進。若徒事屏斥一種食物，以爲全不可近。此易爲也。法國著名外科醫士部商 Gean Bouchon 反對以食鹽調味。謂鹽不獨能使筋肉組織變爲乾涸，且能致關節炎 Arthritis. 他如盲腸炎，胃瘍 Gastric ulcer，肝石淋 Stones in the liver，腎石淋，膽囊石淋等疾，亦多由此而起。及吾人欲考某種食物與某種食物可以混合並進，求其信而有徵，確切不移，則大感困難。蓋令人不敢輕信故也。余所搜集各種食方，多至數百通。多係醫院及衛生局所備置。又有數十通則研究此道之專家所條陳者。此等食方，寬嚴懸絕。最重自然者，則謂應完全生食，廢絕烹飪。而最重放任者，則謂幾可完全自由欲食何物，斯食何物。然而此中未嘗不具共同之基本原則。試爲抉出若干結論於次。

俗見每以爲多食方足維持體力。此妄言也。食量不求其大，乃求其較小。惟食物之品質必須合宜。凡人體重過度者，多因所食過多，運動不足，而又嗜糖飴之故。就五十歲之人而論，體重逾平均量五十磅者。其壽算豫期只得常人之半。然號稱可以減瘦之秘製藥方，甚多危險。不可輕嘗。凡令體重驟減之術，皆足以致酸質過騰病。且其他惡果亦必隨至。欲求減瘦，不必從事猛烈運動。亦不必發汗過多。應仔細審查食物。擇其適宜者進之。自能使體重返諸平均量也。關於此項問題，約有名著六七種。任取其一讀之，自可解決擇食之宜忌也。

欲責罵兒童須在飯後一小時

恐懼，忿怒，與痛苦均足妨碍消化。吾人應善誌之。爲父母者欲責罵兒童，應俟飯後一小時以外。胃弱之輩，每見食物而懷疑。或心蓄成見以爲有害。於是入腹愈不易消化。故食時務宜釋念。不可稍存愁思。

食物單調並不足爲患。只須化學成分應有盡有，而又食而甘之，卽能益人。阿剌伯之貝督英部落 Bedouins，遊牧爲生。專食酸乳凝乳 Curds，及海棗。月嘗羊肉一二次。而體氣至健。疾病幾於不聞。享壽尤高。令人深羡。美國人生活最與新鮮蔬菜不相近。故應特別注意。列爲食事中之首要。而多進之。多多益善。其次卽牛乳與果實。若以此數要需爲本原，而於其上建立食單，必不致有大誤。蔬菜中尤以多葉者爲貴。最宜常取供饌。每日應有一餐略輔以肉，魚，雞卵，或家禽則益臻完美。酸牛乳切不可輕視。又陰晦之月，宜稍進鰲肝油，以補陽光之不足。自能益人。嗜甘味而不願絕白糖者，當取蜂蜜以代其利實超出白糖之上也。

若有意更進一步而深究之者，可守食物研究團之條陳。如美國愼食保身會所建議者是。此會中人以爲食物中雖有自身本善良者及兩兩相並，或竟變性傷人。因本此觀念，考察一切食料之鹹性。彼等考得果實忌與濃厚澱粉食物同進。又濃厚蛋白質食物亦忌與濃厚澱粉食物同進。卽麵包米飯穀粒等，不可與肉，魚，雞卵，或果實等並食。最好晨餐以果實與牛乳爲主。午餐澱粉物與蔬菜並進。晚餐不妨備肉。其嗜此者可於此時一嘗之。惟須佐以蔬菜，生拌菜，果實等。至於白糖，鹽，醋，及一切香料皆當遠避。若必欲飲咖啡者，須飲黑色之咖啡。卽純淨咖啡，不和牛乳與糖者。

至澱粉爲物，確屬養身所不可缺。此諸家所公認。惟備製不合，輔佐失當，則引起衆多疾病。赫邑博士Dr. William Howard Hay爲飲食專家。論者動輒徵引其說。今亦錄其澱粉消化談於次：「按澱粉須遇鹼質當令，始能完全消化。故此類多炭食物不宜與酸性果實相混合。酸性果實之最後功效固屬增進體內鹼質。應目爲鹽基構造物。惟吞食之時，所含自由酸質甚多，當此短時期內已足以妨礙澱粉之消化。故澱粉食物及糖類皆不應與酸類質及蛋白食物並進云。」余曾向衆專家求教。所聞幾無不如是。紐約百病醫學校及百病療養院 Polyclinic Medical school and Hospital 之諾爾曼博士Dr. N. Phillip Norman 亦然其說。」

食物問題不獨關係社會與實業。且與將來人類健康大有影響。預料他年必有人與動物爭食之一日。安可不早爲之防。然吾人多視飲食爲純乎取樂之道。偶聞純食衞生之詰，誡輒以爲將褫奪人生自由樂趣。而掩耳疾走。悻悻然不待終聽。人多甯俟疾作而服藥。不願未雨綢繆勵行自制於平日。所謂飲食合法之功效，非可一蹴即致。必經競爭奮鬭而後可得。今日通行之食單，所備列食品，多不合衞生。欲自其中選擇數色，湊成鹼酸兩方勻稱之一餐。誠大費商量。即吾人軀體方面久習於飽食，一旦削減食物之量，胃中必感空虛而深覺不快。但此種不快之感覺不過暫時而已。及消化機械習於新辦法，則諸事進行順遂。而人體乃受其賜。只求能忍。見效甚速也。今美國達特馬司大學 Dartmouth College 勵行飲食與體操上之實驗。收效甚著。苟全國教育機關悉起而圖之，則改良習慣之舉並非難事。

常人對於飲食衞生之道，或重視，或輕視。乃隨其目前康健程度爲轉移。如美洲之偉碩紅人。自謂身體常健，無所事於祈禱上帝。設與語飲食衞生者，必笑爲迂拙。有飲食衞生宣傳員某甲，軀幹瘦小，儀容猥瑣。而宣傳甚力。一日正在街頭演講長生祕訣。遇一勞工者。體格至壯碩。立聽俄頃，問曰：「先生果曾盡行之乎？」宣傳員一本誠心應之曰：「然，余已盡行之。」工人率爾而言曰：「是則無待於更嘵嘵者矣。」遂揚長以去。

欲人之信愼食可以預防病災，誠非易事。然吾人深信此舉確能辦到。前途光明。希望至大。則亦不容畏葸退縮。聯袂速與，盡力爲之。必有成功之一日也。

附注

按所附三表，均採自美國愼食保身會。原就美國生活情形而定。在中國當然須斟酌增損。特其主要原則，如鹼性應使勝過酸性等，則無可更動。

表中所列食物多係美國所常遇者。在我國若不易致，可代以近似物。

美國柚英文名曰 Grapefruit. 與我國普通之柚極近似。自可取代。

婆羅門參爲菊科植物。歐洲原產。肉根供食。有味似蠔。故另名 Oysterplant. 譯意爲蠔草。或蠔菜。學名 Tragopogon porrifolius.

美洲防風，英名 Parsnip，學名 Pastinacasativa. 爲南形科之一。經人工培植，其根始可食。

海棗係棗椰子或棗棕櫚之實 Datepalm. 亦稱波斯棗。實與我國之棗相似。性質亦頗近。可取我國之棗爲代。

鶴頸糊，英名 Cranberry，學名 Oxycoccus macrocarpus. 係石南科越橘屬。其漿果供食用。

冬季南瓜 Winter squash 卽南瓜或番南瓜之可以留待冬季食用者。

無花果乾與柿餅有同等功效。

圖書館不可不備此書！　研究國學者不可不備此書！
藏書家不可不備此書！　欲讀古書者不可不備此書！

叢書目彙編

沈乾一編　中裝四冊　實售四元八角

昔張文襄有言。叢書最便學者。爲其一部之中。可該衆籍。蒐殘存佚。爲功尤鉅。欲多讀古書。非買叢書不可。誠哉斯言。故叢書之於學者。最爲便利。凡欲購置書籍者。當以叢書爲先務也。

惟叢書至爲浩博。學者欲盡悉其書名。及編纂者之人名。以及內容之子目。而定去取。或抄錄於書肆。或借觀於藏書家。或得之傳聞。皆頗不易易。此叢書之目書所由輯也。

是書包括顧氏朱氏羅氏傅氏李氏以及日本松澤老泉氏等所編之叢書書目多種。外再加以增補。統計全書所搜叢書有二千餘種之多。可謂搜羅宏富。極書目之大觀者矣。

自來所編各叢書書目。大氐不易檢查。茲特變通舊例。不取經史子集等各種分類。而依各書名首一字筆畫之多寡。分類而排比之。又編索引一卷。弁冕簡端。詳註某書在某頁。至檢查時無思索門類之苦。而可以展卷即得。

各種叢書書目。其價值均頗昂貴。學者如欲盡購。則非三四十元不可。本書集各家之大成。眾美而畢備。且價值又甚低廉。購者可不感經濟之苦。

說文研究法

沈乾一著

漢許慎撰說文解字一書。推究六書之義。自來言小學者宗之。然於初學。頗難得其門徑。今沈君此書。專爲初學而作。其書共分二編。上編總論隸變及六書之屬。下編抉摘說文中最有趣味之字。分類而列。加以極淺顯之解釋。務使讀者引起讀說文之興趣。即由此擴而充之。不難登堂入奧。誠學者不可不讀之書也。每冊一元(編印中)

漢書藝文志箋注

沈乾一著

漢班固根據劉歆七略而作藝文志。著錄西漢以前之書。凡分六藝諸子詩賦兵書術數方技六類。條其原流。論其利弊。非僅爲治目錄學之要書。實亦學問之眉目。著述之門戶。自來爲該書作注解攷證者甚衆。沈君即各從其長。旁加搜括。綴爲是編。乃讀藝文志者不可闕之要籍也。每冊八角(編印中)

1 第一表

第一表

新鮮果實及乾製果實 除大梅實 梅實 及鶴頸莓. 凡菜蔬 新鮮蔬菜及乾製蔬菜. 除豆類(乾豌豆.豆莢.扁豆). 及大黃. 牛乳.各種 油乳 Buttermilk，凝乳 Clacber，酸乳. 枸櫞科果實 橙，橘，美國柚，檸檬，宜母子 Limes 等.特富於構造鹼質之成分. 此方所列蔬菜至少二十種.果實至少四十種.漿果至少十二種.從中易於選擇每餐食色.故鹼方比酸方多四倍之比數，不難維持.	構成酸質之食物 多蛋白質之食物 肉類 雞及其他家禽 魚 臟腑器官 卵白 硬殼果 豆類 動物脂肪 （除乳酪乳油及卵黃） 凡穀粒 及穀粒製造物如麵包等早餐食物. 大梅實 Large prunes 梅實，鶴頸莓，大黃. 構成鹼質之食物 凡果實

每餐皆應使鹼質食物佔多量.

雙方相比約為

百分之二十	百分之八十

第二表食物配合宜忌

有益之配合（中行與此行應相並）	食物	有害之配合（中行與此行忌相並）
牛乳酪酥硬殼果生拌蔬菜鮮肉或乾肉熟洋橄欖（甲）與（乙）不可並合先浸（乙）於冷水俟軟不可烹煮瓜只宜與他熟果實並食雖牛乳食物亦不可與瓜並進	果實（甲）鮮橙橘檸檬美國柚波羅桃苹果梨漿果等（除瓜類）（乙）乾苹果桃杏梨等	澱粉食物（麵包米飯馬鈴薯通心粉冬季南瓜穀類糊類）果實最好生食一切瓜類宜單食或與他已熟果實同食不可與牛乳食物同進
同上惟消化力佳亦不妨與澱粉食物並進	甜果海棗無花果葡萄乾等	甜果不應與酸果同食鮮果不應與乾果同食
酸性極重少食不可加糖與多葉蔬菜性質相逆大黃宜與葡萄乾合烹	大梅實梅實鶴頸莓大黃	酸性極重少食不可加糖與多葉蔬菜性質相逆大黃宜與葡萄乾合烹
果實蔬菜生菜視爲食物非飲料徐呷牛乳食物俱不可與瓜同進	牛乳	澱粉食物（麵包米飯馬鈴薯通心粉冬季南瓜穀類糊類）肉硬殼果卵
生拌蔬菜多葉蔬菜熟洋橄欖每餐只澱粉食物一色澱粉不可與酸果牛乳或肉相並合澱粉宜乾食不可和以流質細嚼	澱粉食物麵包馬鈴薯米飯穀粒食物摘下四小時之玉蜀黍冬季南瓜	肉卵酪酥硬硬殼果果實牛乳酥皮點心餅糕甜點心有餡粉團濃羹即加澱粉之醬非惟無用且有大害切戒
可與一切食物並進（玉蜀黍離莖二十四小時後性質與麵包相同）	綠色蔬菜菠菜甜玉蜀黍椰菜豌豆扁豆菜花茄等等	最好一餐之中既烹食某種蔬菜即不復生食蔬者已生食某種蔬菜亦不復烹食之
同上	用根蔬菜胡蘿蔔黍菜蘿球葱婆羅門參美洲防風紅蘿蔔等	同上若與澱粉同食每次只用一種菜根
多葉蔬菜用根蔬菜番茄果實生拌蔬果	鮮肉魚雞（四英兩爲度）	澱粉食物馬鈴薯米飯麵包通心粉冬季南瓜卵酪酥硬殼果牛乳
同上	火腿	同上戒用芥子番椒胡椒等強烈香料
闊多葉蔬蔬用根蔬菜生與果實番茄澱粉可與任何脂肪同	肥鹹肉	可與任何脂肪同食
食多葉蔬菜用根蔬菜果實番茄生拌蔬果	雞卵蛋用卵黃如連卵白每週不可逾三枚	酪酥硬殼果肉類澱粉食物牛乳與肉同性質戒食卵白
同上與肉功用	酪酥（每日至多二英兩）	硬殼果卵類肉類澱粉食物與肉同性質
同上較肉或卵爲優	硬殼果（每日至多二英兩）	酪酥卵類肉類澱粉食物與肉同性質
蔬菜果實牛乳硬殼果肉酪酥卵澱粉（須細嚼不和流質）	生番茄	不可與澱粉同時入口戒用濕潤澱粉食物
生拌蔬菜可與一切食物並合若有澱粉則生菜應配乳油醬永不用醋	拌生果等	食生拌果實時戒用澱粉不可配以醋及卵白宜用檸檬汁及卵黃
最好戒絕必食之須嚼爛多葉蔬菜生蔬菜不可共果實同食	麵條通心粉等	果實酪酥烹熟番茄卵肉其他澱粉食物麵條通心粉等最好戒絕
同上不可共乳酪牛乳糖或酸果同食	糊類漿粥類早餐穀食	牛乳果實卵糖蜜餞嚼爛方可咽市售之糖香料果醬果醬蜜餞罐縱果實宜少近每日食糖至多一英兩
代以蜂蜜厄糖漿或紅糖	蜜蜂糖糖漿	漂白過之粒糖與屑糖宜少用每日至多一英兩應以紅糖代白糖
咖啡宜節飲不加乳酪與糖多數人飲之無害食麵包時不可飲穀類所製飲料	飲料（牛乳非飲料）	每餐只進飲料一種

第三表模範食單

	早餐	午餐	晚餐
	理想早餐爲果實及牛乳牛乳須微溫徐徐飲之如欲進澱粉食物則餐前一小時先飲橙汁一盃	早餐已進果實及牛乳則午餐最好食澱粉物品及多藥蔬菜若早餐已進澱粉則午餐不可再食	多量生拌蔬果與澱粉食物一品同進爲最巳足不致令人感脹塞之患
第一日	橙(切片) 原來新鮮牛乳	全麥粉捲麵包 Wholewheat rolls. 蜂蜜 嫩椰菜心 Brusslssprouts 生拌蔬菜	炙小羊腿 綠豌豆 蒸胡羅蔔 椰菜(生拌) 果實(糖漿浸)
第二日	自熟海棗自熟無花果與萵苣同食 咖啡	焙馬鈴薯 綠豌豆 生拌椰菜 咖啡 硬糖	婆羅門參細粉 Oystér plant fluff, 蒸椰菜菠菜 生拌灌心番茄
第三日	美國柚 牛乳	蒸焦米飯 菠菜 綠色未熟豆莢	焙魚 綠菜豆 烤球葱 生拌番茄 果凍
第四日	烘麵包或烘方格餅 Wffles. 鹹肉 咖啡	苹果(一切四) 酪酥生拌蔬菜 第啡	龍鬚菜尖配 烘麵包 特製焙球葱 生拌雜蔬菜 焙製大麥糕 綠菜豆
第五日	整麥粒麵粉所製開花饅首 Whole wheat- muffins 咖啡 牛乳油 蜂蜜	乳酪菜花 生拌果實 牛乳	灌心羅蔔 嫩椰菜心 乳酪豌豆生拌芹菜 全麥麵包條
第六日	苹果 卵黃或鹹肉 咖啡	菠菜 卵黃(煮老) 芹菜番茄(生拌)	烤小雞 新鮮豌豆 鮮玉蜀黍糕 生拌絨苣 細片波羅
			晚餐前可進蔬菜羹一杯全由蔬菜熬成原液完全保存味至鮮美羹中絕對不加肉汁

Kongenitale Luesbehandlung

小兒梅毒之治療新法

沈志明

最新發明之史秘羅濟特。Spirozid 內服藥。爲遺傳性梅毒之神效治療法。此藥爲六〇六之前步。而功效則相同也。其法每清晨未食前半小時吮乳時。服四分之一或半片及至一片。等於025較大之孩。則以藥二片。溶於水內。連服一星期。第一次連服四日。以後須一星期中止。如是者約三四月之久。在中止服食期間。則以鉍Wismut血清注射。交換治之。曾有八孩患極重之內臟及繁茂皮膚梅毒。(內有一Parros及一半身痲痺)皆具有眞實梅毒驗法。用是法後。檢驗皆成負性反應矣。且能有佳美之體格。及增加體量。與愈貧血。可謂砒之非正式功用也。因有良美之結果。則此內服藥。可稱小兒梅毒之救星。況亦能用於初產之小孩。而防父母之遺傳焉。

德華醫學雜誌 第一卷第六號

本誌投稿簡章

本誌刊行宗旨。在普及新醫學及衛生常識。彼此發揮思想。研究學術。而促進醫藥界之進步。公共衛生建設之實現。

一 投寄之稿或自撰或翻譯，或介紹外國學說而附加意見，其文體不拘文言白話或歐美文字均所歡迎。

二 投寄之稿望繕寫清楚並加標點符號。

三 凡稿中有圖表等，務期明瞭清潔書於白素紙，以便直接付印。譯外國名詞須註明原字。

四 投寄譯稿請將原文題目，原著者姓名出版日期及地點詳細敘明。

五 稿末請注明姓字住址，以便通信，至揭載時如何署名聽投稿者自定。

六 投寄之稿揭載與否，本社可以豫覆，原稿若預先聲明並附寄郵資者可還原稿。

七 投寄之稿俟揭載後，本社酌致薄酬如下：(甲)單行本二百份 (乙)本雜誌 (丙)書劵 (丁)現金

八 原稿請寄上海梅白格路一百廿一號德華醫學雜誌社收為荷

民國十七年六月十五日出版

△德華醫學雜誌第六號

主幹者 醫學士 丁惠康

藥學主任 醫學博士 丁名全

醫學主任 醫學博士 丁錫康

出版者 德華醫學雜誌社 上海梅白格路一百廿一號

總發行所 醫學書局 上海梅白格路一百廿一號 即愛文義路巡捕房南首

(廣告刊例函索即寄)

定價表

每月一冊 全年十二冊

零售每冊大洋三角 郵費國內二分 國外八分

預定全年特價大洋二元四角(原價三元六角)

郵費國內不加 國外九角六分

新疆蒙古日本照國內 香港澳門照國外 郵費代價作九五折以一分四分及一角為限

郵章如有改動隨時增減

定閱諸君如有詢問事件或更改住址通信時務將（一）定單號數（二）定戶姓名（三）原寄何處三項詳細開明方可遵辦實緣定戶太多簿冊繁重非此三項無從檢查難免仍有誤寄特先聲明

Deu Hua Medizinische Monatsschrift

德華醫學雜誌

Verlag: E. Yoh Medical Press, Shanghai, Myburgh Road 121

德華醫藥學會出版 上海梅白格路一百廿一號醫學書局印行

I Jahrgang: 第一卷 | Juli 1928 | No. 7. 第七號

編輯者 Herausgegeben von: 醫學博士丁名全 Dr. med. M. T. Ding 醫學博士丁錫康 Dr. S. K. Ting M. D. 德醫學士丁惠康 Dr. W. K. Ting

撰述者 Unter Mitwirkung von:

醫學博士尤彭熙 Dr. med. B. C. Yuh; 醫學博士王畿道 Dr. med. C. D. Huang: 醫學博士江俊孫 Dr. med. T. S. Kiang: 醫學博士朱仰高 Dr. C. K. Tsue; 醫學博士李元善 Dr. med. Y. C. Li; 醫學博士李梅齡 Dr. med. M. L. Li: 醫學博士李中庸 Dr. med. C. J. Li 德醫學士杜明 Dr. K. M. Doo: 醫學博士金問祺 Dr. med. W. K. King: 醫學博士胡定安 Dr. med. Ping Hu 醫學博士周景文 Dr. med. K. W. Chow. 醫學博士周綸 Dr. med. L. Chow. 醫學博士周君常 Dr. med. C. T. Chow 德醫學士張森玉 Dr. S. N. Dschang; 醫學博士俞鳳賓 Dr. med Voonping Yu 醫學博士曾立羣 Dr med. L. K. Tschen: 醫學博士曹芳濤 Dr. F. D. Zau M. D.: 醫學博士趙志芳 Dr. med. C. F. Chao; 醫師蔡禹門 Dr. Y. M. Tscha; 醫師陳邦賢 Dr. P. I. Chen; 醫師孫祖烈 Dr. T. L. Sun; 醫學博士屠開元 Dr. med. K. Y. Do; 醫學博士顧祖仁 Dr. med. T. C. Koh

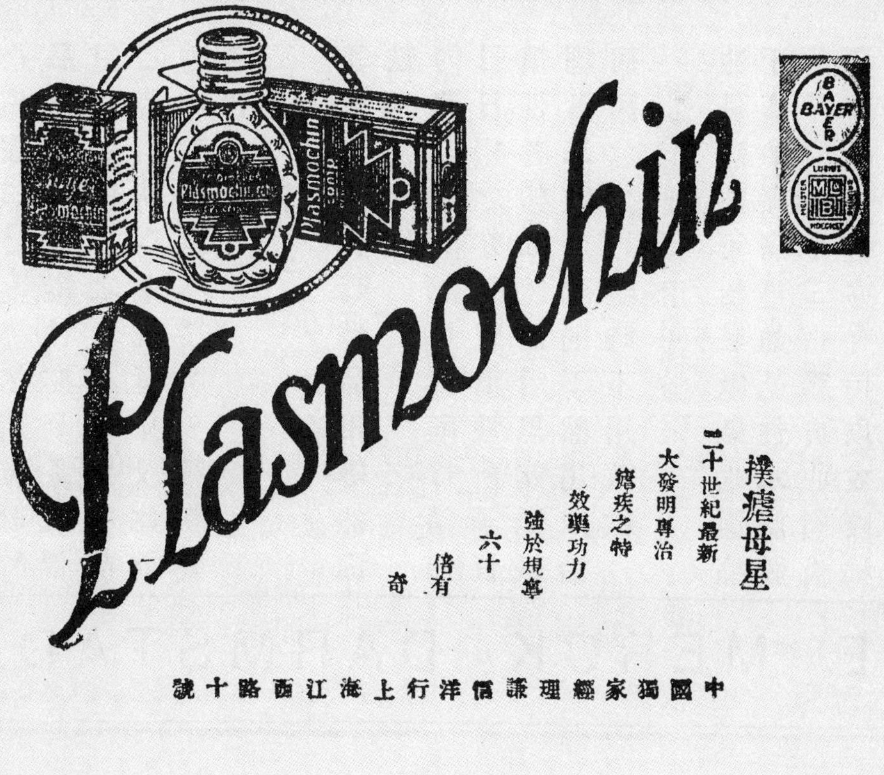

EUKODAL

德國怡默克廠
總經理

總代理
上海興華公司
廣東路十九號

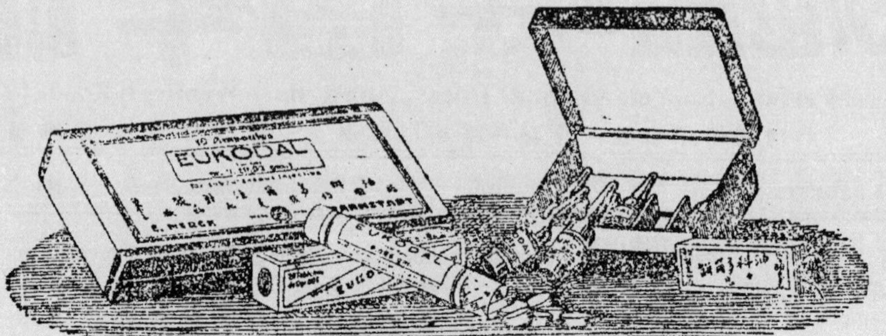

油科達爾

用法

安神咳嗽每次可服半片至一片

止痛每次可服一片至兩片最多至四片

油科達爾

止痛鎮靜醫藥界多藉重麻醉品然皆含有毒性亦易養成習慣性致使用之者有欲卻不能之勢怡默克藥廠有見及此欲矯此弊是以特發明一種新藥定名

油科達爾

其功用與各麻醉品相等然毒性毫無已經　．內務部化驗認可批准行銷即日日用之亦無習慣性所謂習慣性者即如飲酒者思飲吸紙煙者思吸是此則不然用以治病病愈後可隨時不用故欲

鎮痛安神莫如用油科達爾

油科達爾可治咳嗽氣喘腹痛牙痛神經痛再如乾性水胸膜炎胃潰傷十二指腸炎心肉炎等以能安神亦有用以戒除雅片者

E. MERCK, DARMSTADT

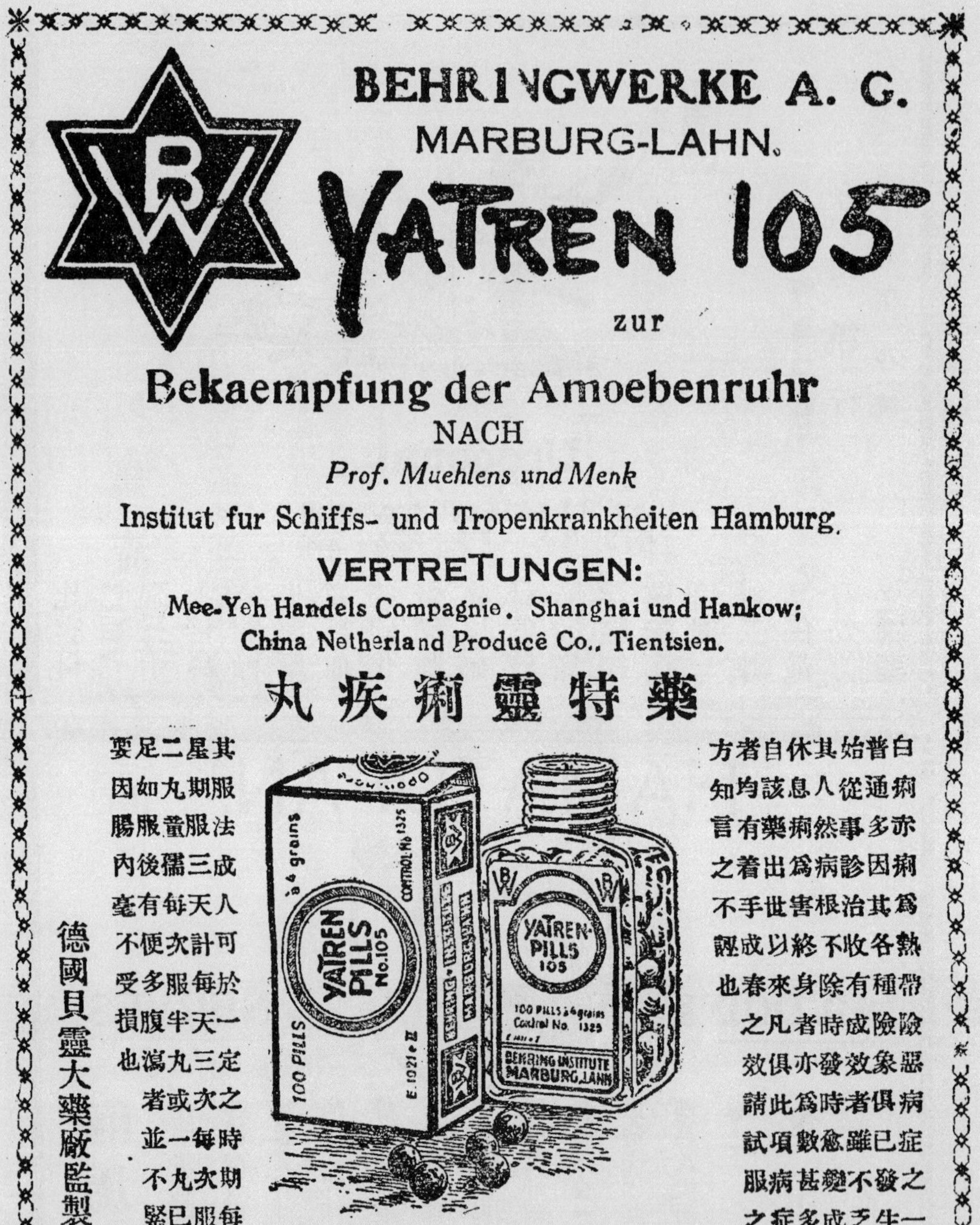
BEHRINGWERKE A. G.
MARBURG-LAHN.
YATREN 105
zur
Bekaempfung der Amoebenruhr
NACH
Prof. Muehlens und Menk
Institut fur Schiffs- und Tropenkrankheiten Hamburg.
VERTRETUNGEN:
Mee-Yeh Handels Compagnie. Shanghai und Hankow;
China Netherland Producê Co., Tientsien.
藥特靈痢疾丸
白痢亦痢爲熱帶險惡病症之一普通多因其各種險象俱已發生始從事診治收有成效者雖不乏其人然病根不除時發時愈變成休息痢爲害終身者亦爲數甚多自該藥出世以來凡俱此項病症者均有着手成春之效請試服之方知言之不誣也
其服法成人可於一定之時期每星期服三天計每天三次每次服二丸孺每次服半丸或一丸已足如服後有便多腹瀉者並不緊要因腸內毫不受損也
德國貝靈大藥廠監製
YATREN PILLS No.105
100 PILLS
YATREN-PILLS 105
BEHRING INSTITUTE MARBURG LAHN
Mee-yeh Handels Compagnie
SHANGHAI-HANKOW
上海
漢口
中國總經理咪吔洋行

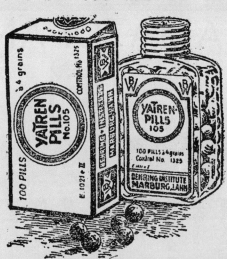

F. HOFFMANN-LA ROCHE & Co., Ltd. Co., Basle/Switzerland
Chemical Works

LONDON
PARIS
BERLIN
BRUXELLES

VIENNA
MILANO
NEW YORK
TOKYO

溴劑該如何服法？
如須服溴劑時必須服滋味甘美之

“羅氏”色多波
SEDOBROL "ROCHE"

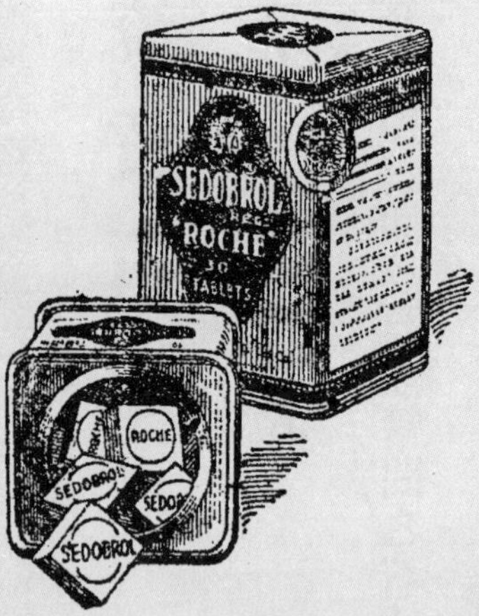

其味之佳能使病
人忘其為溴劑并
忘其為服藥也

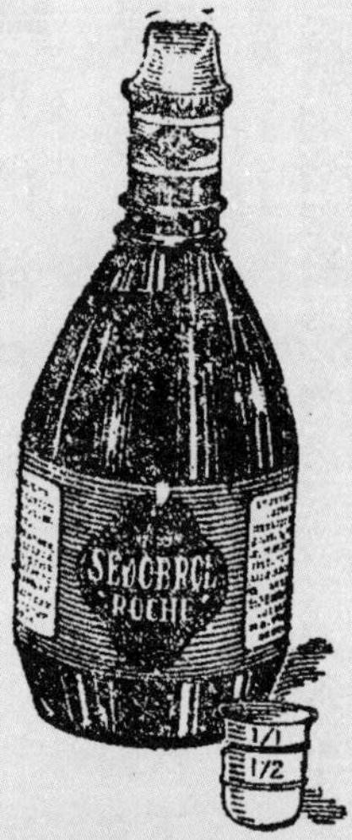

主治

煩躁失眠　心悸多畏
慮思得厲　婦女鬱症
神精衰弱　工作過度
勞傷憂鬱
以及因痛經姙娠經淨等而
起之神病症如煩躁頭暈心
跳失眠之類
癲癇(羊角風)

色多波係美味液質可調於冷熱茶湯服之
每服一滿量盃約等於三西西或一一片
另有藥片每一藥片內含七十克分約一.一克溴化鈉
每服時取一二片和熱水一大碗即可服

瑞士國彼塞爾城
赫夫門羅氏製藥廠製

承索說明書或彙惠顧請移玉或通函
上海策勒洋行
仁記路三十五號
天津德義洋行

SIEMENS CHINA CO.

Simple Roentgen-apparatus

for

Radioscopy Radiotherapy and Radiography

for Direct Current.

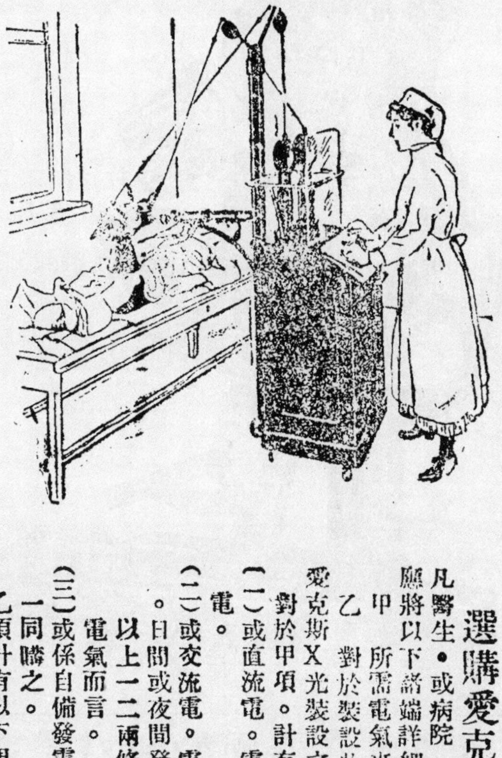

輕便愛克司光機

比機爲敝廠最新發明者運用靈便裝置極易既可診斷骨骼心肺腸胃各症及攝影又能用以表面治療各式皮膚症誠醫界不可不備之器械也敝廠備有暗室以便隨時試驗之用倘蒙惠臨參觀不勝歡迎之至

分行 天津 北京 濟南 重慶 南京 奉天 漢口 成都 香港 廣州

上海江西路二十四號 西門子電機廠啓

選購愛克斯X光器械須知

凡醫生。或病院。欲裝設愛克斯X光器械。應將以下諸端詳細指明之。

甲 所需電氣來源之情形。

乙 對於裝設此器之要求。

愛克斯X光裝設之價值。卽全繫于此。

對於甲項。計有以下問題。

(一)或直流電。電壓力幾何。日間或夜間發電。

(二)或交流電。電壓力幾何。循環次數若干。日間或夜間發電。

以上一二兩條。係由公共電氣廠。供給電氣而言。

(三)或係自備發電機。與愛克斯X光器械。一同購之。

乙項計有以下問題。

(一)係欲透照。與時間治療。及時間照像。

(二)或係欲時間•兼速治療。與透照。及時間•兼速照像。

(三)抑或係欲時間•兼速•併兼片刻治療。與透照。及時間•兼速•併兼片刻照像。

此器之價值。按其要求而有增加。並按其所帶附屬品之多寡。而有不同。如附帶愛克斯X光筒。三脚架。安裝件。療病台。與療病附屬品。各若干是也。茲請按照以上諸端。詳細註明。俾可具單開列價值

上海西門子電機廠啓

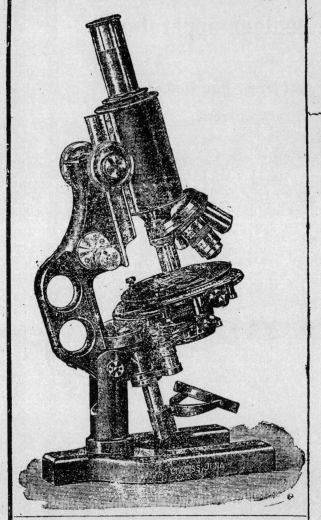

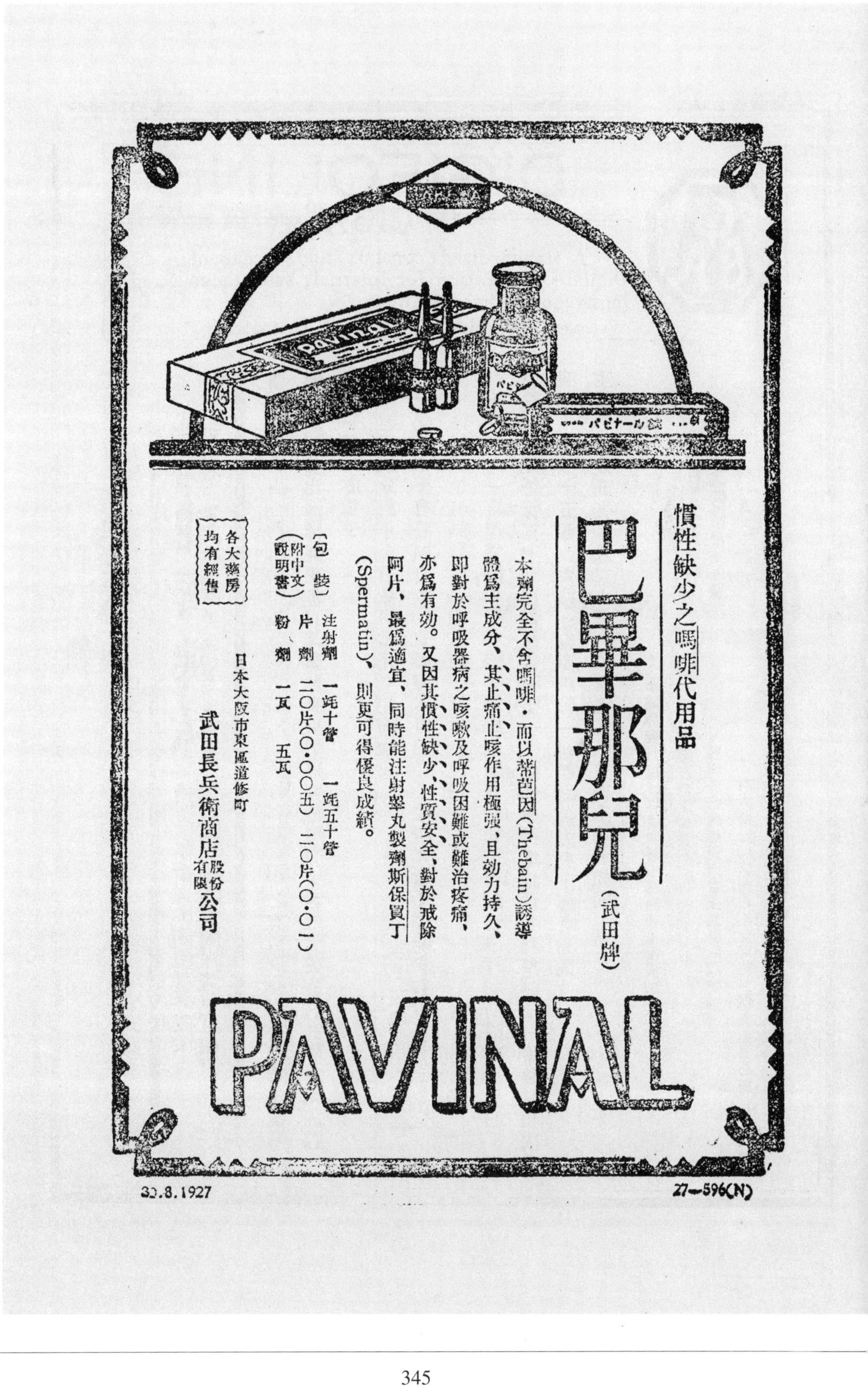
Pavinal
パピナール
慣性缺少之嗎啡代用品
巴畢那兒
（武田牌）
本劑完全不含嗎啡・而以帶芭因（Thebain）誘導體爲主成分、其止痛止咳作用極强、且効力持久、即對於呼吸器病之咳嗽及呼吸困難或難治疼痛、亦爲有効。又因其慣性缺少、性質安全、對於戒除阿片、最爲適宜、同時能注射睪丸製劑斯保買丁（Spermatin）、則更可得優良成績。
〔包裝〕 注射劑 一竓十管 一竓五十管
片劑 二〇片（〇・〇〇五） 二〇片（〇・〇一）
（附中文說明書） 粉劑 一瓦 五瓦
各大藥房均有經售
日本大阪市東區道修町
武田長兵衛商店股份有限公司
PAVINAL
30.8.1927
27—596(N)

FATOSIN
發多馨

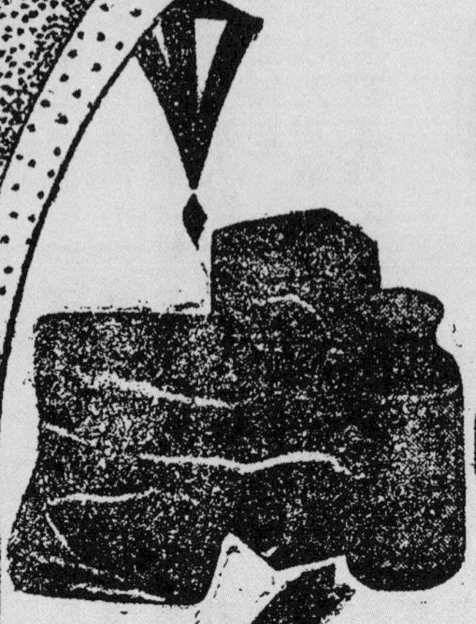

化痰鎮咳劑

本劑係醫學博士田口氏自東洋特產之皇漢藥草 Araliaceae 屬植物中新發見之祛痰鎮咳特效藥也。

證之以化學的並藥物學的實驗、確認其爲祛痰鎮咳藥中之最合理的藥品、且依岡本博士佐多博士等嚴密的臨床實驗均承認其藥効溫和適好、並讚揚其眞有皇漢藥之美点、加之本劑用量僅微、絕無副作用、兼不呈不快之臭味、故婦人・老人・小兒等均易服用之、且或作散劑、或作水劑用皆可、誠學理上實際上之理想的祛痰鎮咳藥品也。

適應症

肺結核、氣管枝加答兒、喘息、肺炎、喉頭結核、其他之急性慢性呼吸器病、百日咳等。

包裝

粉末　二五瓦　一〇〇瓦　一瓶裝。
液劑　五〇瓦　一〇〇瓦　四五〇瓦　一瓶裝。
片劑　五〇片　一〇〇片　一瓶裝。
祛痰鎮咳球　五〇球　一〇〇球　一鋁匣裝。

總發售處　株式會社　塩野義商店
大阪市道修町三丁目

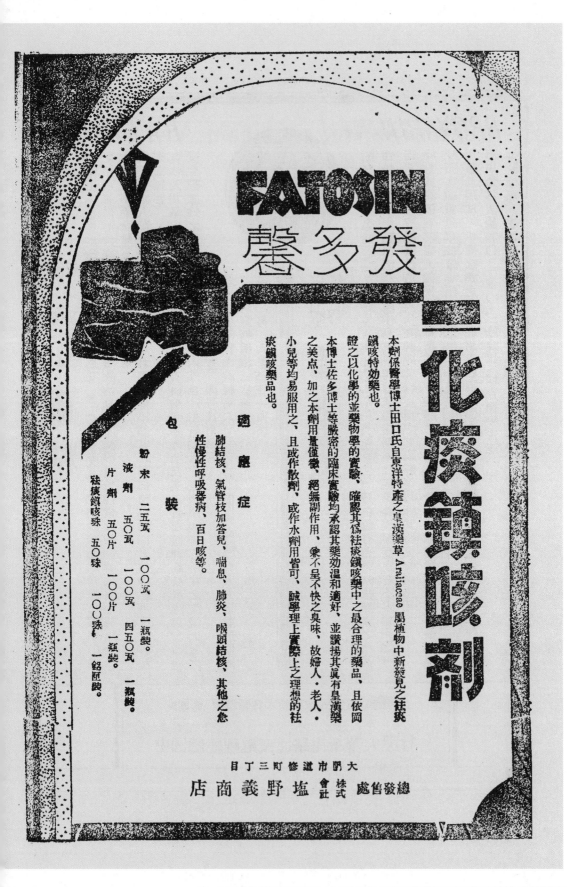

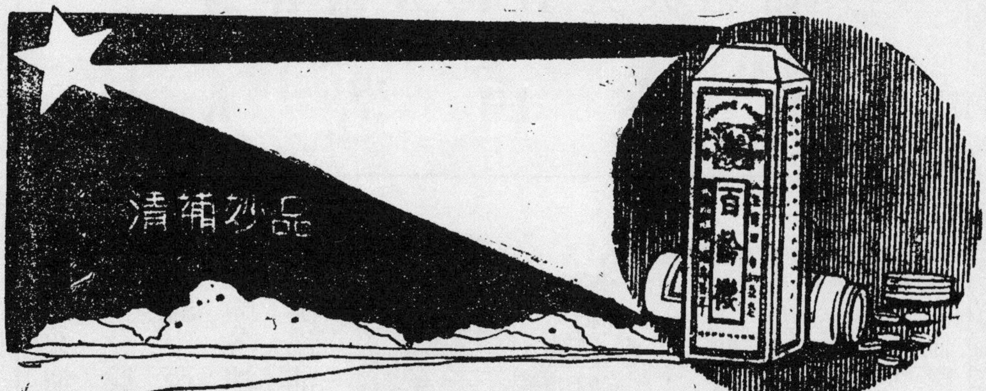
清補妙品
百齡機

適合華人體質之大補品

人造自來血

人造自來血發行廿餘年歷蒙內務部化驗農商部註册工部局化驗中西名醫證明各國政府化驗各地賽會褒獎各界謝函公認為補血聖品

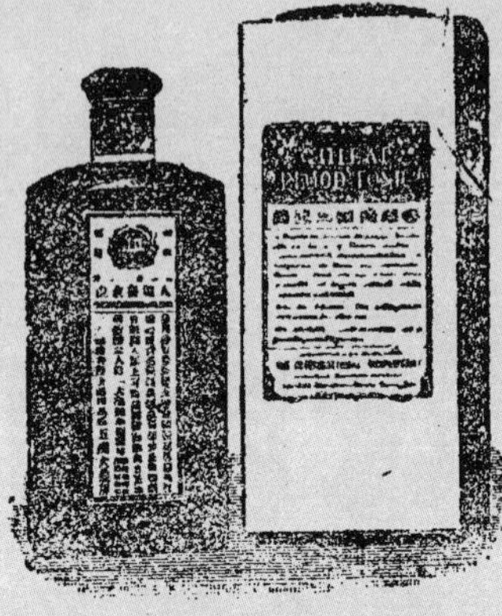

（大瓶二元小瓶一元二角）

【主治】

面黃肌瘦　陰虧陽萎
脾虛胃弱　四肢痿軟
五勞七傷　月經不調
小兒黃瘦　心悸怔忡
血虛多病　破金吐紅

五洲固本肥皂

原料純淨
去垢快速
提倡國貨

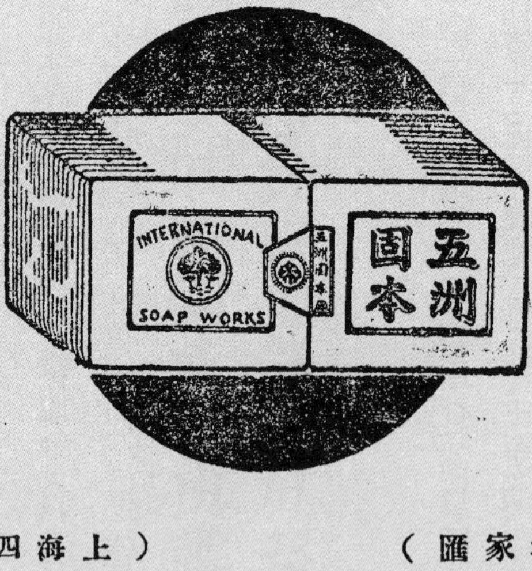

匹夫有責
杜塞漏卮
保存國脈

（上海徐家匯）　五洲固本廠製造

（上海四馬路）　五洲大藥房發行

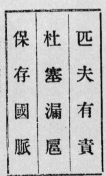

Deu Hua Medizinische Monatsschrift

Vol.1 JULI 1928 No.7

德華醫學雜誌

第一卷第七號目錄

勒吐精老牌代乳粉
NET WEIGHT
3lbs
LACTOGEN
NATURAL
MILK FOOD
INFANTS AND INVALIDS
PREPARED IN AUSTRALIA
滋養豐富
育嬰珍品

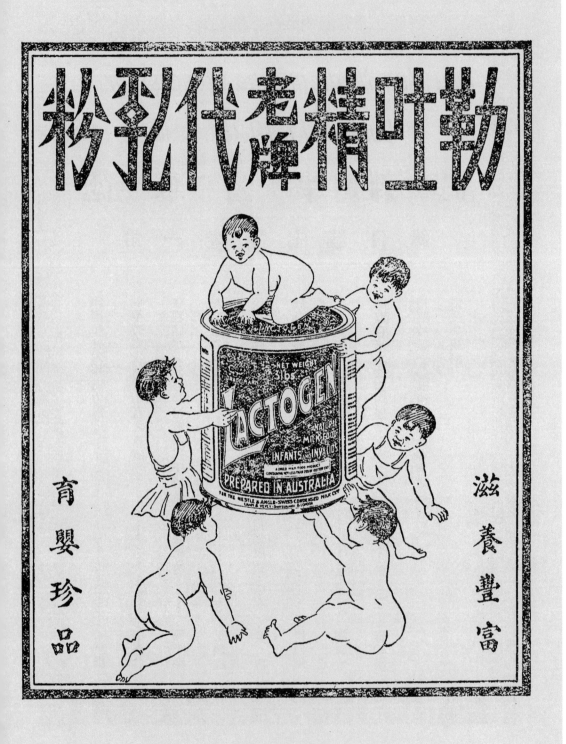

Die Therapie an den Berliner Universitaets-Kliniken

德國柏林大學處方錄

丁惠康 編

◉瘦弱症 Abmagerung

此症當分別其原因果何在。若癌腫結核梅毒痢疾傷寒霍亂胃腸之慢性疾患。巴瑞獨氏病神經衰弱患者。與遺傳性的瘦弱等。均有發本病之可能。但遺染性的瘦弱與結核患者。施行肥壯療法時。尙無確實之成効。在巴瑞獨氏病患者。僅須補足其澱粉糖質克利可根 (Glykogen) 與脂肪組織。在各種傳染病與中毒症。則可使其蛋白質之缺損者。完全補足之。而達到肥壯之目的。但僅施行營養肥壯療法。或睡臥肥壯療法。而欲補足其已損之蛋白質儲藏。其功效或不甚著。故同時必須施行因蘇林注射療法。(Insulinierung) 可予患者以五個或十個或廿個單位。(Einheiten) 在飯前三刻鐘時。每日注射一次或二次。然後予以多量之炭水化合物。或葡萄糖二十克。溶解於檸檬汁中。亦極爲相宜。此外可予以砒劑鉄劑等。及參照肥壯療法。

◉氣管枝膿瘍 Abscessus pulmonum

本症多發生於肺炎之後。其氣管枝穿孔者。若有新生之瘢痕。(Vernarbung) 則亦克就治。但氣管枝穿孔。有時達於肺肋膜間腔內。則可用排膿管洗滌之。(Spuel-drainage) 或行肋骨截除術。(Rippenresektion)

在氣管枝穿孔時。當使患者體軀之上半部。稍稍高昂。如是之位置。可袪痰液之分泌過多。若普通之療法。則用樟腦咖啡因毛地黃劑等。以維持其循環器。此外則愛克司光線治療。對於本症。亦有佳良之影響。每隔八日。可用三分之一之皮膚單位量。(⅓ Hauteinheitsdosis) 連續施行三四次。此種愛克司光線治療法。經過四星期或六星期休息之後。可再施行數次。其用法爲三十生的米達之焦點距離。(Feld 10,15; Fokus = 30 cm; 180KC. Filter: 0,5 mm Kupfer +3,0 mm Aluminium) 又誘發此症之本原症。如慢性肺炎。(Pneumonie) 靜脈血栓。(Venenthrombse) 心臟內膜炎。(Endocarditis) 膿毒症。(Pyaemie) 同時必須施行根本治療法。

◉胃腺乳糜素及粘液缺乏症 Achylia gastrica

本症一名胃腺缺損症。(Anadenia gastrica) 消化不良症。(Apepsia gastrica) 胃粘

膜萎縮症。(Atrophie der Magenschleimhaut) 本症多爲誘發症。或爲繼發症。如胃癌肺癆惡性貧血等症。均可爲本病之主原症。故治本病之最要點。爲治療本病之主原症也。如本症並無其他之主原症。則其治療法。厥爲營養之注意。宜用混合性食料。最好製成一種粥糊樣狀食物。又澱粉質劑。(Amylaceen) 亦甚合宜。若求美味之食物。則極軟之瘦肉。亦可服食。在患者的胃之運動性機能。尙未喪失時。尤爲相宜。此外則各種刺激物。如芥子肉汁靑魚檸檬等。亦堪賞用。

在飯時飯後。可予患者以少量或多量之鹽酸。(Salzsaeure) 大多有佳良之影響。(鹽酸劑之處方可參觀食慾不振篇 Auorexie) 又鹽酸可用粉末樣劑。內服如 Acidol 每日多次。每次一二片。溶於一杯水中。亦堪賞用。在缺乏胃液素之患者。則人工的胃液素百布聖。(Pepsin) 或他種之發酵素。(Ferment) 其治療作用。甚爲確實。總而言之。在各種加答兒炎性現狀之患者。營養療法。實屬最爲重要。若本症同時與胃弛緩症 (Atonie) 及胃擴張症發生時。則患者之飲料。當嚴重限制之。欲使胃之運動性機能加强。可予以微量之斯篤里幾尼涅 (蕃木鼈) (Strychnin) 及莨菪劑 (Belladonna)

Rp. Extrakt. Belladonnae 0,3

Tinct. nuc. vomic. --- 10,0

Tinct. Gentianae ad 40,0

D. S. 3mal tgl. 30 Tropfen in 2

Essloeffel Wasser nach der Mahlzeit

右方每日三次。每次三十滴。滴入二食匙開水中。飯後服

◉阿太姆斯篤克氏病（參閱下章心臟收縮不全症）

Adams-Stokessche Krankheit s unter Herzblock

◉脂胖症（脂肪積蓄症）Adipositas

十分肥壯之人。大都由於內分泌障礙而起。又脂肪或含水炭素之新陳代謝之不完全。及物質儲藏之障害。均爲本症之原因。亦當注意及之。若欲減少體內脂肪。則當注意平日之飲食。限制服食過分之水量與鹽量。患者可數日完全不服鹽類。然後進以含鹽甚微之食物。

惟患者此時多有種種不安之情狀發生。如不眠等症。故同時（不服鹽物之日）可予以阿大靈。白羅摩拉耳。腦克泰耳。地阿而 (Adalin, Bromural, Noctal, Dial) 等鎮靜劑。或其他相類之藥品。其日常之食品。大概可以參照糖尿病之食品。

「蛋白體療法」。Proteinkoerpertherapie 每四五日行筋肉注射拿伏潑洛丁 Novoprotin

半至一西西。或黑潑太孟 Hyperthermen 二至五西西。又患者同時若有甲狀腺機能不完全時。Insufficienz d. Schilddruese 則予以甲狀腺製劑天來屋依丁(怡點克) Thyreoidin (Merck) 藥片。每片〇•一克。可服用數星期之久。其服法如下。第一日服〇•四克。第二日服〇•三克。第三日服〇•二克。第四日休息不服。如是週而復始。同時復注射以上之蛋白體質。Proteinkoerper 如患者發現中毒現象時。當予以卵巢製劑。或睪丸製劑。

此外又有因卵巢變化而引起之脂胖症。則予以每日三次。每次二片之烏烏福林 Oophorin 及 Oototal, Ovowop 等藥片。最好同時予以各種內分泌腺之混合製劑。如甲狀腺製劑。卵巢製劑。睪丸製劑。腦下垂腺製劑等藥片。或注射劑亦可。其結果每甚圓滿。以上諸種腺劑之賞用者。爲 Lepthormon, Lipolysin 等藥品。又有因腦下垂腺而引起之脂胖症。Hypophysaere Fettsucht 可用手術的除去法。惟此種疾病甚鮮。除手術外。可試用雷錠及愛克司光腺注射法。Radiurn-Roentgenbestrahlung

運動，按摩，洗浴療法，在輕性之本症患者。多可行之。惟在極重之脂胖症患者。多現循環器衰弱症狀。則宜禁忌之。當限制其飲料與鹽量。在炭酸二 CO_2 與極熱極冷之浴水中。宜十分謹慎行之。欲促進患者體內之水分與物質交換時。可用 Theobromin 製劑。(如地烏雷丁與歐佛林坐藥。Diuretin, Euphylin-Suppositorien) 及樟腦劑。Campher (如卡代柴而 Cardiazol) 而毛地黃劑。Dgitalis 亦堪賞用。毛地黃坐藥亦佳。此外如卵巢睪丸製劑。及碘劑甲狀腺劑。均堪應用。

又有因脂胖症引起之胃酸過多。大便祕結。僂麻質斯現象。(骨節疼痛)及偏正頭痛等症候。大都因迷走神經 Vagus 之作用增高而引起者。則莨菪劑與阿脫洛品劑。Belladonna, Atropin 可爲本症之對症藥。而達到消去體內之脂肪之目的。

Konzeption und Konzeptionsbeguenstigung

成孕之時現狀及不育之救濟法

醫學博士 丁名全

Dr. med. M. Ding

細講成孕時的現像。是一件不容易的事情。爲便利起見。我們把這件事情。當做一種旅行的東西看待。精蟲與卵子相會。兩者均須經過一定的路徑。然後能夠相合。男子的精蟲。須由開始點——睪丸(Testis)——出發。經過副睪丸全部精蟲帶而入女子陰戶。由此精蟲退出男身而入女身。其過境之時期非常快速。過境以後精蟲遂據自動力入子宮之口子宮頸及子宮。由此折入兩傍子帶角再過子帶狹處又過子帶闊處而入子帶之頭。由此不能再入內部。因此地是子帶與腹內部交界處。若精蟲不知入內者則必受白血球。吞沒消化。數小時內便化爲烏有。

其他一方面女子的卵。則每月只來一次。她的起點是子房。(按子房空懸腹內。與子帶不通。故每次卵子出子房時。子房外皮必須破裂。然後卵子過腹內由受子帶吸進。)經腹內部而入子帶口(Tubenmund)部子帶口再入子帶寬處。在此之中乃是卵子與新進來的精蟲交合之處。若此處不交合。則卵子向子帶狹處進行而入子宮于此遂與子宮血液同出陰戶。當此之際。普通所謂月經之期也。其他一方面。新進的精蟲。待候不及。漸漸死亡。

反言之。若卵子與精蟲交合成功。換言之。卵子受孕以後。則受孕之卵。亦由子帶寬處而入狹處。由狹處而入子宮。于此在子宮粘膜中。作巢成孕。此卽爲嬰兒得母的滋養品最初步。

精蟲之進內與卵子之外出一似船隻往來。因爲精蟲與卵子的往來。皆是借用液體之力而來往的。

進化史上講起來。魚的成孕。完全借用水道。雌魚先將卵子注入水中。雄魚游其上注精蟲以合之。若兩者相遇。孕便成了。若是不遇。便各死亡。我們人類之所以不同的地方。完全是地位關係。我們人類兩性的東西。相遇僅在狹的水路上罷了。這也有理由在。我們人類每月只有產一個卵。(至多兩個)不若雌魚那樣幾千幾萬的多。若是也同魚類一樣的交合法。那末世界幾年後便沒有人了。如同海底撈針一樣茫茫無邊。那裏找得到呢。

上面已經說卵子與精蟲往來。是借用液體的。換句話說。液體是做運輸的器具。至於這種液體何處來。以下還有幾句話。

精蟲出睪丸後。進行甚慢。全賴筋肉作用。助之進行的。一到精蟲囊 (Samenblase) 以後。在此得一種所謂精囊液。(Samenblasesekret) 精蟲得此後。便據有一種自動力。往還甚速。由精囊出口後。若得前立腺腺液之助。(Prostatadruse) 進行更速。精蟲注入女子陰戶後。如進自來水管一樣。便有一定的軌道。但是進行上仍借自據有的液體的。

至于卵子呢。她出子房時。受子帶口吸力始入子帶。由此而入子宮。並不是單借子帶的小毛動作。而使之行動的。因為子帶狹處是比卵子面積小。若是子帶狹處沒有筋肉在動作。那卵子决不能經過該處。所以子帶筋肉定有合作的地方。她的動作。理想上恐怕同子宮生嬰兒時一樣。她的伸縮是一層一層來的。同生嬰兒一樣。(按進化史上講起來。子帶與子宮素合一起。我們人類的子帶不過退縮一點。或則換句話說。我們人類的子宮。又加了一部份工作。——營養嬰兒長大的工作——所以要比子帶大而多筋肉。請看禽類便沒有子帶子宮之區別) 我們可以稱之生卵。(由子帶寬處過子帶狹處而入子宮。)

精蟲入子宮以後。從前有人說。精蟲入子帶後。可以待候卵子很久。換句話說。卵子與精蟲隨便什麼時候。都能交合。現在的見解是不同了。至多只有兩三月可以與卵子交合。過時精蟲雖然不死。但是無用。所以精蟲入女子內部並不待候卵子。他們的相合。完全是在過路時兩相遇見時交合的。

反抗精蟲進行的地方。是陰戶的腺液。（按陰戶的腺液是俱酸性。）在此男子每次注射精蟲出來的時候。不知要殺死多少。所以若是陰戶腺液的酸性過大。能把精蟲一瞬間殺死。（白帶白濁時期）此即女子無育之一大緣由。

還有殺精蟲的地方。便是子帶口與腹內部交界處。此處白血球及殺菌球（Phagocyten）甚多。精蟲一至此。他們便不客氣。一一吞沒之。

至於從前說的。卵子在子帶等待精蟲的話。現在更其不相信了。卵子自出子房後。直接經過子帶而入子宮。其能交合處僅在子帶口子帶闊處當中。所以爲時不過幾點鐘罷了。

在這樣的時期中兩相要交合。無論是天然或人工（借種注射法）成孕的希望是很少的。

已交合的卵子從子帶角到子宮中——作巢處 Inplantatsonstelle ——平均路程還須四天。所以現在計算成孕期與前稍有不同。

普通一班謂經期後六天至十天間——平均八天——爲卵子出子房之期。卵子入子帶後。能與精蟲交合處。僅在子帶口與子帶闊處之間。在此受孕之卵子及至子宮。尚須十天——月經以後。十六至二十天。平均十八天——由子宮而至作巢處尚須四天。——卽月經以後二十至二十四天。平均二十二天。——（按此地所謂之子宮。乃與子帶相接之處。亦名子帶角是也）

這樣算來。卵子出子房。入子帶與精蟲交合是在一天。——月經後六天至十天——已受孕之卵子及至作巢處須十四天。——卽月經後二十至二十四天——于此看來。卵子與精蟲交合是卵子出子房平均八日以後。

以上的計算。有很多學者。以爲太早。有些是算十五天。有些是算十八天。各學者的計算相差這樣遠。是等于不計算相差無幾。但是德國單而漢（Sellheim）則謂不然。他說卵子之出子房期。是與外界的應響及內部的變化。有很大的關係。女子與男子交媾以後。子房立刻受刺激。而使卵子出子房者有之。或則子房外皮堅硬。不易破裂。因此延期者亦有之。所以他把各學者所得不同的成績。來同一棵樹有果子的比較。他說。樹上的果子熟了以後。自會落下來。不過若用人工去搖一搖——卽男子與女子交媾的動作——有些便落下來了。不過還有些雖然到了成熟期。不會落下來的。非經風吹雨打。延過一時然後才下來的也有。

有上的理想。開女子生育的計劃中。當以男女多往來。爲自然開生育惟一之方法。

生育之阻止者

最好與上述平常卵子精蟲交合法來作堅楚。能阻止生育的便有以下各種。

(一)出精不易 (二)出卵不易 (三)運輸不便 (四)交媾不易 (五)作巢不易 (六)生長不易 (七)產生不易 (八)營養不足。

我們先從出精講起。以子房收稍。照德國的計算。全德國有三分之一無子女的夫婦。都是爲了男子生過雙副睪白濁炎的緣故 (Epi di dyminis Gonorrhoica duplex) 從男子陽器入女子陰戶的地方。精蟲的生活是很危險。(以上說過。女子的子宮口至陰唇處。裏面的液體是很酸的。) 所以由子宮頸發生一種液質。來救精蟲。(在此時期。便是女子慾性發作之期。) 或則子宮口直對男子陽器。那末精蟲亦可入子宮。反一句話說。若是陰戶內部 (Scheidengewolle) 不深。不能容納男子陽器。或則子宮口傾向他方。(如同子宮後折。子宮口傾向他處) 因此收吸精蟲不易。所以男子的出精處。與女子的受精處。最好是成一直線。那末是同接自來水龍頭一樣。所有一切的水。都可以接過去。不過其他一方面出精的力量卽注射的遠近。及受精時的吸收力。都有一點關係的。

照上講來。以爲出精愈多。受孕愈易。其實不然。女子受精過多。女子的內腺要發生一種反應。反使受孕發生艱難。動物試驗所得。若一只雌兔受精大多。血液中便有睪丸蛋白質（Hodeweiweiss Abderhaldensche Reaktion）還有受精蟲蛋白質以後。血液中便發生一種反精蟲蛋白質的質液。最後還可以用注射精蟲的方法。能使女性不孕。

總而言之。男性的精蟲是與女性完全是一樣新東西。至于女性能否在交媾時。將男性的精蟲直接由陰戶經過反抗力很强的粘膜收吸與否。現在一時還不能講。不過女性接受男性的精蟲。內部受變動是無疑的。

至于這種動物試驗。能否借用在人身上。還是不可講的。但是實際上却有很大的證明在。女子初次與男子交媾後。生育上精神上心理上都換一種形狀。現在居然可以把女子與男子交媾與否。用睪丸反應（Hodenreakti on）試驗出來。女性有孕的子房。若是將他剖出來。遷植到別的女性內部。當時那女性便不能受孕。

所以已受孕的女子。再與男子交媾頗易發生刺激。聞敢氏說。孕婦因與男子交媾。而得小產的很多。有上兩種原因。所以久別的夫婦。是很容易受孕。女子的子宮頸。解剖上看來是很小的。但是對于容收精蟲。却大大有餘。不過在此地女子的心理作用。也是很要緊的。若是女子慾性不來。子宮頸便無放大之能末進去的精蟲。必較爲少。還有一方面。也當注意的。就是子宮的組織。如其稍有不同。他的工作自然差異。卽使心理作用很大。也是無用。此種組織的成份。所以對于女子無產育上。有很大的關係。按女子未發育以前及老年經期盡了以後。子宮子帶及子宮頸的筋肉非常柔弱。因爲組織（Bindegewebe）較筋肉爲多。此種現像在有些柔弱者 Nfantilismus 以及子宮在退縮時期者。或則患有纖維組織瘤疽者在子宮頸。子宮口。以及子宮底。諸此種種。均可使生育不成。（下期續）

Ueber Normosal

生理鹽水及羅瑪莎溶液注射中所得不良之結果

陳光樺 譯
Dr. K. H. Tschen

現在醫生大半皆視生理鹽水或羅瑪莎溶液靜脈注射。爲毫無危險。於是每每大意。偶然生一種重大反應時。多不經意。余深信此種事情必有發生。不過頗少耳。茲就所知數例。約略述之。俾爲醫者亦宜稍有戒心。

第一例婦人因胃部開刀須行傳血手術。願傳血者二人。各取三百至四百西西血。依著者之研究。傳血手術中間。須間歇數次。於每間歇時間中。注射每人以十至十五西西羅瑪莎溶液。統計每個傳血者各受注射四十至六十西西羅瑪莎溶液。受血者約注射兩倍。當行手術時。此三人俱毫無反應現象發生。一句鐘後。傳血者，起始微覺寒冷。繼之惡寒。嘔吐、洩瀉、腰痛甚烈。脾部及腿部均大痛。總而言之。此症極似普通血中毒症。此種現象。連發數時。直至二日後漸瘥。六日後始愈。受血者亦發現是症。卽於是晚畢命。雖未傳血之先。其預後卽非佳兆。然亦不至若是之速。

依此種重變之原因猜之。自係所注射羅瑪莎溶液之問題。於是遂將用剩之羅瑪莎溶液送入衛生研究院。經太學教授彼太氏驗出。在此羅瑪莎溶液中。有三種微菌。但俱無化血，又分析乳糖之能力。第一爲中大格蘭母氏正性旁桿菌。次爲格蘭母氏正性細桿菌。及格蘭母氏正性旁球菌。

上例爲著者自已經過之事。六星期後著者之友亦遇是變。

第二例傳。之時毫無阻礙。一句半鐘之後血受血及傳血者俱發生重大症象。如惡寒、嘔吐、及洩瀉等等。依余六星期前所發生之事推之。此番之變。當然不見其奇。遂將用剩之羅瑪莎溶液亦送入衛生研究院。復經彼太氏檢驗。其結果竟與上次相同。因之著者遂從友人處取得其各人詳細病史如下。

傳血者爲三十四歲之男人。身體極强壯。注射羅瑪莎溶液後。一句鐘。嘔吐、洩瀉、頭暈、脈沉、面部腫漲。眼臉爲最。腹部有壓力痛感覺。小便溷濁。色深。比重千零廿六。蛋白質及血均驗出。顯微鏡檢驗。得無數深色尿圓柱。中間有紅血輪。此等症象支持二日不變。至第四日臉腫稍減。洩瀉亦止。起初重厚之舌笞，亦逐漸退淨。小便檢驗亦漸漸輕減。至第七日小便中止有些須蛋白質及圓柱。第八日病人能離床三數句鐘。至第十日小便始完全無恙。但覺疲倦。尚未能工作。

受血者為五十九歲之男子。患惡性貧血症。血色素百分之五十三。受傳血四百五十西西。當時毫無反應。半句鐘之後。卽起惡寒、嘔吐、洩瀉。二句鐘後症象更兇。惡寒更甚。脈息微弱。每分鐘百二十至百三十跳。至難摸出。時時暈絕。注射强心藥品後稍瘥。一日之後。鼻尖現靑紫黑色。惡寒及熱度均退。惟洩瀉至次日方減。嘔吐尚時作。食慾不振。舌苔甚厚。面部腫漲。腹部現痛感覺。肝及脾並無擴大。小便色濁。比重千零廿八。蛋白質量甚多。顯微鏡檢驗。得無數細粒圓柱，及血圓柱。但紅血輪不甚多。四日來小便檢驗均然。是後逐漸淸晰。第五日洩瀉止。惟生全部氣管枝炎。並微有熱度。食慾稍佳。第七日蛋白質甚少。圓柱亦稀。至第十日小便中止有一二角質圓柱。脈搏變佳。鼻尖脫皮。數日後病人便可離床。

依上述二例觀之。症狀旣同。而檢微之出菌亦同。則當決其來原。必在於羅瑪莎鹽中。但著者開無數管羅瑪莎驗之。確係完全消毒。毫無微菌。由是再推之。則微菌當係製溶液時孳入。但著者及著者之友所用之羅瑪莎溶液。均非自製。係自藥房購製成之消毒溶液。於是質疑於藥房。據其答覆。謂製此消毒羅瑪莎溶液時。均經過正當手續。與製其他無數消毒溶液、初無特異。此節旣不成問題。故著者因再推想。或係有芽胞之微菌。當燒煮時。微菌受蒸氣消毒而死。惟芽胞有巨大之抵抗力。不受應響。而羅瑪莎又為培殖微菌之良地。若當製溶液時芽胞入於羅瑪莎溶液之中。數日後發育成微菌矣。假使此種芽直胞接入血。則不至爲害。今所入血者爲已成之微菌。是則上述諸例之現象。自不難解說矣。且此處所用之羅瑪莎溶液。自藥房送來五百西西二瓶。著者於是日卽用一瓶於其他病人。毫無此等現象。次日用第二瓶時。卽發現此劇烈反應。然則廿四句鐘後芽胞育成微菌。而微菌又增殖許多。遂成此反應歟。

未幾著者另一朋友亦來一函。述渠亦遇一次不幸之變化。據其來函謂。有一病人患 Taboparalyse 症。渠用羅瑪莎溶液冲洗脊腔。此溶液係行手術者在手術之前所自製者。冲洗後半句鐘。病人發現脊髓刺戟現象。渠曾冲洗無數病人。從不曾見之。刺戟現象逐漸增强。熱度至第二晚升至攝氏四十度。因之於是晚卽用鹽水加以狄司派根 Dispargens 再行冲洗。但在冲洗前。所放出之髓液甚淸。潘氏正反應。Pandy 顯微鏡檢驗。在一立方米立密達中有五百個淋巴球，及白血輪。微菌學檢驗。在單純培養中有枯草菌。此等重症象連續十一日後。幸而痊可。

此次所用之羅瑪莎溶液。其製法如下。蒸溜水係蒸溜兩次。在行手術之上午製便。裝於新消毒之玻璃瓶中。五分鐘後將完好無破裂之消毒管中之羅瑪莎。和於水中。其餘所有器械。均於手術前燒煑至一句鐘之久。然後包於新消毒布中。刺入部位之皮膚。亦多番用碘酒消毒之。

依上述情形觀之。則製溶液。及其他一切預備。行手術者均已盡消毒之能事。且渠又係專科家。經渠手沖洗者。無慮千百。從不曾見此症象。是則不難臆斷。由髓液所培殖出之枯草菌。在沖洗時已有無數入脊腔中矣。吾人可決枯草菌係與溶液一同入內。但所用之羅瑪莎溶液。在微菌學檢驗下。又培殖不到枯草菌。而實際上在沖洗後半句鐘。竟現此劇烈症象。因之又度其係芽胞。當燒賫時尙未盡絕。而在羅瑪莎溶液及髓液中本可發育。惟若環境不良則不可能。此種芽胞之抵抗力至爲可異。蓋當其製爲萬克醒 Vaccin 時。雖將此枯草菌依製萬克醒法。燒賫至攝氏五十六度。至六句鐘之久。而三日後在所接種之肉汁中。又檢到枯草菌。

由此觀之。若欲避免上述種種不幸。則惟有將羅瑪莎溶液在行手術前片刻。再行消毒一番。方好。但羅瑪莎溶液又不堪過熱消毒。約至攝氏八十五度時。即呈蛋白溷濁。

是則衆所謂羅瑪莎溶液可以久存不變者。依余之觀察不盡然矣。依上述二例之觀察。則凡新製之羅瑪莎溶液。未曾隔過多日者俱可用。但依末例觀察。則此節又應稍嚴。蓋凡靜脈注射。或其他相同應用之羅瑪莎溶液。在用前片刻必須更燒賫五分鐘至十分鐘。

卽在普通之生理食鹽溶液中。亦有此種危險。但其機會較少耳。因著者後來對著者另一友人談論上述諸事時。著者之友亦說渠亦有對佛勒罌奴氏 Fresinins 之消毒鹽水之經驗。據云因洒爾佛散須用鹽水。於是遂製消毒之生理食鹽水置於消毒玻璃管中。以供注射之用。若此種消毒管藏至三個月之久。每每在此鹽水中可以檢出微菌。但在純淨蒸溜水中。雖時間較久。亦尋不到。是則無論如何。凡久藏之消毒鹽水。決不能視爲一定無害矣。且從前行傳血手術時。傳血者間亦有反應。不過至爲罕見。卽有之亦不若此番之烈。二年來對此極爲注意。傳血者逾千人。均用鮮製之生理食鹽水。

因此凡藏已多時之鹽水。必不可用。若欲用之。必須先行燒煑一番方可。

上述二例。雖然爲數頗少。但著者以爲遇變則報告。爲吾人之天職。免他人異日更有遇之者。

總括言之。上述中之四例。靜脈注射四十至八十西西羅瑪莎溶液後。發現普通中毒症象。如惡寒、嘔吐、洩瀉、出血性腎炎。檢驗所得。其病理原因。爲溶液中有薯菌、及枯草菌。斷定此種微菌。爲有芽胞之微菌。其芽胞有强大抵抗力。當燒煑時。微菌死。而芽胞仍存。羅瑪莎爲培殖之良地。因之在溶液中之芽胞。又發育成有毒之微菌。所以凡經久藏之羅瑪莎溶液。須視爲有危險。必欲用之。須在行手術時鮮製之。尙有一例。則用羅瑪莎溶液冲洗脊腔。一切用品均經嚴格消毒。但半句鐘後發現劇烈脊髓反應。次日取出之髓液。於純粹培養中。檢到枯草菌。因此可以臆斷。此等微菌在鹽中已頗夥。卽生理食鹽水。凡經久藏者。有時亦有此等有芽胞之微菌。但食鹽水在使用前再行燒煑。則微菌及其毒均可滅絕。而羅瑪莎溶液則不能經過熱之燒煑。

德華醫學雜誌第一卷第七號

Behandlung der Schlafstoerungen

失眠症之療法

王畿道

Dr. Med. C. D. Huang

晚近催眠劑之產出。倍增於昔。足證睡眠爲生活基礎要件。而苦失眠之多也。然醫者每見失眠疾病。卽投催眠藥劑。或對於原因不同之失眠。應用同一之催眠劑。未免濫用。而失於選擇。夫睡眠之生理。吾人未能全知。但據歷來之經驗。如頭顱骨折實驗上觀察。可知血量減少。腦之容積縮小。而來睡眠。執是觀之。睡眠狀況。血管運動神經。中樞與有力焉。蓋睡眠者。得以除去器官內之疲勞素也。腦皮質神經節細胞中之化學作用。與身體之工作及休息。有密切之關係。是可無疑。但腦中理化作用之外。倘有精神作用。堪以注目。據臨床上之經驗。吾人每因激勵之思想。而難於安息。故其身體雖已疲乏。而終未能安眠者。必焉脊索下血管運動。神經中樞腦皮質中樞之化學作用。及精神作用。營共同目的之工作。方得睡眠。故疲乏腦貧血及精神安靜之三者。俱爲睡眠之要素焉。

夫睡眠原因。既如上述。而失眠之療法。一詳述之。普通睡眠障碍。半由血液循環障碍而來。血管神經病之有血管中樞麻痺者。爲失眠症之一大原因。對於該症則行空氣浴及水治療法。藥物方面以鈣劑爲佳。次爲 Valerianae 。至於經竭。婦女則用卵巢製劑。如 Dototal。心臟瓣膜閉鎖不全患者。每苦頑固性失眠症。可用血壓下降性催眠劑。如 Digitatis 療法。能抑制睡眠障碍。其由冠狀動脈硬化症而起之血液循環閉鎖不全症。則 Coffein 製劑。可爲有力之催眠劑。苟能用之於直腸內。如 Spasmopurin 坐藥者。則更爲完美。血管強直之老年患者。多數嗜眠症。但時有發生失眠。而爲腦血管硬變之症候者。此概因其解剖上變化之外。其機能亦甚疲弱耳。故吾人對於血管硬化性失眠症。不特對於失眠症狀。施行治療。至於患者之全身狀況。亦宜兼顧。

身體不能充分疲乏。而起失眠者。其爲臥床病人。可用痲醉劑。其能行動者。則令其戶外散步。蓋新鮮空氣。有強大催眠作用焉。Kaffee 及茶有睡消除眠必要之疲勞感覺能力。因咖啡精有增加腦皮質之興奮作用。如午後服用濃稠咖啡。則妨碍深夜之安靜。此習見之事。如晚間內服咖啡及茶。其害更大。即使睡眠無妨。則翌日下午深感睡眠。即至後晨爲止。如爲病人。亦能見同樣之結果。即於晚上或下午飲用多量之咖啡。可以發見同樣之睡眠障碍。雖至翌晨。仍極需睡眠。不能依時起臥。即覺醒之後。尙感睡眠不足。一再積蓄。則不易恢復。常此以往。乃引起神經衰弱樣症狀。故對於此種病症。苟用睡眠劑者。則多謬矣。至其治法。祗須禁用咖啡而已。

精神障礙的神經性失眠。概因安靜感覺消失而起。如思慮過度。忿怒焦急。機能性興奮過敏等。皆能妨礙睡眠。此際之安靜感覺。全然抑制故也。故治慢性精神性神經病。須有規則的生活。爲其主旨。對於藥物則用 Bromat 劑。如由忿怒悲悼激動等而起之急性的神經衰弱症。須經持久之精神變換。幷充分長時間之安眠。方能恢復。就勞苦職業者。常患頑固性失眠。尤以腦力需用過久爲尤。甚此種患者。苟非持久勞動。每多引起神經衰頹性神經衰弱。然强行持久勞動。則有續發動脉石灰化之虞。且不宜僅用催眠藥劑。應令其就正規工作。而禁深夜思慮。如睡前一時。勿使精神緊張。與奮。小說隨所禁止。惟解頤之談話。能爲熟睡之先導。故過該種失眠。於休息之晚。進以適量啤酒或赤酒。因酒精飲料。爲完美之痲醉品。能除棄日間遺留之奮興作用。引起充分休息之感覺。故酒精飲料。可視爲催眠佳劑云。蓋酒精劑。對於神經系所以有效者。全賴其有改良性情。解除憂悶。消散緊張之作用。藥物作用以外。更俱其美味。每使患者。發生愉快也。蓋良好美味之刺戟。對於自主神經系。有良好之效也。

德華醫學雜誌第一卷第七號

身體各部有持續性刺戟作用。如疼痛咳嗽等。妨碍睡眠。可用 Morphium 之痲醉劑。以代催眠劑。能抑制該病刺戟之原因。然日常可慮者。即循環衰弱患者之應用嗎啡也。嗎啡能使迷走神經興奮。致脈搏緩慢。此外雖至中毒量。對於血液循環。無直接關係。但 Martinet 氏。根據藥理上及臨床上。嗎啡有增加血壓之效。而創嗎啡可爲心臟衰弱患者催眠藥云云。

重症失眠症。賞用催眠性藥物。更照睡眠障碍之類別。而選擇之。對於睡眠困難者。可用效力急速之藥品。如 Neuronal. Bromural. Adalin, Voluntal 等。若頃刻之間。再醒覺者。則用斷續醒覺刺戟之藥品。如 Sulfonal, Trional 等。但吾人應注意其用量。冀免次日之强大副作用。如睡眠感疲乏等症。於應用 Sulfonal, Trional 及 Veronal 時。最宜顧慮及之。心臟衰弱患者。斷不可用 Chlorhydrat。至若 Isopral。亦應謹慎用之。Paraldehyd 對於循環作用。槪可無碍。但至次日呼氣中。有 Fusel 樣臭氣。使患者起不快感覺。如 Hedonal, Veronal, Neuronal, Bromural Adalin, Urethan. 對於 Chloralhydrat, Hedinal, Eirranol 等。常見具特異質者。且Chloralhydrat, Hedonal, Urethan, Amylenhydrat, Veronal 等。有易成習慣性之虞。是宜注意及之。應用 Chloralhydrat, Luminal, Veronal, Nirvanol 之後。常見發生皮膚病。若持續服用 Sulfonal, Trional, Veronal, 者。恐有起積蓄作用。但各種催眠劑。皆具一定通有之基本作用。其各個效力之不同者。多隨其化學上構造之變遷而異。總之醫師應深悉各種催眠劑之功效。是爲最要。且不能專用一種催眠劑。而宜選擇交換。藉可防止習慣性也。

數年來應用烏羅特羅屏療治腸窒扶斯症之成績

吳匡

夏秋之間。疾疫盛行。而在我衛生行政素來腐敗之中國。傳染病猖獗尤甚。其間腸窒扶斯（俗稱傷寒）與痢疾。每年殺人之衆。更可驚人。倘有精密之統計。恐較之肺癆與梅毒之死亡率。相差無幾矣。按此兩症。並非難於豫防之惡疾。祇須勵行衛生。卽可杜其踪跡。今文明諸國。其人民犧牲生命於此種疫癘者已甚鮮少。而在衛生程度最高之德國。醫學生在其五年肄業期中。大半皆未獲一見腸窒扶斯者。偶或發現。教授必視爲奇遇。以之指導生徒。長談不倦。而學生之親獲觀察者。亦必引爲生平大幸。其稀少亦可想見矣。推原腸窒扶斯症之所以盛行於我國者。其最大原因。固由於衛生幼稚。但醫生治療不得法。每遇一症。不能斬草除根。斷其蔓延之機。實亦無可辭其咎也。余數年以來。療治此症較多。略有經驗。爰筆之於書。以公同好。

余療治腸窒扶斯症。必數方並進。用種種方法。

以提高病人之抵抗力。緩和病毒。殺滅細菌。然後其症乃得轉危爲安。此法，余名之曰總攻擊法。譬之用兵。必前攻後襲。益以伏兵。方得出奇制勝。以置敵人於死地也。茲將總攻擊法之步驟。條列於后。

一 對症療法 此舉爲療治腸窒扶斯之第一步。蓋腸窒扶斯之病原菌毒性甚猛。病人受其毒素後。卽起身體疲乏脫力厭倦高熱心弱諸象。對症療法者。卽將此種病象減輕或撲滅。以保持患者固有之生活力。換言之。卽緩和病毒。頓挫病魔先鋒之威嚴。先治其標。然後再謀治本之法也。此層包括最廣。如退熱強心鎭靜等。均屬之。其中尤以退熱強心爲最要。蓋體溫太高。全身細胞受莫大危害。而以神經系爲尤甚。至心弱則易致虛脫。更不可不先事豫防。此不僅在腸窒扶斯症。卽其他傳染病。其毒素害心劇烈者。莫不宜然。退熱藥中。余最喜用金鷄納霜。因此劑不僅退熱。且有抑制內體蛋白質消耗之功用。以防止病人消瘦太甚故也。至 Salipyrin, Lactophenin, Phenacetin 等。余間亦用之。但總覺較遜一籌。至 Pyramidon 及 Aspyrin 則絕對摒棄無他用之。恐有虛脫等危險也。強心之劑。種類雖多。優者寥寥。余最常用 Digipuratum 於疾病初發之際。卽與以日服三次。每次一片。或十五滴。連服五日後。休息五日。再服再輟。至心弱危險過渡爲限。

二 消毒療法 既治標矣。次乃治本。消毒療法者。卽治本之一法也。近今盛行之銀製劑。如 Collargol, Argochrom 及 Trypcflavin 等。余均經試用。覺其功效不甚固定。故成敗亦參半。

三 血清與苗漿聯合療法 此法乃將傷寒菌苗漿及傷寒免疫血清之混合液。注射於病人體內。以獲被動免疫性 Passive Immunitaet 及自動免疫性 Aktive Immunitaet 之法也。余常用美國茂子藥廠之 Typho-Serobacterin Mixed 較其功效頗佳。但遇劇烈之症亦即無能爲力。

四 刺激劑療法 此法之目的在激起人體普編的免疫性。以增高病人抵抗疾疫之能力。故又名非專門性免疫療法。普通應用者。如爲蛋白劑。或類脂肪劑。Lipoidpraeparate 余嘗試用 Omnadin, Caseosan, Aolan, Aktoprotin 等品。覺其效果總未能滿人期望也。

五 內消毒刺激療法 此名乃余杜撰。初未見諸著作界也。余之採用此法。其動機全在試用烏羅特羅屏注射溶液。以治療丹毒等傳染病。數年前偶讀德國醫學報。見許多名醫學家皆已採用烏羅特羅屏治療種種傳染病。其成績皆極可觀。不禁色然大喜。躍躍欲試。適有舍親來寓求治。余見其所患爲劇烈頭部丹毒症。Erysipel 體溫高亢。脈搏細弱。勢甚凶惡。塗過 Ichtyol 等劑及注射丹毒苗漿等。均未見效。因即以烏羅特羅屏試之。未完一匣。(計五西西者五針)病已霍然。驚喜之餘。

卽以爲此劑既能醫愈劇烈丹毒。則攻擊其他病魔。諒亦必有神效。緣其功效一方能分析蟻醛Formaldehyd 以殺滅細菌。一方又能激起病人之免疫性。是前後夾攻。雙管齊下之法也。學理上既具充分基礎。實驗上又有奇效在先。安可坐失機會。不試之於其他傳染病乎。是年秋。適腸窒扶斯症盛行。來就診治者。大多屬此症。因一一以烏羅特羅屏試之。乃其效驗竟優美不可名狀。較之消毒免疫刺激諸法。大有小巫大巫之別。從此以後。凡遇傷寒。莫不投以此劑。除來診太遲。因併發症死亡之外。均獲轉危爲安之功。誠神藥也。余雖不敢謂烏羅特羅屏乃傷寒專劑。Spezif-icum Gegen Typhus 但倘能及早應用。確能減低生命危險。免除種種凶惡併發症。則固深信不疑者也。爰將診例中之最有觀感價值者。略述如左。閱者審察一過。當知余言之不謬矣。

一　患者黃智湛南京人。業商。年二十五歲。幼時嘗患痲疹。其他疾病。從未沾染。體素强健。突於半月前患病。其初僅覺全身疲乏。四肢無力。越一日。更不能支。遂臥牀褥。體溫逐漸上升。患者呼頭痛口渴不止。繼見鼻血。耳亦不聰。及來診時。病人已呈譫狂妄暴等象。余細診之下。見腹部已現薔薇疹。脾腫甚强。舌苔乾黃。脈搏緩弱。每分鐘僅八十四。至體溫三十九度半。心臟呈機能不足現象。面色青紫。血中 Eosinophile Leukocyten 毫無。白血球減少。尿內及血內。均能由培養法證明傷寒菌之存在。微達兒氏反應 Widalsche Reaksion 强正號。腹瀉甚劇。大便作豌豆湯樣。病人且時時咳嗽。以致呼吸甚爲迫促。其勢可謂危險極矣。余當卽施以對症治療。一面急爲之注射先靈藥廠之烏羅特羅屏溶液五西西一管。越五小時。未見若何影響。乃再注射十西西。(卽兩管合併注射)至次日。卽見寒熱略減。病人神志亦稍清楚。如是。每日注射五西西一管。連治至第七日。寒熱幾已全退。病人神志亦清。不過非常疲乏耳。後調治數日。卽見痊愈。愈後。並未發生膽囊炎膀胱炎等遺後症。在第三星期中。亦無腸出血腸穿孔等危象。療治後經歷。可謂順利非常。在此重症。獲茲良效。誠屬難能可貴者也。

二　患者張姓婦。年二十六歲。身體素健。從未傳染病。於半月前忽患傷寒症。至今已抱病二十日。曾請西醫某君診治。余觀其方案。舉凡前述之種種療法。均已施行。可謂療治無誤矣。何以病人日趨危險。來余處診治時。竟已呈劇烈腸出血現象。余深怪之。後復細察其方箋。發見所用注射溶液乃四十成 Hexamefhylenser-amin。而非先靈藥廠之眞正烏羅特羅屏。始恍然大悟其失敗之主因。後急進止血藥。挽救已不及措手矣。

三　患者陸姓。太原人。於一月前患傷寒症。請中醫療治痊愈。今忽尿意頻數。小便溷濁。且解時疼痛難忍。頗以爲苦。皮膚上併發黃疸現象。余撲其膽囊部。

病人即呼疼痛。檢驗其尿。則得傷寒細菌頗多。因即診斷其症爲傷寒性膀胱炎及膽囊炎。即爲之注射烏羅特羅屏溶液併內服利膽等劑。不數日。即已治愈矣。就上述實驗例總括言之。可知烏羅特羅屏對於腸窒扶斯症。確有下列諸種功效。

一　能緩和一切病象。

二　能減短疾病之經歷。

三　能抑止危險併發症之發生。

四　能速治膽囊及膽道內與尿道內之遺後症。

五　能低降腸窒扶斯之死亡率。

六　優勝一切蛋白劑銀製劑及免疫治療。

但欲得上述功效。非用先靈藥廠稟三十年經驗首先創製併得全世界專利權之烏羅特羅屏 Urotropin 不可。其他一切代用品。雖其成分亦爲 Hexamethylenseramin。但因製造不精。在體內分析時不能使 Formaldehyd 及 Ammoniak 分佈均勻。故完全無此偉效。此層余初亦不甚注意。後經前述第二例之教訓。始知天下事差以毫釐。每謬以千里。古人固不我欺也。

烏羅特羅屏不特能治傷寒。即其他傳染病和丹毒敗血症、腦膜炎、痒症等以及膽道病、尿道病、皮膚病等無不可治。前已言之。凡我同道。曷不各盡其長。以擴充此聖藥之適應症。爲病人謀幸福乎。

Therapeutische Notizen

臨牀脞錄

楊尙恆

療治咳嗽感冒及氣枝管炎之新劑

據柏林 San.-Rat Dr. Josephsohn 氏之觀察。Paracodin-Sirup 一劑。治各種咳嗽。感冒及氣枝管炎。而在流行感冒時。用之亦有奇效。成年者每日多次。每次滿一咖啡匙。小孩則視其年齡而定。每日多次。每次用咖啡匙四分之一。或二分之一。咳時用之。減少激刺。使病人安靜。晚用可以使人安靜。患百日咳亦可用之。

用 Afenil 治氣枝管哮喘之經驗

Afenil 一劑。三日內兩次。注射 10ccm 於靜脈內。每次即使緩緩注射。亦有熱覺。頭部尤甚。由此漸及全身。其副效爲注射後驟然虛脫。醫院尤有此種現象。似爲血壓下沉之表示。患流火症 (Rose) 後。固有之。而在血壓高時尤甚。有一病人。筋肉內注射 Afenil 生出劇痛。以外則不見有副效也。

哮喘時用之。旋即生效。第二次注射後。尤可持久。亦有數個病人。不久又從新發作。主體疾苦。如呼吸短促。消去甚速。其效甚能持久。對於月經及年老月經停止時用之。亦生奇效。用 Afenil 後。全不生效者。却未之見。

咳嗽及 Paracodin Knoll

Dr. Enrico Di Poggio, Neapel 曾以嗎啡。及 Kodein 給二十個肺癆者服之。又以 Paracodin 治其他二十個病人。服 Paracodin 者。數分鐘後。咳嗽即止。而在嗎啡及 Kodein。則須經過許多時間。始能辦到。嗎啡及 Kodein。不久即須復給。Paracodin 則可由晚十鐘至次日正午。制止咳嗽。並使之安眠。0, 04g Paracodin 可於二十四鐘內。生出滿足功効。若在上述兩劑。則此等服量。不足以生效也。

Paracodin 除鎮靜功效外。尙有麻醉功效。患失眠症及胸膜炎之刺痛者。用之尤爲相宜。

內服之新碘劑

Klemperer 近來介紹之 Jod-Elarson-Tabletten。每片約含 0.005 Elarson,（一種砒霜化合物）及 0,005 Jod kalium。據其經驗所得。不但其功効異常之確實。並且還無各種之副作用。主治之症有二。

1. 爲瘦弱貧血帶有淋巴腺腫大之幼兒。其用量據幼兒之年齡每服一片至三片之多。至于功效非常迅速。不久則該幼兒之體量卽見增長。血液卽見囘復。腫大之淋巴腺。亦逐漸縮小。

2. 爲神經異常兼有血管變硬症之老人。其用法每一年中服三囘至四囘。每一囘約服四星期之久。至于用量。每日三個至五個格蘭姆之多。

此外于氣管性哮喘及 Basedow 氏病亦可用之。

療治口峽炎之新藥劑

自來療治口峽炎所用之藥水。如氯酸鉀過錳酸鉀等溶液。皆無特殊之効力可言。不過僅將口腔漱淨。除去其損害而已。Schlesinger 氏近二年之間。均以新發明之„Argaldon" 醫治。總其經驗所得。Argaldon 之効力非常確實。簡直可以稱爲口峽炎之特効劑。至於 Argaldon 之用法。現有兩種。1. 用 10 % Argaldon 之溶液塗摩。2. 用 0,3-0,5 % Argaldon 之溶液含嗽。大概無論塗摩或含嗽。均每一點鐘一次。最簡便之法。以藥房出售之 Argaldon 片 (每片有含 0,3 有含 0,5 的) 一個。和水一杯含嗽。其効力之迅速。可以於二十四小時內將局部之症象完全消滅。至於三十九度以上之高熱。兩日後卽行退却。推其原因。Argaldon 由於蛋白銀及 Urotropin 二者所製成。以遇口腔內之鹹性唾液仍將蛋白銀及 Formaldehyde 分出所以能做極強之殺菌作用。

駝背奏刀記

一吳氏未嫁女。年十六歲。月經不至。體質殊脆弱。一年前益見瘦弱。腰際脊骨間。微有隆起之狀。初不經意。後漸兩腿酸軟。至於不能立足行走。骨盆左方。忽生一色白無痛之膿瘍。摸之無焮腫徵象。未幾卽自潰破。有膿出。甚稀薄。且瀝瀝不斷。久不收口。乃至本院求醫。柏德博士一見知爲脊骨結核症。(Spondylitis tuterculosa) 已呈侵壓現象。(Kompressionserscheinungen) 故兩腿痲痺。膿瘍者蓋卽垂下膿瘍。(Senkungsabscess) 乃自臀骨患處垂至臀部而始發現於外者也。柏德博士令以伸直繃帶 (Extensionsverband) 治之。意在使脊髓免受脊椎之侵壓。可愈其下肢痲痺。日久無效。終不得已。乃行使安立柏氏 (Albee) 開刀術。

手術家卽柏德博士。志伊作第一助手。俞君作第二助手。先以自流溫水毛刷肥皂淨洗手臂。十分鐘。然後用火酒洗過。五分鐘。著潔白消毒制服。是時病者已經李君銘慈以哥羅方謨陷於痲醉狀態。不省人事。柏德博士乃立於手術檯邊。偏位病者之左側。俞君立柏德博士之旁。志伊立其對方。病者全身蔽以消毒白布。惟露其左小腿。柏德博士乃以揮發油淨其皮膚。然後塗碘酒以消毒。去脛骨櫛。(Crista tib-ialis) 向內指許。以利刃割破其皮。約長十三生的邁當。深見脛骨。用齒式鈎兩個由二助手將割處鈎開。使脛骨顯露。柏德博士乃以電氣圓鋸 (elektr, Kreissaege) 斧斷等物。截取腫骨片一段。約長十二生的邁當•連骨膜放於消毒。溫食鹽水內存蓄。當用電氣鋸時。志伊頻以消毒食鹽水澆於鋸齒間。以防熱生。有礙鋸之動作。割畢。將傷口作兩行上下縫合。既而三人重行淨手。脫換制服。復如前立地位。使病者之背。與柏德博士相向。仍蔽以消毒白布。惟留脊骨患處如前法消毒。柏德博士於此割開其皮若肉。長如脛骨傷口。深抵脊骨椎。(Dornfortsatz) 此處肌肉韌帶等。一概割去。於是用利鑿斷截除脊骨椎四個。然後將脛骨片由食鹽水中取出。以與脊椎斷處較。其修短適宜。細意安放端正。使互相膠合。於是將皮膚密密縫合。覆以消毒白帶。停使痲醉藥。手術於以完畢。爲時半點鐘。而用哥羅方謨僅二十立體生的邁當。可謂能事矣。

不可幾見之卵巢囊腫

一日蘭爾博士 (Dr. Rall) 命舁一病人出。衆視之乃一妙齡女子。面色萎黃。骨瘦如柴。腹彭亨大如五石瓠。陰部，脛，足俱臃腫。仰臥不能轉側。呻吟欲絕。僉謂此水癥也。心腦病歟。肝臟病歟。骨病歟。腹膜結核病歟。須待分別診查。蘭爾博士曰。否。衆又曰此殆足月之妊娠也。問之未嫁。驗之猶處女。懷孕之說。不能成立。蘭爾博士終乃起而言曰。此蓋卵巢囊腫。(Ovarialcysten) 率常亦不少見。特鮮有如此之大。當剖腹去之。蘭爾博士自爲手術家。指定助手二人。志伊其一也。

德華醫學雜誌第一卷第七號

手術器械。一概備齊。先用哥羅方謨將病者痲醉。蘭爾博士及其助手。淨洗手臂。著消毒制服。然後自病者臍下割開腹部。卽見囊腫之表面。豁露。蘭爾博士探手入腹。裂開其四周駢生之處。乃用刺針兩枚。刺雙孔於卵巢囊。旋見有汚水自所通之橡皮管源源流出。懼腹內壓開低降。血壓驟變之成虛脫也。乃切開肱靜脈。注射消毒之生理食鹽水。待至腹內之水。流約半小時。出水數石。腹容量始減大半。蘭爾博士於是出卵巢囊於腹外。此時始知病在左方。其右卵巢囊倘無恙。爰尋其根本所在。用消毒腸索 (Katgut) 嚴行結紮。然後將患病之卵巢囊完全割法。雖其中含之水已流去大半。而此割下之卵巢囊。猶大可合抱也。縫合後三星期病去若失。

痛經之治療法

丁錫康

現時有用康普樂 Compral 以治痛經。而效驗極佳。按此藥爲 Tricbor ethyl urethaue 及 Pyramidon (別臘密童)之混合物。德國柏林拿特醫士以之治痛經五十四例。均得滿意之結果。內中有五例。曾獨用別臘密童之大量不見效。而服康普樂後。疼痛卽消失。孫格氏所用之分劑。爲每次壹格蘭姆。一日二次或三次、惟于不常之患者。不必用此大量。每次半格蘭姆已足。每日服一至四次。女子當有月經之時。如能減少工作。則疼痛大都不甚劇烈。則可用少量。休氏謂半格蘭姆康普樂之藥力。有三四小時之工用。亦有至五六小時者。大約服後十五分鐘至三十分鐘。卽生效力。其最速者五分鐘後。疼痛已見減退云

生命危機的警告「高血壓」

謝立譯

愛維 (Alice B. Irvine) 女士原著

美國有一商人在商業場中慘淡經營，不遺餘力，後來竟成鉅富。到了四十四歲的那一年，他便收束一切商業上的事務，退居鄉里，以作終老之休養。可是他退居未及一年便死了。審其病狀，顯係患高血壓症無疑。

還有一位商人，有一次往壽險公司中去保險。於身體檢驗之後，那公司即謂：「君軀體中已露很大的危象，其血壓較常人高，敝公司礙難承受。」論到那位商人的年齡，正在壯年時代，論到他的事業，正是方興未艾，前途正未可限量，唯因其體中伏有危機而遭壽險公司之拒，豈不可惜！

然世上如他那樣的人，因操勞太過，而失其健康者何止千萬。有許多筋強力健的人，早晚在劇烈奮鬥之中，成年四季，沒有正式休息，或娛樂的當兒；他們時時過那「緊張」的生活，沒有片刻之恬靜或緩和可以假借。那種聯續的「緊張」的生活，不久便要把他們驅入危境。假使他們的身體有較强的抵抗力，內部的元氣很充足，其危險還不至立刻發生；然而歷久如此，元氣終要耗盡，到那時他們的身體亦祗有宣告破產之一法了。

吾人苟已知其體中伏有危機，而從速去預防不測之變化，便不至於促其壽命，或釀成什麼大害。原來高血壓是最可靠的一種徵象，卽表明人體中已經發生了不良的趨勢。世人往往處此危險之中而不自察，等到血壓升到極高的一點，快要危及性命之時，方始覺悟，然已無及了。人體中的血壓果已升到一極高之點，若一旦遇見什麼刺激，腦經中或身體中受了一種劇烈的振動，這人竟能猝然倒斃。

高血壓那種現象，或者是人們所最少注意的，然卻爲人們所最驚畏的，所以許多人對於測驗血壓一事，咸有一種恐怖，像遇須行手術時一樣的可怕。其實人人都有血壓，有何可怕之道，人若沒有血壓怎能活呢？

我們都知道心是一個唧筒，他有驅迫血液由動脈管至身體各部的作用，然我們中間能明白血壓的速度者甚少，血壓固然是一件很奇妙的事，然我們有視察與守護之必要。我們的血壓常受食物，動作，習慣，思想，和情感等等的影響。我們身體的狀況，和壽命的修短，又從血壓的高低而決定。血壓過高或過低卽顯明我們的體態已失常度。血壓過高或過低爲表示危機將至，我們於此時應當謹愼，並當知所戒備。高血壓自身，並不是一種病症；若患高血壓者宾用藥石去減低他的血壓，則無異把滚熱的汽車頭，浸在冷水中，以減低他的溫度，誰也要說他愚笨了。倘欲減低血壓，我們唯有從改變生活的情形上着手。我們首當找出他的原因，然後纔可設法去防止危險。口腔中或齒牙上與血管中的積汚，俱有致毒於血液的可能，往往因此而患高血壓者也有的，然而最最普通的主要原因，有三種「踰限的事情，」一即(甲)操勞過度，(乙)激刺太深，(例如强烈的恐懼，憤怒，或悲傷，皆附之)(丙)體量太重。

(甲)操勞過度　凡操勞過度，其心臟便欲輸送多量的血液至身體各部以備應用，去做極强烈的工作，這時候血壓當然較在平常工作時爲高了。假使血壓繼續如此之高，經過很長久的時期，我們體中的血管就要受其侵害而漸變堅硬。此理不難明白：血液由血管至身體各部時，受了心臟的强烈壓力，勢必要生出一種自護的傾向而增厚其膜，於是血管的膜愈弄愈堅硬。漸漸失其伸縮力，而成爲一種堅脆之物。到了那種情形的時候，血管若更受一些較强的促迫，便要碎裂而出血，患者甚或致死。

(乙)刺激太深　凡人遇有刺激之事，常由情感方面去影響於心的動作，而釀成高血壓。據醫生說，憂慮與恐懼有同樣加速心跳之勢。人們中常有因突然過分受驚駭而暴死者，憤怒和悲傷太過，亦有這種的可能。

（丙）體量過重　體量過重何以能增高血壓？然此理亦不難解答。人們的體量重了，定必肥碩，各部的肌肉便需要多量的滋養料由血中輸送過去，以資助營養而補充耗蝕。所以人們的體量重了，心臟的工作，勢必分外的加大，以迫血液的進行，其結果卽能致高血壓。

患高血壓者不當妄投藥石，但須去請敎醫生，把血壓的度數測驗一下，視血壓是否太高，宜減低至何度？這人卽應當過一種恬靜的生活，摒除一切煩惱。先避免（甲）（乙）兩種的原因，至（丙）項的體量過重，則對於飲食一道，尤當留意，求改善之道。凡食物中含蛋白質，脂肪或澱粉質太多者，都能激起高血壓，以至血瘀，便閉，中風等症，俱是最顯著的結果。又治療高血壓，當戒除多血的肉食，因此種肉食富於刺激性，又很容易增加他的體溫。魚類可作肉食的替代，因魚肉的滋養料，不含酸素。含酸素之物，能促進高血壓，概不宜用，肉汁或肉漿一類食物，患高血壓者切不可用。多食蔬菜與水果，最爲合宜。食鹽對於患高血壓者有害，應當減用或絕對不用。減用食鹽，確有減低血壓的可能。有一患高血壓者於兩星期內，超過平常五十餘度。再過了一星期，又增高二十餘度，不覺大驚，以爲必死無疑。於是他的醫生便去尋找增高血壓的原因。幾經審察之後。就決定說他是確係多用食鹽所致。從此在飲食中戒除食鹽，絕對不用，未幾，血壓果然落至常度了。這是一個故事，不過讀者須明瞭高血壓非盡由於食物中多用食鹽而起；患高血壓的人對於食鹽當格外謹愼能了。

總之，高血壓非不治之症，吾們若能注意於飲食，多作體育上的運動，戒除一切心煩意亂之事，更愼防外界毒害的侵入，不久便能獲愈。其中飲食一道尤當特別注意。或遇便閉，則當加意多用蔬食，水果，清水，和較粗糲的麵食或米食；若猶不足以覺便閉之苦，則於早晚睡眠前後宜略進潤腸劑。糖分易於增高人們的體量，患者亦當裨用。患高血壓者肝臟必不甚健，故於晨間稍用檸檬和水進之則大有裨益。

上論高血壓之起因和治療法不過大概情形，給讀者一種普通知識罷了。有患斯症者仍當質之於高明的醫生，庶可得更完密的攝生之道。（青年進步）

中醫書及中西醫匯通書類

醫學書局出版

各書照碼八折

化學實驗新本草 再版 一元四角

丁福保編本書有五大特色一書內皆中國藥品二各藥品所含之成分皆從化學實驗而得三每藥先列中國學說次列英美日本學說可以正舊義之謬誤可以得中西之匯通四藥性有新發明者甚多如熟地內含鐵質麻黃有利尿作用等五無模糊影響之談無懸壁虛造之說

漢法醫典 每部一元

日本醫學士野津君在醫科大學傳染病研究所胃腸病院等研究醫學十餘年深知漢醫有特效之方可補西藥之所不及於是訪求漢醫專家井上先生得其五十餘年之經驗良方編成「漢法醫典」一書不啻爲中醫之祕訣按方治病每獲奇效

中外醫通 每部二元

丁福保編此書於每一種病詳列中西經驗各醫方俾閱者知某病用中國方則爲某藥用外國方則爲某藥將上下數千年東西數萬里扞格不通之處融會而貫通之集衆腋以爲裘穿明珠而作串其微辭奧旨多述舊聞者如入山得徑榛蕪豁然又如掘井逢源溢然自出蓋以吾國古方居全書十分之九外國方僅居十分之一學者易於觸類而旁通也

中西醫方會通 五版 每部二元

既譯中外醫通乃更將自己所經驗者編成此書凡呼吸器病消化器病神經系病傳染病全身病皮膚病泌尿器病生殖器病目病耳病外科婦科各病之中西驗方無不詳爲刊載且此書有五大特色一病解及攝生法精詳完備俾於診斷治療二中國方外國方兼收並取可以隨意選用三外國方內所選用之藥皆性質平和無劇烈之品病人服之有益無損四外國藥之用量一律改用中國分量可省複雜難記五外國藥之製法簡單者本書間亦載之可以照法自製誠漢醫界不可少之書也

醫界之鐵椎 每部八角

日本和田啓十郎氏近著一書披瀝漢醫之眞髓剝發西醫之僞裝懸舉漢醫之所長比較西醫之所短大聲疾呼於西醫最發達之日本猶東海壯士於天下懾伏之時椎秦皇於博浪沙中也故名曰「醫界之鐵椎」此爲日本醫學界中別開生面之第一奇書亦漢醫界之第一奇書也

漢學實驗談 再版 一元七角

共分十九章凡強壯劑健胃劑下劑利尿劑收斂劑祛痰劑通經劑興奮劑壯劑發汗劑解熱劑解凝劑止血劑驅蟲劑鎮痙劑止痛劑腐蝕劑變質劑緩和劑雜劑每藥必詳載其基本形態成分效能製法貯法用法禁忌用量而於處方則尤爲詳備是書以日本藥劑師小泉榮次郎所著書爲原本而益以所未備以海外之經驗證中華之藥物原原本本殫見洽聞誠有志漢藥者不可不家置一編也

家庭新本草 六版 每部四角

我國士夫每憚西藥力猛不敢嘗試從中藥力弱不能奏功此書所載藥品皆係中藥曾爲西人化驗確有實效者性極平和猛烈者已盡刪去用於家庭最爲合宜所論藥性及處方與舊本草不同共分十五類曰強壯劑曰瀉劑曰利尿劑曰發表劑曰退熱劑曰祛痰鎮咳劑曰殺蟲劑曰止痛及攣礙劑曰收斂劑曰刺戟劑曰變質劑曰防腐消毒劑曰吐劑曰緩和劑曰雜錄末附普通防疫法言傳染病之細菌豫防之法甚詳皆居家必要之智識也

太醫局程文 每部一元

歷代醫學書目 每部二角

古方通今 每部四角

中國經驗良方 每部二角

刪定傷寒論 每部二角

傷寒論通論 每部二角

內經通論難經通論合編 每部三角

城市自來水清潔問題

舒伯炎

城市自來水。係市公用事業之一。自來水之供給。其目的有三。一爲良好之飲料。二爲不害公共衛生。三爲合用戶之需要。故凡自來水公司取入之水，必須經過種種製水方法。使之十分清潔。方將水送達於用戶。其製水方法。可概分爲二步。第一步須除去水內所含之泥砂及礦質物等。並求所得之水要溫度低。色清。味美。氣味佳。水性軟五特點。以便能迎合市民之要求。第二步須除去水內所含之微生物。如各種能傳染疾病之微菌。務必完全滅絕。使其無傳染疾病之可能。此種自來水是各市民所仰望。亦係辦理市公用事業之惟一宗旨。市政府雖用去巨款。可說是在衛生事業上投資。爲民衆求健康和幸福也。

查城市自來水清潔。其需要之處。概分兩種：一爲供給工廠。一爲供給居戶家用。前者水之清潔程度。影響於工業界者甚大。蓋水內如含鈣炭養鹽或他礦質。鹽過多使水成爲硬水。此類硬水不宜於汽鍋爐。

德華醫學雜誌第一卷第七號

造紙廠染濯廠等等之用。後者如水性硬或不清潔。亦於居戶家用不宜。如烹飪。洗濯。飲料等事。蓋水性硬耗費皂子。水不潔淨則內含有黴菌。易於傳染疾病也。

我國人民普通習慣。視生水如同鴆毒。非水沸不入口。蓋因生水飲後能發生疾病。是以有戒心焉。因我國普通城市鮮有自來水廠之設。其日用之水。多取諸於河流湖泊。故無濾清及科學消毒法。是以水中含有疾病黴菌。能傳染腸熱症。霍亂症。痢症。及一切大腸等症。現城市自來水之供給。不獨水之濾清即已。所含之種種疾病黴菌。亦須盡量滅絕。

自來水之水源。概分二種。(一)地面水源(二)地中水源。地面水源係江。河。湖泊。地中水源係泉。井。自深井是也。但多量之水源。莫不取于江河湖泊等處。然此種地面水源。最難于保護。其水流易於玷污。暗溝放出之污穢水。影響水源爲其最甚者。故近來歐美各國。咸感受此種溝水之危險。已有在溝水未放出以前加以消毒之辦法。一則可常保持水源之清潔。二則可減少水內之疾病黴菌。且民衆之健康問題。亦因之有完美解決也。

製水之普通方法

清水之製法。有兩種要點。(一)水內所含之泥砂及能沉澱物質。務須濾清。(二)水內所含之石灰及礦質鹽之能溶解物等。當用化學方法。使之變爲沉澱物而除去之。以致水性軟化。前者視水質渾溷之程度。酌加化學藥品如明礬（卽硫酸鋁）。經過沉澱及沙瀝二池。後者卽係藉化學方法。使水性變軟也。

水之瀝清。先將江水吸入沉澱池。用明礬使泥砂凝合。次將沉澱之水。輸入慢性沙瀝池或急性沙瀝池。然後輸入清水池中。加以消毒法而儲蓄之。以便用抽水機器送達於各用戶。現將沉澱池。慢性沙瀝池。及急性沙瀝池概況各分述於后。

沉澱池爲製水法之第一階級。凡取入之濁水。必先吸入沉澱池中。加以藥品。使粗濁泥砂等物凝合沉下。此類沉澱池之建造。大小不等。總之以夠用爲準。池內之沉澱方法有二。如繼續流動和間斷流動法是也。不過普通以繼續流動沉澱法爲最經濟。故用之者甚多。

慢性沙瀝池爲製水法之第二階級。每池之面積由一畝至四畝不等。池之上層爲二尺至五尺之細砂。下層墊以粗砂及石子。池水速率。亦因池而異。大約每方尺每小時由二加崙至六加崙不等。上層砂面如被水淤塞時。須刮去砂面約半寸餘。洗滌一次。再放水入池。一年間因砂層漸次刮薄。須添補新砂。此種慢性沙瀝池。用之者甚少。一因池水速率太慢。二因所佔面積過多也。

急性沙瀝池係美國式的。且完全去慢性沙瀝池之弊。池身較小。其建造大概情形與慢性沙瀝池相同也。池水速率每方尺每小時一百加崙至一百念五加崙不等。因瀝水率甚速。是以砂面易於污穢。每隔二十小時或二十四小時。須用壓力將洗水由下層上升。所以污濁之物因此被水衝動。洗池之水另從池旁小溝放出。此法洗池。爲時不過四五分鐘。其沖洗之成效及池水之結果頗佳。故現各國多用之。

以上所舉各法。爲除水內所含之泥砂而已。其能溶解之物如炭養鹽及鐵養鹽。須用化學法除去之。現略述於後。

水之含有鈣炭養鹽。鎂炭養鹽。或鈣硫酸鹽。鎂硫酸鹽。及鐵炭養鹽等。須當設法除去也。以上各化合鹽溶于水中。使水性硬。若使各鹽沉澱。其法有二種。

(一)化學沈澱法。係用石灰水或鈉炭養鹽（即鈉二炭養三）。

(二)將水經過沸石礦。如此水內各鹽質同沸石（Zeolite）化合留下。前法因用石灰水。其各種炭養鹽。可化爲不溶解之物。其各種硫酸鹽。亦可同鈉炭養鹽化合而沉澱之。後法係用沸石礦以取硬水中之鈣鎂二鹽質。沸石乃鋁矽鈉三種之化合物。經過之水變軟。純係化學作用也。如沸石失其工用。則用鹽水（即綠化鈉）恢復之。以後尚可再用也。

鐵質各鹽即（Feirous bicarbonat 或 Ferrous hydrate）於水中。一則能使發出一種臭氣味。二則使洗濯之物染污。其除去鐵質鹽之法。是使水含空氣（Aeration）。而使其養化爲沈澱物。再用沙瀝法去之可也。

消毒法

水之消毒製爲水之最後一步也。消毒之謂係指滅絕水中之疾病微菌。其法概分四種。綠鈣養化粉(漂白粉)或液體綠氣。臭養氣(即養三氣)。紫色光。及銅硫養化鹽是也。

綠鈣養化粉一名漂白粉。于一八九七年曾有用之以消毒。至一九〇八年支加哥城之屠場爲首先用於水中消毒者。蓋漂白粉之製法。係以綠氣經過石灰而成。用於消毒時。則先製成千分之十或千分之五之漂白粉水。然後徐徐加入清水中。於一九一五年自液體綠氣製造法發明後。故用漂白粉者鮮矣。液體綠氣於一九〇九年方成爲普通之物。其液體綠氣係用最高壓力而製成。裝入鐵管中。用時分量則視水中之微菌多少而定。但普通液體綠氣之放入水中。由百萬分之點二至百萬之二不等。此法較爲簡易而經濟。是以用之者甚爲普通也。

臭養氣即養三化物。以高電流穿過空氣而成。用此氣由清水池底放出。其分量爲百萬分之點六至百萬分之四點三不等。此法歐洲多用之。但不經濟耳。

紫色光爲最强性之殺微菌之光線。係由汞氣電泡中所發出。使水于光線流過。但水之濁度與殺微菌之效率有關。水若過渾濁。此光則失其效力。故不甚合用。而用之者亦甚少也。

銅硫養化鹽。亦有用之以殺微菌。然此鹽溶於水中。有害人身體。故不宜用以作消毒者。現幾無有用之矣。

總而言之。以上所述之種種城市自來水清潔法。其用法皆因地而異或用水而異。固無定規。是在乎辦理市公用之人而定奪。即就上海公共租界自來水公司而論。有慢性沙濾池及急性沙濾池二種。且急性沙濾池嗣因租界人口增加而補造。消毒法則用液體綠氣。此類規定。係由試驗水質。及視城市經濟狀況而定也。

Yatren 105

用藥特靈一〇五治阿迷巴赤痢之經驗

Prof. P. Muhlens

Dr. W. Menk

合著

蟲痢。即阿迷巴痢。在熱帶及溫帶中。此病傳染最甚。亦最難斷根。平常治慢性痢疾各方。雖亦有奏一時之微效者。然若嚴格論之。皆非眞愈也。蓋試取此種病人而施以糞便顯微鏡檢查或直腸探鏡檢查。然後知其所謂愈者。皆假愈耳。故皆暫止一時。不轉瞬而復發。醫家所以有休息痢之稱。近來熱帶醫生。斷定阿迷巴痢爲不治之症。亦非無故也。蓋惡性之阿迷巴痢。既成痼疾以後。幾無一藥可治。凡現代著名之治阿迷巴痢良藥。對於普通阿迷巴痢疾。如用之得宜。亦可取快一時。然決不能斷根。若對於已成痼疾之蟲痢。幾無一非徒勞無功。蓋據醫家實地檢驗。欲治斷根蟲痢。非有一藥能將蟲痢之根或阿迷巴泡滅盡不可。即以近代著名治痢專藥依密丁 Emetinum 論之。凡新舊痢疾。經用而治療愈者。若以直腸探鏡檢視。其大腸上面之潰瘍。經月經年。不見其愈。且絲毫不見有進步。可知此所謂愈者。仍是取快一時耳。

自從大戰以後。交通恢復。溫帶熱帶之痢病人。來漢堡求治者日衆。後經米倫思與蒙克「Muhlens & Menk 兩先生。鑒於從前諸藥之罔效。悉心研究。始發明此種治痢專劑「藥特靈」一〇五• Yatren 105. 自此藥露頭角於醫界以後。又經無數醫家檢定。確爲直接撲滅阿迷巴蟲。而絲毫無害於人之良劑。

藥特靈乃碘劑中之新化合品。係新出之消毒劑。有極深之功力。滅一切細菌。而不傷人身組織。對於阿迷巴。尤有特殊作用。

茲將漢堡熱帶病院中以「藥特靈」治阿迷巴痢之成績。彙誌一二於下。

最初治二人。皆來自荷屬南洋羣島。皆患頑固性之阿迷巴痢。二人從一千九百十九年起病。又一人則自一千九百十五年卽染患。中間歷經醫治。皆無效果。始來院求治。當卽用各種通行治痢專藥治之。乃歷試無效。卽依密丁 Emetinum 亦然。且病情日惡。漸就危殆。乃試爲之剖腹洗腸。將盲腸剖開。日以消毒藥水。由創口灌洗。起初功効極佳。病人日有起色。幾若病將痊愈。如是爲之灌洗者。約經數月。在灌洗期中。病情皆甚佳。但灌洗一停。病卽隨發。夾膿夾血之下利。與其他一切險惡症象。完全復發。試一施顯微鏡與探鏡檢查。則阿迷巴也。瘡瘍潰爛也。皆依然如故。雖以經月之洗滌。而病根固着如故。並不因以稍減。同時又加重劑依密丁以試之。而阿迷巴之活動也如故。以此知向來治痢之方藥。皆非眞能斷根者矣。

因决計改用藥特靈一試。果然一劑而知。於是此兩人者漸就痊愈。茲將此兩病人詳細病史錄下。

病人　當一九一五年在荷蘭南洋羣島傳染啊迷巴痢。兩年病漸加重。以後隨發隨止。求無甯日。一九十九年冬月。入漢堡愛朋達夫病院診治。直至一千九百二十年二月。以醫治無効出院。改由私家醫生診治。

本年六月十六始來熱帶病院。其時下利膿血。每日十次至十五次。裏急後重試以直腸探鏡。探視大腸。則自肛門以上。腸膜上有長自七生的至十五生的米達之瘡癧多處。顯微鏡檢查亦發見阿迷巴痢無數。即施以依密丁療治。同時內服他藥。每日仍瀉不止。並無效驗。糞中仍有阿迷巴。病情日趨險惡。後由外科醫長行肓腸剖開手術。復加灌洗。如是繼續洗滌。垂及一月。但阿迷巴蟲。仍不斷發現。後改用「藥特靈」療治。於是病人大安。宛如全愈。自用「藥特靈」灌腸以後。下利即無膿血。四日後阿迷巴亦歸消滅。即用泄藥。如人工瀉鹽攻之。亦無阿迷巴發見病人每日大解一二次。如平常人。從前用直腸探鏡所探見腸中之若干潰癧。至此皆歸愈合。灌腸法亦停止。病人飲食如常。大解亦如常。遂以完全康健之身出院。而往上西里西亞。兩月後曾一度患感冒。但亦未發腸病。此後工作食息。便溺。一初恢復健康常狀。至今未嘗復發。

第二病人。始於一九一九年染阿迷巴痢。來院就治而愈。至一九二十年七月復發。症象甚重。自願開刀。乃將其盲腸端之蟲尾切開灌洗。如第一病人。初亦甚佳。但經月之後。灌洗一停。病仍復發。後乃用「藥特靈」灌洗。病象悉退。便溺皆如常人。至後卽停藥。大便亦如常人。隔兩月後。再用手術將腹部之瘡管縫合。行手術後。又下膿血。但阿迷巴。用直腸探鏡檢查。則腸膜瘡瘍依舊。乃再用「藥特靈」灌腸。不數日腸瘡愈合。而病全瘉。至今多時不發。

後又有三病人。皆感極頑惡之慢性痢疾。經用「藥特靈」內服法療治。每日三服。每服四丸。合一格蘭姆。皆奏效如神。

自此以後。熱帶病院中。遂以「藥特靈」爲治痢專劑。試驗多人。無不效神嘗試於療治期中。用直腸探鏡檢查用顯微鏡檢查。知內服及灌腸，其收功實一致。亦有患腹瀉多年。檢查時並無阿迷巴及腸瘡發見。而設令服。「藥特靈」每日三服。每服一格蘭姆。亦無不應手而愈。有一人痢腹患已七年。舟車旅行。頗感不便。自服「藥特靈」後每日大解一次。腹中舒服異常。至今一年。未嘗腹發。該病者嘆謂「再世爲人」又有患阿迷巴痢者。服「藥特靈」後。於其糞便中。發見破壞及已死之阿迷巴蟲。可見此藥實具有完全殺蟲之能。又平常腸痢以及水泄霍亂傷寒等病。用此藥治之。亦收功甚速。

「藥特靈」灌腸法。　先用食鹽水或他種溶液灌腸。將腸洗淨後。以此藥五格蘭姆。或十格蘭姆化水二百格蘭姆其溫度約得與體溫相同。用灌腸器徐灌入。可在腸中容留至一小時之久。同時檢其小便。察其有無過量吸收。以資考核。

內服法每日三服。每服一格蘭姆可用臘衣包吞服。或服四丸。合一格蘭姆。有人初服時。或微瀉。或胃口煩悶。但隨時卽止。以後照常續服。毫不痛苦。兼無流弊。

因此又假定用此藥治慢性蟲痢之規程如下。照方灌腸。或內服一二星期後。停藥一星期。再如法用藥三日至七日。再停一星期。後再用藥三五日。無不愈者。如有不愈。可再多用數日。在療治期中。能靜臥及愼飲食尤佳。

攝生與疾病

Pi

攝生者何。謀身體之健康與安全也。健康與安全本爲人類應享之權利。其不能享者。以不知攝生之法。或蔑視攝生之理耳。

人之患病而求醫生。已屬末計。善攝生者。防患于未然。對於飲食起居養成良好之習慣。如是則有疫癘亦無從侵入其身。

物質科學方面。吾國處處落人之後。攝生一了。當亦不及西人之講究。但數千年來。中國人民周未嘗淪亡。其故何歟。以有成襲之攝生習慣在也。今舉之如下。

(一) 常飲沸水之習慣。——不飲生水。幾家喻而戶曉。故雖盛暑之時。水亦須經煑沸後飲之。惜人徒知其未曾煑沸之水不當飲。而不知其所以不當飲之故耳。

(二) 不食生冷之習慣——魚肉菜蔬。總須熟食。生冷食品。每相加不入口故雖有寄生蟲。亦無從侵入其身。

(三)　衣服更換之習慣——中國衣服隨氣候而更換之冬。裘夏葛。各適其宜。故雖嚴冬亦未嘗以火爐取暖。

以上三者。因爲吾國良好之習慣。然尚有種種習慣大背攝生之道。其尤者爲多衣多。食之惡習。

中國固有之攝生也如此。然於科學上則何如。科學上之攝生方法。以生理學與解剖學爲根據。而謀身體上諸器官之健康與安全。茲分述如下。

A.　消化系統方面

1.　齒——牙齒宜常洗刷。否則有蛀蝕之患。蛀蝕爲食物之屑嵌于齒隙所致。

齒質若壞。食物卽難于細嚼。終至消化不良。礙及全身之健康。

2.　口——呼吸不宜用口。否則細菌易於侵入。致成種種疾病。

3.　胃——胃之肌肉。需有適當之休息。故一日三餐之外。不宜再食零散食物。否則肌肉運動無間。足以妨害胃之健康。再者。過量之食。亦足以傷害身體。病時更不宜多食。

B.　呼吸系統方面

1.　鼻——鼻司呼吸。其中之鼻毛。不宜剃去。以其有防止細菌侵入之功用

2. 肺——肺能自由擴張。與收縮。爲清濁空氣交換之機關。吾人宜練習呼吸運動。以增加肺容量。胸部畸形者。往往阻礙肺臟之發展。爲肺病之導引。又緊窄之衣服。礙於呼吸運動。宜除之。

婦女之緊小馬甲穿。於身上以爲美觀。然不知其害之大。無以復加。今處於青天白日旗幟之下。婦女之解放。聲浪日益增大。故亦宜顧及於此。

C. 循環系統方面

心臟司血液循環之作用。吾人若有適當之運動。可以調節其收縮之功能。咖啡茶酒等刺激心臟之物。有害無利。宜戒飲之。

D 骨骼方面

小兒之骨易於屈撓。故不宜壓抑或傾斜一面。否則骨成畸形。致成終身之患。緊衣緊鞋。碍於骨之發展。酒與煙害於骨之發育。均宜戒之。

E. 筋肉方面

發達筋肉之唯一方法。卽爲適當之運動。然若使用筋肉過度。每致營養有虧。故運動後亦宜稍有休息。以恢復疲勞。

F. 皮膚方面

皮膚須清潔。故洗浴不可不重視之。人衣服若多污垢。有碍於汗液之蒸散。故宜時常洗換。

G. 神經方面

神經亦如他器官當使用之。然適用之過度。則生疲勞。此時宜暫止其事而休息之。睡眠爲休養神經最良之法。然當有一定之時間。若過度亦足以滯鈍腦髓之作用。

H. 耳目方面

過强之光綫與散耀之光體。均害人目。但光線微弱。亦損目力。讀書時光綫最好由左角射入。直射之光。絕不合宜。

耳須清潔。亦宜常洗。挖耳能傷鼓膜。最爲危險。

攝生之居人生之位置。蓋可知矣。然於各人應養成之習慣則何如。若依下列各法盡力實行。保可得一完全康健之體格。

1. 清潔——衣服飲食住宅等物。均須清潔。汚穢爲疾病最大之導引。
2. 運動——適當之運動。能利人身諸器官之動作。與發達新陳代謝之機能。
3. 休息——適當之休息。能恢復身心之疲勞。與增進精神之怡快。
4. 節製——飲食須有限量。須有定時。過度與不足。致害相同。
5. 戒絕嗜好——煙酒與其他興奮之物。均能妨碍身體健康。切宜戒除免之。
6. 避免刺激——憂慮悲傷憤怒等情感作用。能妨碍身體之健康。宜設法避免之。

本誌投稿簡章

本誌刊行宗旨。在普及新醫學及衞生常識。彼此發揮思想。研究學術。而促進醫藥界之進步。公共衞生建設之實現。

一 投寄之稿或自撰或翻譯，或介紹外國學說而附加意見，其文體不拘文言白話或歐美文字均所歡迎。

二 投寄之稿望繕寫清楚並加標點符號。

三 凡稿中有圖表等，務期明瞭清潔書於白素紙，以便直接付印。譯外國名詞須註明原字。

四 投寄譯稿請將原文題目，原著者姓名出版日期及地點詳細敍明。

五 稿末請注明姓字住址，以便通信，至揭載時如何署名聽投稿者自定。

六 投寄之稿揭載與否，本社可以豫覆，原稿若預先聲明並附寄郵資者可還原稿。

七 投寄之稿俟揭載後，本社酌致薄酬如下：(甲)單行本二百份 (乙)本雜誌 (丙)書劵 (丁)現金

八 原稿請寄上海梅白格路一百廿一號德華醫學雜誌社收爲荷

民國十七年七月十五日出版

△德華醫學雜誌第一號

△卽中西醫學報第十卷第七號

主幹者 醫學士 丁惠康

藥學主任 醫學博士 丁名全

醫學主任 醫學博士 丁錫康

出版者 德華醫學雜誌社 上海梅白格路一百廿一號

總發行所 醫學書局 上海梅白格路一百廿一號 卽愛文義路巡捕房南首

（廣告刊例函索卽寄）

定價表

每月一册 全年十二册

零售每册大洋三角 郵費國內二分 國外八分

預定全年特價大洋二元四角（原價三元六角）

郵費 國內不加 國外九角六分

新疆蒙古（照國內）香港澳門（照國外）郵費代價作九五折以一分四分及一角爲限

郵票如有改動隨時增減

定閱諸君如有詢問事件或更改住址通信時務將（一）定單號數（二）定戶姓名（三）原寄何處三項詳細開明方可遵辦實緣定戶太多簿册繁重非此三項無從檢查難免仍有誤寄特先聲明

Tuberculose Sanatorium Shanghai

上海肺病療養院

肺病爲世界人類之大敵．吾國衛生程度幼穉．病後復調理不善．實爲本病蔓延之厲階．然肺病非不治之症．苟能及時療養．十之八九均可望就痊．故歐美各國多有肺病專門療養院之設．即以德國而論．其地僅如四川省之大．而肺病療養院多至一百餘所．今我國肺病之多．甲於各國．而療養院猶寥若晨星．殊爲缺憾．故特就滬西清靜之區．設立肺病療養院一所．院址三面向陽．空氣清新．地雖不廣．而饒有園林之勝．交通極爲便利．俾病者無跋涉之苦．而獲療養之益．本院除用愛克司光線高山太陽燈等物理的療法以外．兼注射各國專門治痨藥品．復引用吾國有効之古方以爲佐助．俾藥物之功能．藉天然之療養而益彰．庶幾抱病來醫者咸得速療痼疾．早還健康．今本院開創伊始．邦人士患肺之病者．幸垂鑒焉．

董事

吳稚暉先生　鈕永建先生
許世英先生　經　頤先生
王一亭先生　關絅之先生
施省之先生　李雲書先生
聶雲台先生　丁福保先生
韓國鈞先生

院長

黃慶瀾先生

醫務主任

丁惠康醫師
丁名全醫師

本院特備

德國愛克司光線機（並爲便利病者診斷有無肺病起見特設愛克司光照像部取費極廉）
高山太陽燈　快紫石英燈
電療透熱機　熱流注射機
紫極光線機　空氣浴室
電光浴室　日光浴場
冷熱水浴室　人工氣胸術
肋膜穿刺術

院址上海大西路二號及A字二號

（靜安寺朝南約二百步便是）

診察時間　上午十時至十二時　下午二時至四時

Deu Hua Medizinische Monatsschrift

德華醫學雜誌

Verlag : E. Yoh Medical Press, Shanghai, Myburgh Road 121

德華醫藥學會出版 上海梅白格路一百廿一號醫學書局印行

I Jahrgang : 第一卷 | August 1928 | No 8. 第八號

編輯者 Herausgegeben von: 醫學博士丁名全 Dr. med. M. T. Din[g]
醫學博士丁錫康 Dr. S. K. Ting M. D. 德醫學士丁惠康 Dr. W. K. Ting

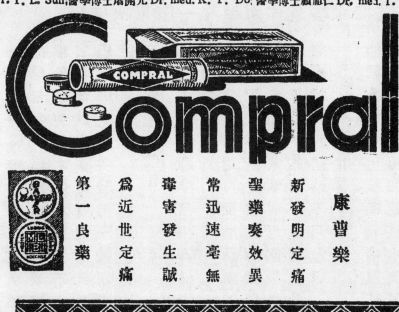

撰述者 Unter Mitwirkung von:
醫學博士尤彭熙 Dr. med. B. C. Yuh; 醫學博士王畿道 Dr. med. C. D. Huang; 醫學博士江俊孫 Dr. med. T. S. Kiang; 醫學博士朱仰高 Dr. C. K. Tsue; 醫學博士李元善 Dr. med. Y. C. Li; 醫學博士李梅齡 Dr. med. M. L. Li; 醫學博士李中庸 Dr. med. C. J. Li 德醫學士杜 Dr. K. M. Doo; 醫學博士金問祺 Dr. med. W. K. King; 醫學博士胡定安 Dr. med. Ping H 醫學博士周景文 Dr. med. K. W. Chow, 醫學博士周綸 Dr. med. L. Chow, 醫學博士周君 Dr. med. C. T. Chow 德醫學士張森玉 Dr. S. N. Dschang; 醫學博士俞鳳賓 Dr. med Voonpin Yu 醫學博士曾立羣 Dr med. L. K. Tschen; 醫學博士曹芳濤 Dr. F. D. Zau M. D.; 醫學博士趙志芳 Dr. med. C. F. Chao; 醫師蔡禹門 Dr. Y. M. Tscha; 醫師陳邦賢 Dr. P. I. Chen; 醫師 祖烈 Dr. T. L. Sun; 醫學博士屠開元 Dr. med. K. Y. Do; 醫學博士顧祖仁 Dr. med. T. C. Koh

EUKODAL

德國怡默克廠　總經理

上海興華公司　總代理

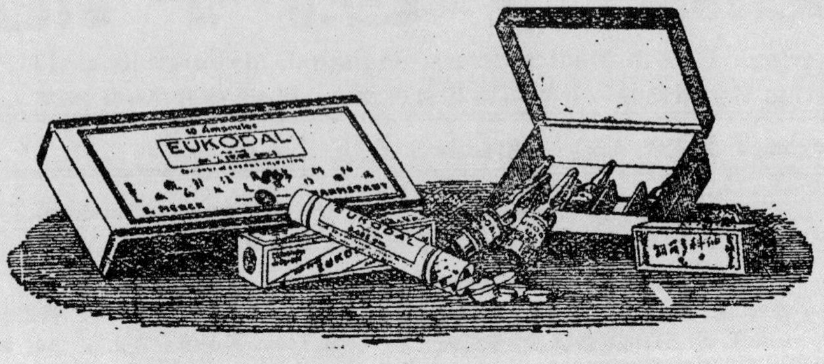

油科達爾

用法

安神咳嗽每次可服半片至一片

止痛每次可服一片至兩片最多至四片

油科達爾

止痛鎮靜醫藥界多藉重麻醉品然皆含有毒性亦易養成習慣性致使用之者有欲却不能之勢怡默克藥廠有見及此欲矯此弊是以特發明一種新藥定名

油科達爾

其功用與各麻醉品相等然毒性毫無已經內務部化驗認可批准行銷即日日用之亦無習慣性所謂習慣性者即如飲酒者思飲吸紙煙者思吸是此則不然用以治病病愈後可隨時不用故欲

鎮痛安神莫如用油科達爾

油科達爾可治咳嗽氣喘腹痛牙痛神經痛再如乾性水胸膜炎胃潰傷十二指腸炎心肉炎等以能安神亦有用以戒除雅

E. MERCK, DARMSTADT

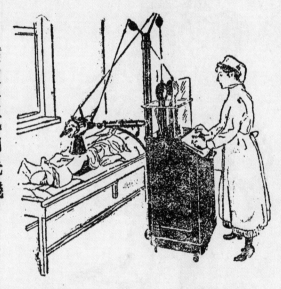

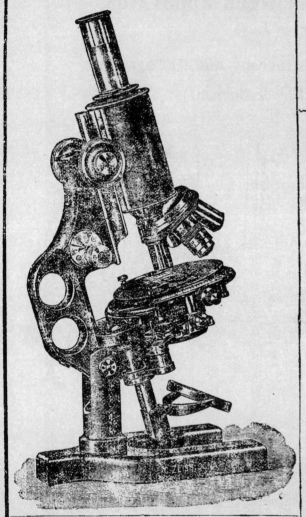

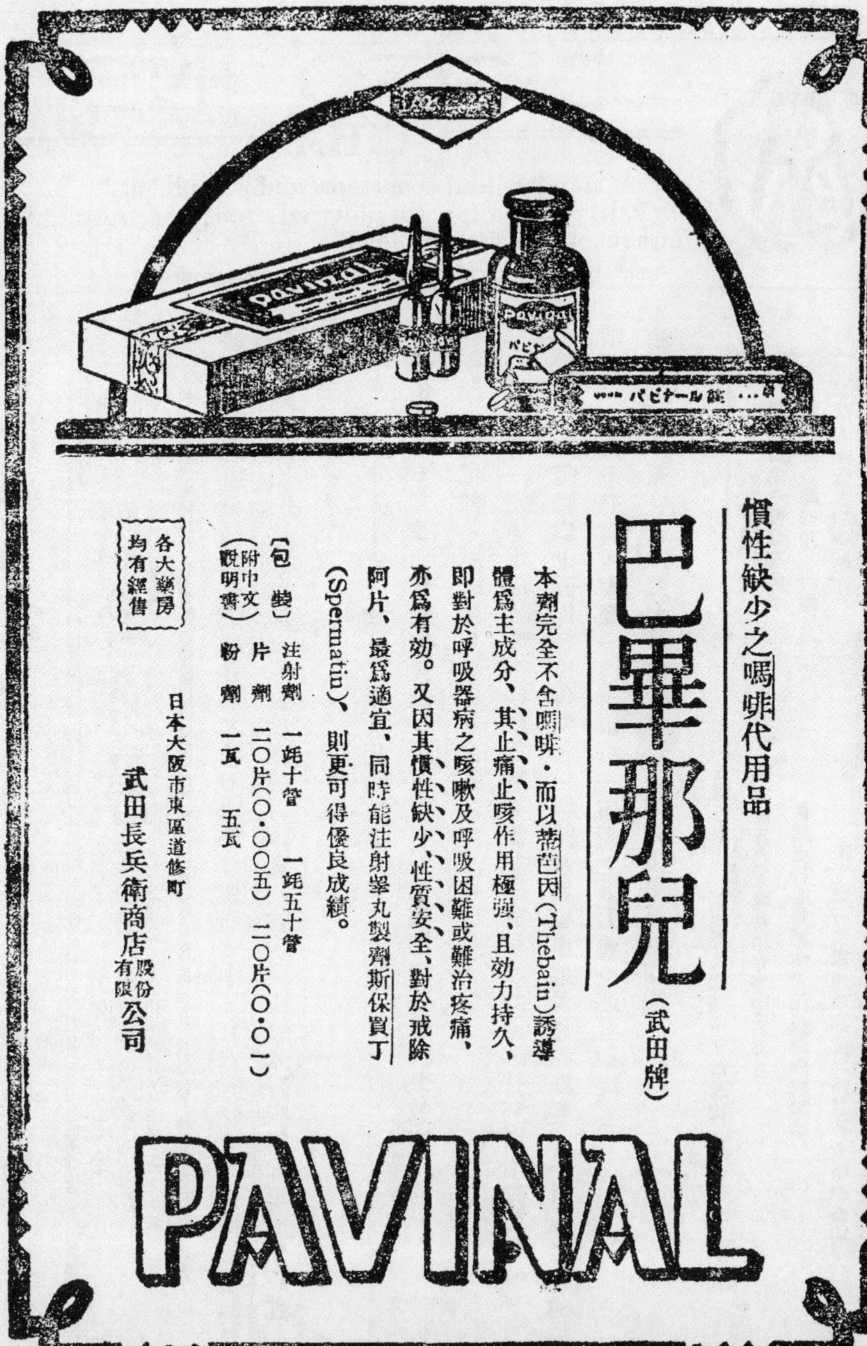

30.8.1927 27—596(N)

DIGIFOLINE
"CIBA"

A standardised, constant, and permanent Digitalis preparation for internal, subcutaneous and intravenous administrations.

Society of chemical Industry in Basle. Switzerland.

標準正確効力不變

強心利尿 **地齊佛林**「汽巴」 可供內服及皮下靜脈內注射之用

地芰佛林為強心利尿劑中最有效之品凡地芰打利斯葉中之有效成分完全包括無遺其配合與天然比例無異更加以品質精良效力確實故歷蒙東西各大醫家贊許早有定評茲特摘錄其長處於下

一有害成分絕不含有故可常用久用而無害

一此藥中含有各種有效物質雖服入胃內亦不生變化故不能減少效力

一注射部位無刺戟性連用久用亦無蓄積作用

一效力有一定標準貯久亦不變壞對於心臟各症完全達到地忌打利斯治療之目的

包裝 此劑每管二十五片每片含藥〇.一格蘭姆與標準地芰打利斯葉〇.一格蘭姆相同

液劑 小瓶十五西西大瓶一百西西每一西西之效力與上述者相同

注射 劑分五管裝及二十管盒裝每管之效力與上述者相同

詳細仿單名醫實驗錄承醫家索取請函示上海新華大藥行當即奉贈

中國總發行處上海英租界交通路中新華大藥行

北方發行處天津法租界亨達利洋行

福州發行處福州南台上杭街萬順豐號

南方發行處廣州市惠愛東路三四大新華公司

瑞士國汽巴藥廠監製

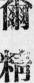

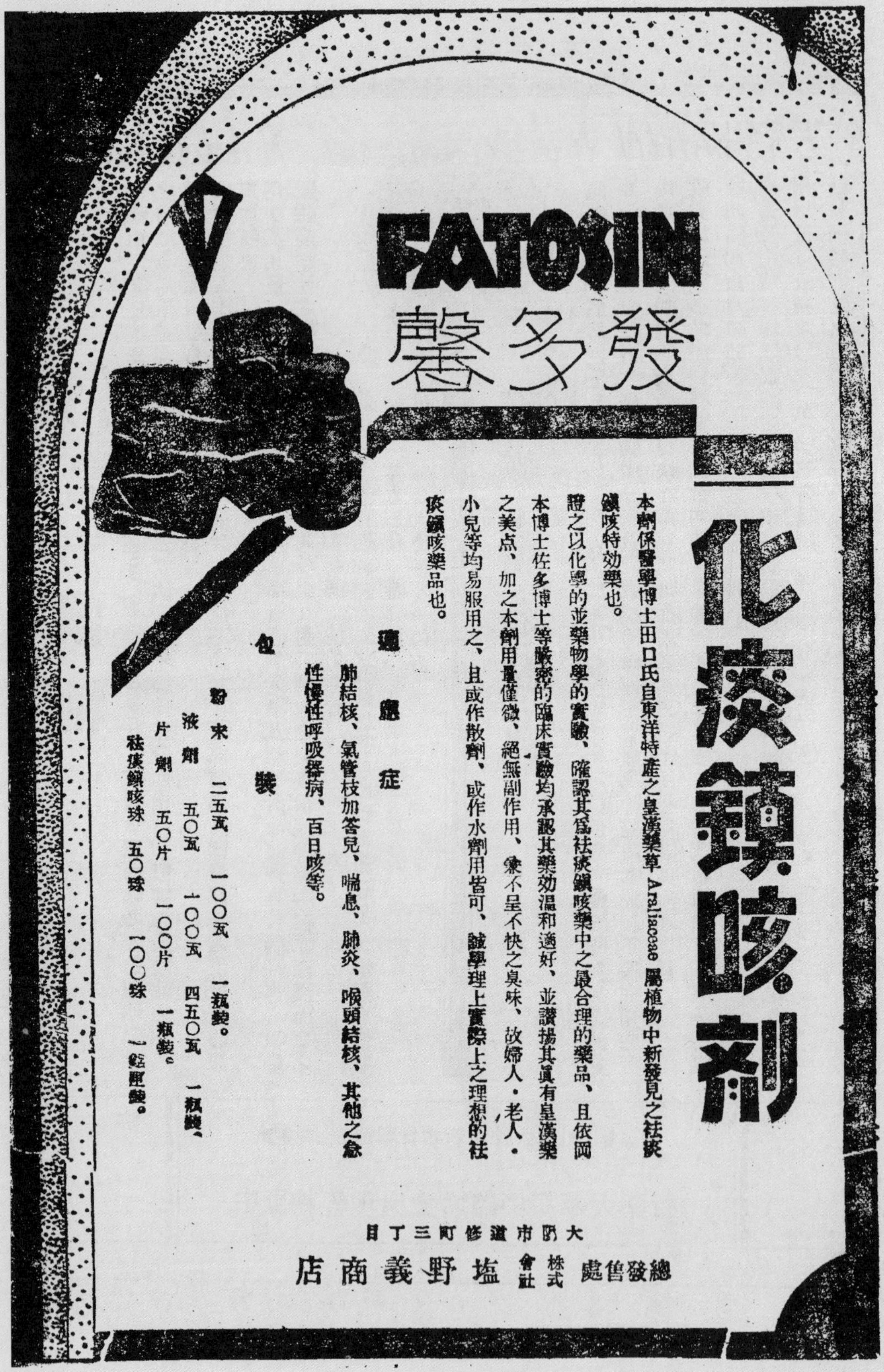
FATOSIN
發多馨
化痰鎭咳劑
本劑係醫學博士田口氏自東洋特產之皇漢藥草 Araliaceae 屬植物中新發見之祛痰鎭咳特効藥也。
證之以化學的並藥物學的實驗、確認其爲祛痰鎭咳藥中之最合理的藥品、且依岡本博士佐多博士等嚴密的臨床實驗均承認其藥効溫和適好、並讚揚其眞有皇漢藥之美点、加之本劑用量僅微、絕無副作用、兼不呈不快之臭味、故婦人・老人・小兒等均易服用之、且或作散劑、或作水劑用皆可、誠學理上實際上之理想的祛痰鎭咳藥品也。
適應症
肺結核、氣管枝加答兒、喘息、肺炎、喉頭結核、其他之急性慢性呼吸器病、百日咳等。
包裝
粉末　二五瓦　一〇〇瓦　一瓶裝。
液劑　五〇瓦　一〇〇瓦　四五〇瓦　一瓶裝、
片劑　五〇片　一〇〇片　一瓶裝。
祛痰鎭咳球　五〇球　一〇〇球　一鋁匣裝。
大阪市道修町三丁目
總發售處　株式會社　塩野義商店

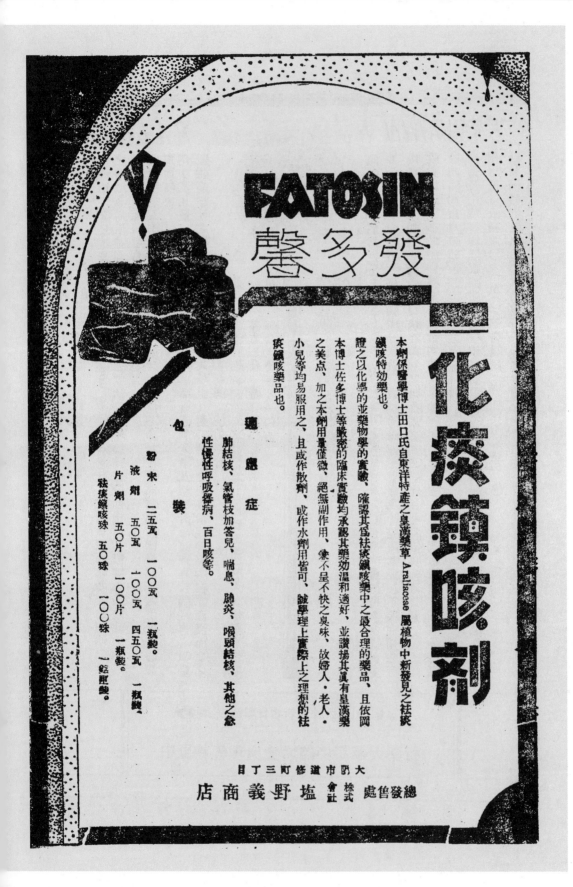

上海集成藥房公記有限公司

J. D. CHANG &COMPANY, LTD.

Chemists & Druggists

Cable Add: „Chemieu" Shanghai.

54 NANKING ROAD SHANGHAI

Telephone C. 7533 7. 34

本藥房創設多年備蒙社會信仰茲因擴充營業重行改組添加公記總發行所遷至南京路拋球場口五十四號新屋內容外部大加整頓專售泰西各國原料藥品醫院醫生應用器械上等香料化粧物品並設專廠製造補身家用良藥選貨精良定價低廉批發格外公道如蒙賜顧無任歡迎

集成藥房公記有限公司謹啓

總發行所　南京路拋球場口五十四號　電話中央第七五三四號

製藥廠　英租界泗涇路十二號　電話中央七五三四號

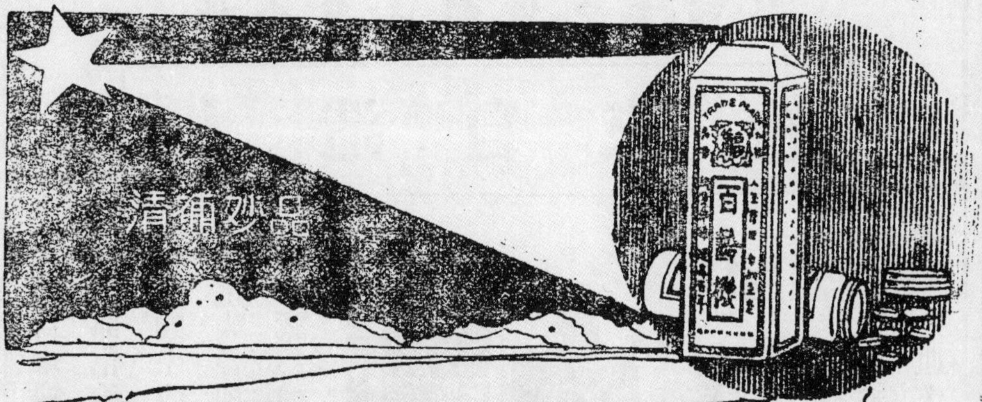

百齡機補品

功效說明

百齡機所以能通達六臟六腑。奏其「補血」「補精」「補腎」「開胃」「健脾」「潤腸」「利氣」「補腦」等非常功效者。賴有一種「維他命」之特殊作用耳。人體各部之生活機能。專賴食物中之「維他命」以滋養生存但食物必經胃液之消化與處置然後由血液運輸各部。

胃弱血虛之人。失却處置食物與維他命之作用。於是退食貧血體質日益虛弱而多病矣。

百齡機既以「維他命」爲主劑。又能健胃增食。儘量吸收滋養分。且能「補血利氣」。促進運輸「維他命」之速率所以功效萬能。不論男女老幼服之俱能起衰補弱而收却病延年之良果。

百齡機：大瓶二元小瓶一元各大藥房均有出售

百齡機 總發行所 上海 愛多亞路 九福公司謹啓

Deu Hua Medizinische Monatsschrift

Vol.1 AUGUST 1928 No. 8

德華醫學雜誌

第一卷第八號目錄

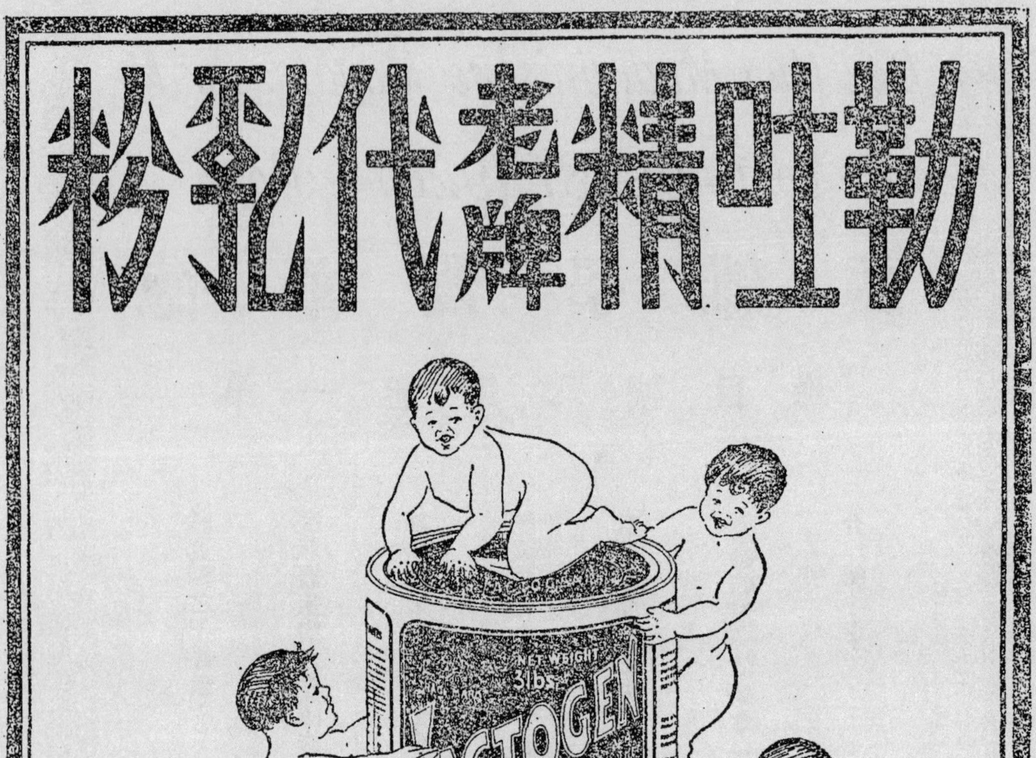
勒吐精老牌代乳粉
NET WEIGHT
3lbs
LACTOGEN
INFANTS AND INVALIDS
PREPARED IN AUSTRALIA
滋養豐富
育嬰珍品

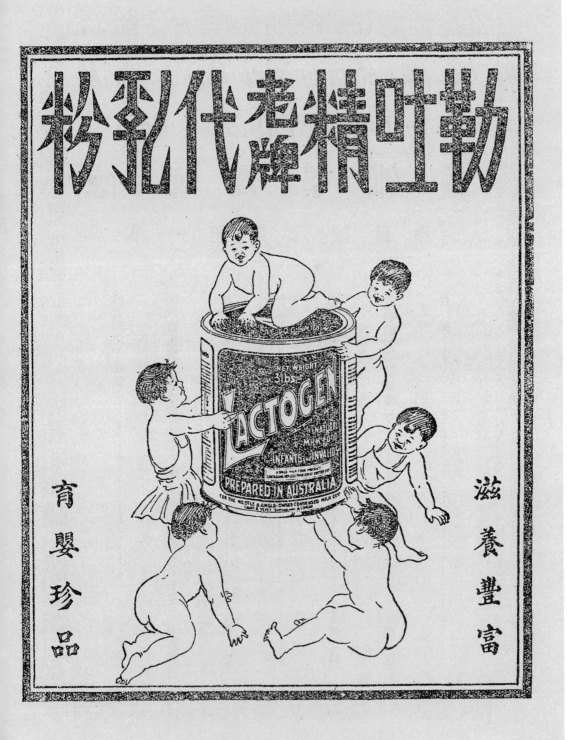

德華醫學雜誌 第一卷第八號

Moderne Probleme des Ephedrins

von Dr. med. M. Ding.

麻黃精之今昔觀

醫學博士丁名全

去年中西醫藥雜誌裏曾序述過麻黃精的功效。近來醫學界又增加許多成績。所以敝人再把他總括的報告一下。

麻黃在醫藥界歷史上是很久了。一千五百九十六年李氏曾對于此藥有極精細的研究。在舊醫上麻黃的功用大半也創自他手。固執不前。大中國的醫學界。只知道麻黃的效用。却不知麻黃有什麽樣的效用。因此之故。自從李氏描寫麻黃的效用以後。一直到一千八百八十七年兩個日本人又重新把這藥用化學的方法研究過，他們曾把這藥劑提揀出來過。不過他們沒有抽底的工作。所以只知道這藥在眼科裏有一種作用。便是使目孔放大。因爲眼科這種藥很多。所以沒有人去研究。後來過了幾十年一九二三年北京協和醫院裏再的藥理學專家陳氏再把這藥重新細細的研究過一遍。這次的研究的成績。却與前大不相同。他這次成績的報告却喚動了全世界的藥理學家以及各科醫學家。

所以也可以算麻黃在醫藥中的復活期。他這次的復活。却佔了藥史中的一個大地位。使之復活者則是北京協和醫院的陳君(惜知其中名)——是也。

麻黃這次復活。在醫藥界上。得了兩層重要的地位。

第一層是麻黃的藥性。可治幾種重要疾病。

第二層便是因麻黃的藥性。與副腎液相類。而其不同之點。完全是化學公式上的關係。幾個 OH 及 CH_3 能夠使兩者藥性各不相同。由此而推想疾病之理由。必有一種化學式的變化。自從陳君把麻黃精的化學公式作成以後。(參觀中西醫學雜誌——)病理學的化學化。也進一步。

我再回說麻黃精的藥性。爲什麼却在這短期內分折得詳詳細細呢。同這也有他的道理。因爲麻黃的藥性與副腎液以相類。而化學公式亦是相類。因此引起了藥理學界的注意。盡力的把這藥的本性。詳細的分折出來。其他一方面。則因副腎液在治療劑上佔很大的地位而麻黃却又有與之同類的藥性。因此而與副腎液互相比較。所以在幾年中。對于麻黃的文章。也不知在醫藥報上發表了多少。茲將其成績略述如下。

一，麻黃的毒性。是比副腎液爲低。

二，麻黃化學的公式是一個。在光學的裏化中。則有兩個。一個是極光燈下向左旋的。一個是向右旋的。這向左旋的。有極大的藥力。向右旋的。是沒有用的。

三，麻黃的化學公式很清楚。所以不兩年有人工製造的出來 Ephetonin und Raccm Ephedrin

四，麻黃可供診斷Tabes doroals用。麻黃能使脊空者 (Tahiker) 血壓力增高副腎液則反之。

五，麻黃精小的成份可使 Sympatlucus 刺激大成份可使 Parasympathicus 刺激。他的生動地是在直條筋肉的神經終點是也。

六，此藥能刺激各種內臟的直條筋肉。動靜脈腸胃，女子子宮，目孔及其他一切。

七，麻黃可使血壓力增高，成份多了。也可以使血壓力下降。

八，成份少的麻黃，能使心脈增高。成份多了。可以使之降低。

九，麻黃可使子宮筋肉收縮，無須 Ergotamin 見效于前。

十，使目孔放大只須千分之一的麻黃精已足。

十一，麻黃能收縮脾臟的血管因此使血液中增加紅白血球及血凝體等。這種現像已直接的不如副腎液漸漸來的。

十二，麻黃能使血中糖質增高。惟在各獸不同

十三，麻黃有阻止澱粉變成脂肪能力。同因蘇林正是相反。

十四，口服麻黃以後，胃中鹽酸便減少。據言是血脈神經收束力過大的緣故。因爲皮下注射的麻黃。胃中絲毫不受影響。

十五，麻黃在腸胃不受變分甚易入內臟。故其用法亦易。

十六，麻黃對于植系神經有極大的效力。所以對與氣逆症及幾乎是一種主治藥劑。

十七，麻黃效力更大若是與別種藥劑混合用之。治氣逆可內服麻。黃下部肛門塞 Extva Belladonne。還有克氏發明麻黃能消除 Scopolanin-Morphium 的毒性。所以也可以用之以除嗎啡中毒。

十八，若麻黃與副腎液及 k_2So_4 助合則可作局部麻醉能與 Nooocain 并立麻不過。黃一種是無麻醉性的。

十九，胸枝炎者若得下方立刻可見效。

Jodkali 3,0-5,0

Ephedrin (Ephetonin oder Racem-Ephedin) 0,75 — 1,5 — 1,75

Mizt, Sol, ad, 200.

每月三次每次一食匙

其他麻黃也可增加 Digitais 及 Coffein 的作用。

二十，麻黃單獨的用法可以注射可以內服。其功用是使血壓力增高，胸枝放大，以及傳染病後神精衰弱諸症。

二十一，麻黃的功效主在心肺。但對于呼吸。無甚妨害。最新十五分鐘能使呼吸次數增高後卽囘原。

以上所述種種皆是近來醫藥報刊所拾零。當然不能詳細記述。惟望國內醫藥界有加以參考罷了。

Allgemeine Prophylaxe der Erkrankungen der Atmungsorgene

呼吸器疾病之豫防法

丁惠康

von Dr. W. K. Ting

豫防呼吸器疾病之要旨。不外二種。一、直接驅除疾病之原因。二、間接增進個體之生理的防禦機能。尤須增進該臟器之生理的防禦機能。欲達第一目的。須勿使病原物（細菌・塵埃）存在於吾人生活之周圍。並勿使疾病成立之機轉存在。欲達第二目的。須講求强練法。使該臟器之生理的機能旺盛。並除去間接阻害此生理的機能之體質的素因。

若將上記要旨。應用於實地。則可分爲下記三方針。

一、一般衞生法。 勿使病原物侵入體內。並勿使疾病發生之機轉成立。

二、强練法。 以增進呼吸器系統之生理的防禦機能。

三、除去體質的素因。 凡能因之減弱呼吸器系統之生理的防禦機能者。概須除去。

第一章 一般衞生法 Allgemeine Hygeine

呼吸器疾病之一部。有猛烈傳染性。其豫防法及治療法。須全依急性傳染病之豫防及治療各法行之。例如百日咳流行性感冒或肺百斯篤等皆是。此等疾病。包括於傳染性疾病中。最爲適當。

又呼吸器疾病中。關於其成立機轉。吾人未完全明瞭者。殆居一半。對於此等疾病。不能說明適當之豫防法。其適例。如大葉性肺炎是也。

除上述種種疾病外。凡氣管枝疾病。及肺臟疾病。皆因吾人周圍之衛生的狀態。直接受其影響。故其預防法。常須注意於一般衛生法。

衛生的條件中。最必要者。爲空氣及住室之關係。居宅周圍須乾燥。空氣流通須充富。須常開窗牖。減少室內塵埃。冬季行暖房法。固佳。然勿使室內溫度過高。卽以攝氏十五度或十六度爲適當。暖房時。須施適宜裝置。常使水分蒸散於室內。其法用鐵瓶或鍋。常使溫湯蒸發。或用所謂氣管枝炎蒸氣罐 Bronchitiskessel 。一日中須依可能之度。居住新鮮清潔少混塵埃之空氣中。曾罹呼吸器粘膜加答兒慮其再發者。轉地至氣候良好地方。Klimawechsel 實爲最上方法。職業上凡吸入刺戟氣體及蒸氣（鹽酸、硝酸、安母尼亞、仿爾麻林）之機會。務須避去。

衣服不可過厚。寒冷季節。常穿毛製襯衣、襯袴及毛製襪靴最佳。用此禦皮膚之冷却。尤能防止皮膚之寒冷感覺。

呼吸器道粘膜加答兒之預防。最須注意者。爲養成由鼻呼吸之習慣。鼻腔爲保護上氣道之天然防禦裝置。達氣管枝及肺之空氣。在鼻腔內。既得適宜之溫度。並得適宜之濕度。而有緩和之作用。及於粘膜面。故須常閉口脣。由鼻營呼吸。遇天氣寒冷險惡時。勿談話。勿疾走。小兒自周歲之終至第二歲。易罹氣管枝加答兒。並往往併發定型性氣管枝喘息。爲後年肺氣腫成立之誘因。殆皆與鼻呼吸之障碍相伴者也。而爲其原因者。大都爲鼻咽頭腔之腺性增殖。鼻茸或鼻道狹窄。此等兒童。其吸入之空氣。大部分自口腔通過。故未得適宜之溫度及適宜之濕度。且未將塵埃濾過。不唯對於深氣道易使其粘膜起炎症。且此鼻腔之慢性炎症。往往直接瀰蔓於喉頭、氣管、氣管枝。如此者。欲預防氣管枝疾病之再發。須行洗滌法或噴霧法。治療鼻腔、後鼻腔之疾病。切除肥大咽頭扁桃腺。依手術治療鼻道狹窄。能奏良效。

第二章　强練法 Abhaertung des Koerpers

除上述預防法外。最重要之預防法。爲身體之强練法。對於寒冷。勿使呼吸器道。蒙其影響。依吾人之經驗。皮膚對於寒冷刺激。立呈生理的反應，(換言之，卽多量血液，交流於其部，以迅速恢復已冷却之皮膚溫也。)成立所謂寒冒性疾病者甚少。然則由練習而能使身體獲得此調節機能至某種程度。可謂當然之事也。

自昔謂寒冒 Erkaltung 爲疾病之原因。常爲人所畏懼。至今日各種傳染性疾病之原因。既已闡明。寒冒爲疾病誘因之意義。大爲減少。例如加答兒性疾病或一種急性傳染病。在其潛伏期。體內既有初機病變發生。故患者對於外來刺激。常見過敏。對於空氣流動。尤覺非常不快。今若謬下結論。曰、「因寒冒而終誘發腸窒扶斯云云。」然腸窒扶斯。因一種特殊病原菌在腸內傳染而惹起。決非因寒冒而惹起。在今日既爲人所能知矣。以狹義言。寒冒（謂一般早春流行之上氣道加答兒）Fruehlingskaatrrh 亦爲一種細菌性傳染病。在今日已無可疑。唯其病原物。爲由外部侵入者乎。抑平素在口腔或咽頭，日常無害，一遇寒冒，個體之防禦機能減弱，卽增殖而逞其暴威者乎。尙屬疑問。要之。欲預防此病的狀態發生。欲使個體勿易罹寒冒並對此勿生畏懼。則强練法之奏功。最爲確實也。

施行强練法時。其方法無一定。全因個人而異。要之、若自始卽加强度之寒冷刺激於皮膚。往往有害。强練法之原則。須極徐徐使個體慣受寒冷刺激。

此强練法。始於溫暖季節行之。最佳。若個體薄弱。則最初行乾性摩擦法。trockene Frottierung 其法先用乾燥毛巾。在密閉而遮斷空氣流通之室內。速摩擦上半身。（後卽摩擦全身。）以皮膚發赤並覺溫爲度。行此法約一星期後。徐徐試用濕布摩擦。其法先自浸於酒精者始。次用酒精中混水者。漸次增加水分。至水與酒精等量。次用微溫湯。次用冷水。若個體强健。則可更用灌水法。水治法之原則。決不可將冷水應用於寒冷身體。在應用冷水（不惟灌水法如此。卽摩擦法亦如此。）之前。須預將身體溫包。使其皮膚溫暖。應用後。須卽著衣。仍使溫暖。摩擦法於早晨行之。最爲有效。故課冷水法時。須先使每晨在被褥中十分溫暖其身體。然後急速行冷水浴。或行冷水摩擦。卽時再入褥中。將身體溫包。或繼以運動。（體操或疾走。）使其皮膚覺溫而止。

欲增進皮膚機能。減輕肺臟負担。則入浴非常有益。人若厭行冷水摩擦法。則命其每日入浴或間日入浴。浴畢。行灌水法或卽行乾性摩擦法可也。

空氣浴者。Luftbad 其作用與水治法（摩擦。灌水、入浴）極相似。在强練法中。實爲良法。無論何人。皆推奬之。預防呼吸器疾病。極爲有效。於預防加答兒。其效尤著。其奪去皮膚溫度。較諸應用冷水者爲緩徐。然繼續行之。則因外界之低溫及空氣之流動。其奪去之度。較爲强烈。此時所起寒覺。普通以身體之運動、（體操、疾走等）誘起皮膚之溫覺補之。空氣浴之方法頗簡單。浴者裸體。或半裸體。僅於一定時間、在室外空氣中而已。早晨行之最佳。若個體之感覺過敏者、則正午行之亦可。須徐徐使之習慣。故最初先使於晨起時、開寢室（須較爲寬廣者。）一邊窗戶。然後起牀。全裸其體。或只穿襯衣。在室內步行。約十分至三十分鐘。若覺寒冷。則可行乾性摩擦法。俾得溫覺。或行體操。迨既慣受空氣刺激。卽迻至外氣中。則多數個體。既易耐受外氣刺激。能繼續行此浴法至數點鐘。

此空氣浴。始於溫暖季節行之。最適。但須通過寒冷季節。勵行無間。若在外氣中。個體非常過敏。則其始褻寬大之衣可也。近時歐洲諸國。皆設備空氣浴場。以爲公衆強練機關。其設備頗簡單。務於森林之一部。擇向南展開之傾斜地。伐去樹木。成平坦之草原。劃地。圍以稍高木柵。在場內向南。設空氣療法館。Freilufthalle 屋用木造。甚粗糙。以此處爲橫臥浴場。上有遮陽。在此屋內。裝置簡單寢椅。場內備有器械體操、擊毬等種種運動具。又設水浴場。

日光浴者。Sonneubad原不能與空氣浴分離論之。上記空氣浴。實際往往同時兼備空氣日光兩作用。

若專以日光之作用爲強練法。而行日光浴時。亦須設備日光浴室或日光浴場。日光浴場。須設適當牆壁。使患者裸體。橫臥草墊或毛布之上。以浴於日光。並施適宜裝置。勿使日光直射於頭部。尤勿使直射於眼部。日光浴室。其裝置與溫室無異。設小館。用玻璃張屋頂。使日光能十分照射。其溫暖。於其中裝置寢椅。若簡單行之。則卽在居宅。於向南之廊側或向陽庭園內或曬臺上等。設置寢椅或草墊。隨意行之。亦可。

里都爾 Rieder氏謂空氣浴之作用。由於下記三者。一、溫熱刺激。二、因溫熱放射而皮膚機能亢進。三、日光及於新陳代謝上之影響。蓋患者裸體。則溫熱因皮膚面之放射而消散。若著衣。則自皮膚失去溫熱之量。約爲前者之三分之一。故因水分之發散。而於呼吸機能、循環機能、消化機能、排泄機能及神經系。皆有影響。明甚。最多數人。暫時行空氣浴。甚覺爽快。頓感肉體及精神之機能亢進。往往在浴中已覺饑餓。浴後即思睡眠。此空氣浴之有效。以皮膚之强練爲主。於加答兒性疾病。奏效極著。在小兒期。尤適於有腺病結核性潛伏疾病氣管枝加答兒等之薄弱小兒。其效令人驚異。故凡有呼吸器疾病素質之薄弱小兒。務使習慣裸體在日光照射之外氣中嬉戲。此預防上必要之事也。若單純課以日光浴。則其及於身體之作用。專在新陳代謝之亢進。而其作用頗峻烈。若個體薄弱。而使長久繼續行直射日光浴法。往往有害。夏季日光之照射。極爲强烈。行此尤須注意。若在冬季。則氣浴每須藉日光之助。始能有效。若將日光浴及空氣浴交替施行。最爲有益。然無論如何。其始須制限日光浴之時間在一點鐘以內。

與强練法共施行、能發展個體之生理的防禦機能、著有偉效者。爲身體之運動。Sport 能直接亢進肺臟之呼吸機能者。有各種呼吸操法。Atemgymnastik 若各注意課之。則於預防肺臟疾病之發生。自有良效。然此等方法。須視個體體力之健否。嚴加選擇。其適應者。施行之可也。若運動過激。則在個體薄弱者。屢有危險。有因是誘發疾病者。(例如潛在肺結核症之爆發。)如斯之個體。除行緩和運動法外。每日課以橫臥療法。甚爲有益。凡有潛在肺結核症及呼吸器道之慢性或亞急性加答兒者。須使通過冬季。日日行此法數點鐘。(橫臥中。須將身體溫包。)於預防疾病之急發。極有良效。

第三章　除去體質的素因 Beseitigung der constitutionell-disponierten Anlegen

因先天的或後天的體質之變化。於體內形成易罹呼吸器疾病之素因者不少。預防上最須注意。

鼻呼吸之障礙。往往誘發上氣道粘膜加答兒。其療法既於第一章述之。

佝僂病。Rachitis 因其胸廓之畸形。往往誘發後年肺臟疾病。在小兒期。須專與以牛乳蔬菜果實等。並與肝魚或肝魚製劑或燐製劑。以預防之。

腺病質 Scrophulose 之兒童。後年每爲氣管枝加答兒、肺結核所侵。欲預防之須與充富之營養、混食、牛乳、脂肪類、人工榮養品。內用碘、亞砒酸、鐵劑、結麗阿曹篤劑。繼續行綠石鹼塗擦法。(每星期三至四次。於夜間、用綠石鹼 grüne Seife 約半至一食匙。細細塗擦全身或胸、腹、背部。約十分鐘。其後三十分至一點鐘。以溫湯或濕布。淸拭塗擦部。拭畢。放置之或用撒布劑撒布於其上。)或使行食鹽浴海水浴。日常注意於空氣日光之關係。夏季、轉地至海濱療養地或山間療養地。

貧血 Anaemie 及萎黃病。Chlorose 往往亦爲呼吸器加答兒之素因。其預防的療法。須先除去其原因。同時與以鐵劑、亞砒酸劑、或亞砒酸鐵混合劑。重症。須絕對行橫臥療法。空氣療法五至七星期。並行乾性摩擦法及緩和按摩術。

緩慢酒精中毒。Alkoholismus 亦常爲氣道粘膜加答兒、肺炎等之素因。其療法。須節減飲用酒精。或禁止飲用酒精。對於煩渴感覺。與以鑛泉水、里莫那特等。並日日營活潑之運動。

脂胖病。亦爲氣管枝肺臟疾病之素因。其預防的療法。須徐徐除去脂肪之沈着。禁用富脂肪分之食品。制限攝取液體量。行脫脂療法。Entfettungskur (依愛勃斯頓 Ebstein 氏等之方法。) 又行牛乳療法。罹脂胖病者。每呈心臟機能不全症狀。若其心臟之代償機能。未甚見障礙。則依上記方法。漸能達脫脂目的。然若心臟機能不全症狀既重篤。則須行更嚴格之療法。(例如雷爾氏 Karell 療法。)

又依經驗。鬱血肺臟。Stauungslunge 亦常爲加答兒之素因。故欲預防呼吸器疾病。須注意勿使肺臟鬱血狀態存在。此甚必要之事也。肺臟鬱血狀態。每因罹病心臟機能不全而起。對於此等狀態。須用實芰答利斯劑。制限運動。行安息療法。或變更職業等。常注意驅除其障礙。則同時能預防一定之呼吸器疾病。

慢性呼吸器疾病。(氣管枝擴張症、慢性肺炎等亦屬之) 大多數在未完全治愈之肋膜炎及肺炎後繼發。故治療此等急性炎症時。須愼重注意。經過後。須行長期安靜療法。繼復行適當之呼吸療法及體操。以使其萎縮組織。仍能伸展擴張。吸收遲滯之肋膜滲出液。須依穿胸術。十分排除之。

有一部呼吸器疾病。欲預防其成立。尤須有特種注意。如長久臥牀之重症患者。每發生就下性氣管枝炎及肺炎。hypostatische Bronchitiden und Pneumonien 此等炎症。每在急性傳染病之經過中發生。在腸窒扶斯之經過中。發生尤易。欲預防之。須注意屢屢交換體位。各種疾病中。凡起坐無危險者。一日中。須使在牀上起坐數次。營正規之深呼吸。最為有益。此外須投與强心劑。並行水治療法等。

預防之終。尚有不可不知者。高齡體質及組織之變化與呼吸器疾病成立之相互關係是也。

老人胸廓之變化。非與單純之麻痺 das paralytische Thorox 胸相同。乃因胸廓骨骼日增强直而肋骨形位有變化也。美爾開爾 Merkel 氏謂胸廓固定於呼息位置。僅橫隔膜營呼吸作用。故橫隔膜之位置低下。老人肋骨之彈力喪失。骨質疏鬆。其結果。統計上肋骨骨折。在五十歲六十歲之年代者。實居最大多數。肺臟自己因高齡而變化者。以老人性肺氣腫 Geisenempgysem 為最甚。可稱為肺臟之老人性萎縮。普通臨床家所目為肺氣腫者，其特異狀態。為肺臟與胸廓之吸息性擴張。而老人性肺氣腫反是。胸廓運動。殆與之無關。夫老人亦有起吸息性肺氣腫者。然不可謂之老人病。若肺臟之老人性萎縮。換言之。卽其意義眞爲老人性肺氣腫者。其組織之彈力性。甚見減少。失收縮力。終因中隔組織之廣汎性萎縮消耗。而肺氣胞相聯絡．成大空室。因而多數肺臟毛細管消失。此肺組職之萎縮。在隣接胸廓骨骼之肺表面。常甚顯著。因血液難於供給此部故也，此外老人因環狀軟骨組織之變性。此軟骨自側面受壓迫。呈所謂老人性劍鞘狀氣管。此劍鞘狀氣管。在五十至六十歲前旣現出。隨伴老人性氣肺腫而存在者。實居其最多數。

肺臟旣因高齡而萎縮。則呼吸容積、隨之減少。此容積之減少。與年齡共進行。黑輕松 Hutchinson 迦斯脫 Geist 兩氏。謂呼吸容積。自二十五歲至三十歲間。達其極度。自四十歲之初。漸漸減少。終低減至一半。然因呼吸容積減少。而肺臟蒙其障礙者。殆無所見。蓋因年齡旣增。呼吸之要求。隨之減少。養氣之吸入量。並無不足故也。凡高齡者之呼吸數。較諸壯年人。每分鐘約減二次。

要之。高齡體質及臟器之變化。爲呼吸器疾病發生之素因。例如於老人常見之鼻咽頭粘膜萎縮狀態。對於傳染及寒冒。易爲入氣管之通路。此老人性加答兒。與在氣管及大部管枝之變化相似。易惹起化膿性炎症。(間或爲腐敗性炎症。)至汎發性喘息性加答兒。(小氣管枝炎症)較前者爲少。凡高齡者之喘息。爲氣管枝性者頗少。殆常爲循環障礙。或爲因腎臟炎而起之心臟性呼吸障礙。又高齡者之氣管枝擴張性膿漏狀加答兒。並非爲特異之老人病。大都爲既往疾病之殘存或其結果。限局性或廣汎性肺臟萎縮。其原因亦大都爲既往之肺炎及肋膜炎。凡高齡者對於傳染病原物。個體之抵抗力既減弱。故先被侵者。常爲組織之弱點部。最須注意。以上症人性呼吸器疾病之發生機轉。固已悉述無遺。然最險惡者。實無過於高齡肺結核老之再發，此肺結核症在三十歲至四十歲之年代。幸達於停止或治愈狀態。迨五十歲後。往往再發而其經過甚迅速。此在今日爲臨床醫家所未深加注意之點。然以事實言。在壯年期、所謂結核症已治愈者。既達高齡期。大半因其痼疾之再發而斃。

上所論述。對於高齡期之各種呼吸器疾病。一一略陳其危險。論旨未免稍歧。然於呼吸器疾病之預防上。爲醫家者。實不可不熟知此關係。此在臨床上極爲緊要之事也。

Die medicamentoese Therapie der spezifischen Beschwerde bei den Respirationskrankheiten

呼吸器疾患之藥物療法

丁惠康

von Dr. w. K. Ting

◉痰 Auswrf

痰者。謂因咳嗽或謦咳而由呼吸器道排泄之物。肉眼上與痰須鑑別者。爲由鼻腔。口腔。咽頭所生分泌物也。

肉眼上區別痰爲左記五種。

一、粘液性痰 Das schleimige Sputum 或透明如玻璃。或成灰白色。爲粘液腺分泌物所成。發於炎症初期。其粘稠無色。爲純粹粘液所成者。因喘息。百日咳而生。流行性感冒初期之痰。稍爲粘液性。其粘稠甚而呈褐色或鏽色者。於纖維性肺炎爲特徵。

二、粘液性膿狀痰 Das schleimig-eitrige Sputum 爲多量粘液及膿所成。卽炎症初期僅爲粘液性者。漸漸混有膿性分泌物也。此種痰之性狀。有種種階級。自純粘液稍呈膿狀者爲始。以至混有多量之膿。氣管枝炎症愈進。膿性愈多。肺結核之痰。亦多屬此種。然同質者少。形成團塊者多。痰中常含稍多量之空氣。然因肺結核空洞而生之痰。不含空氣。而成團團球塊。在水中或痰之水樣分中沈降。然此決非僅於空洞爲特徵也。

三、膿狀痰 Das eitrige Sputum 自粘液性膿痰爲始。以至爲純粹膿痰。中間亦有種種階級。於肺膿瘍、穿孔於肺之膿胸見之。或於氣管枝擴張、結核性大空洞亦發之。

四、漿液性痰 Das seroes Sputum 自血管向肺氣胞有强度之滲漏時形成之。混有少量粘液質。故粘稠力較血淸爲强。且頗多泡沫。往往混有血液。故帶血紅色。於肺水腫屢見之。罹急性腎臟炎時。咯出不少。或於肋膜滲出液穿刺後卽咯出。頗多泡沫。且含有多量蛋白。

五、血痰 Das blutige Sputum 因肺臟或氣管枝之血管侵蝕或破裂而生。前記四種痰中。皆有時混血液。其量頗不定。少者以肉眼僅能認知。多者爲大量純血液。其混在狀態。亦不一定。有點狀•線狀者。有殆混淆成同質者。附於痰塊之血絲。往往自上氣道來。或因咽頭壁血管擴張所致。

茲列舉痰之性狀肉眼上有診斷的特徵者如下。

「甲」惡臭如劈鼻。在痰盂中。自分四層。咯出多量者。於腐敗性氣管枝炎及肺壞疽爲特徵。肺壞疽之痰中。尤往往混有黑色壞死肺組織碎片。在容器中。最上層爲泡沫。第二層爲雲絮樣膿狀痰。第三層爲溷濁帶綠水樣液。最下層爲殷黃細小顆粒沈降者。有惡臭之純粹膿痰。一時咯出甚多者。爲腐敗性膿胸穿孔於肺組織中之徵。

「乙」呈褐赤鐵鏽色頗粘稠者。於纖維性肺炎(格魯布性)爲特徵。其色澤變而現汚穢黑色性狀如膠質者。爲惡徵。有時鐵鏽色痰變而爲草綠色或帶黃綠色。此由於血色素變質也。

「丙」暗赤膠樣痰。荏苒不治。長久持續而不發熱者。爲肺臟癌腫。

「丁」呈汚穢帶褐赤色。不雜鮮紅色血液。或發或止。亘數月或數年不治。患者無何等自覺症者。於肺二口蟲病爲特徵。

「戊」黃赤色斑點散在痰中者。於僧帽瓣膜障礙見之。因血色素混同所致。

「己」於痰中發見黝黑點。不過爲吸入炭末及塵埃混淆者。無病的意義。

「庚」痰呈橙黃色者。爲肝臟之一部穿孔於肺之結果。因膽汁所致者也。

「辛」痰中纖維素塑豫極細小者。自毛細氣管枝來。於纖維性肺炎之痰中見之。其稍大者。於纖維性氣管枝炎之痰中見之。

㊂ 咯血 Haemoptoe

診斷要點

(一)血液之出處。爲肺臟乎。若爲肺臟。則不可不診斷其果因何種肺疾患而起。依最愼重之見解。若可確實斷定爲肺出血。須有下記兩條件。一•他臟器無爲出血原因之疾患或創傷。二•肺臟有爲出血原因之病變。是也。

(二)咯血之最大多數。其原因在肺疾患。尤多在肺結核。然往往有因上氣道疾患而出血者。又有消化器系之出血。皆須鑑別。消化系中胃之出血。尤須鑑別。

(三)喉頭•咽頭•鼻咽頭腔之出血。常隨輕咳•劇咳或咯痰排出。故診斷最易錯誤。其出血之量甚微時。尤易錯誤。故檢查上凡咽頭壁•舌根部之疣狀血管。口腔粘膜之外傷。喉頭潰瘍等能爲出血原因者。皆不可不注意及之。

(四)稍多量之出血。與肺出血常須鑑別者。爲衄血及胃出血(胃潰瘍出血)二者。玆表示其鑑別點如左。

出血種類／鑑別點	衄血 Epistaxis	咯血 Haemoptoe	吐血 Haematemesise
血液排泄方法	無咳嗽。有時有輕咳。	由於咳嗽。	由於嘔吐。
色	黑色。往往凝固。	鮮紅。泡沫狀。有時凝固而混黑色痰。	暗赤色。(暗黑赤色至咖啡渣樣)。
性狀	凝固。無泡沫。	流動。有泡沫。	凝固。無泡沫。
反應	鹼性。	鹼性。	最多數爲酸性。
食物殘屑	——	——	現存。(化學的或顯微鏡的檢查)。

鼻腔	鼻腔有血痕。	非咯血甚多。則鼻腔無血痕。	咽頭或有血痕。鼻腔間亦有之。
局所症狀	無一定症狀。	胸部疼痛。有溫覺。呼吸稍促迫。有水泡音。	嘔吐。惡心。胃部有壓感。
出血後之糞便	非大出血則多無變化	同上	因血液而色黑如粘土。

若爲强出血。難於鑑別時。常須參考盧雷 Rühe 氏所舉深部呼吸氣道出血之鑑別特徵。氏謂在呼吸氣道迸出之血液。常有一部殘存該處。待至次回咳嗽。而漸漸排出。故其色初鮮紅。而漸漸自暗赤色變爲帶褐黑色。

(五)歇私的里 Hysterie 患者或詐病患者。往往毀傷其口腔粘膜。或以獸血。月經血裝作咯血。

(六)既於鄰接臟器。確實診定某種疾患。則因其病竈之位置。有血管破裂而出血者。有在肺或氣管枝出血者。例如大動脈瘤或胃潰瘍之破裂是也。

(七)氣管枝血管出血。與肺血管出血。往往不能鑑別。

(八)血液出處。在深部呼吸氣道既確實。則從前雖無何等現象。而其出血由於肺疾患明甚。此時除一部罕見者外。診斷常易。因肺出血之最大多數。其原因爲肺結核。若患者尙在壯年。無心臟瓣膜疾患。且以前距咯血時不遠之日。未遭打撲。則其原因殆皆爲肺結核。可無疑義。斯土開 Stoke 氏謂五十歲以上人體之咯血中。

其原因爲肺臟血管硬變者。殆占多數。

（九）肺結核之外。爲肺出血原因之疾患。爲出血素質。血液循環障礙。氣管枝擴張症。肺膿瘍。肺壞疽。肺炎。肺癌。肺色蟲腫。肺菌病。肺二口蟲病等。其中肺二口蟲病。蔓延於日本南部。其豫後與肺結核症相反。常見良好。故鑑別上最須注意。

豫　防

咯血有種種誘因。若注意於能爲誘因之各種動機。則在某程度以內。能豫防其發現。咯血之最大多數。其原因在肺結核。故茲專就肺結核症咯血之豫防及治療記述之。

咯血。以年齡言。十五歲至三十歲最多。十五歲以下較少。以疾病之時期言。起於潛伏期初期者多。而起於末期者尤多。與體質無甚關係。然身高者較身低者易罹。以季節言。多數學者。謂在早春初冬等氣壓計甚動搖之季（在歐洲。爲二月。三月。十月。十一月。）最多。然其關於氣壓。不若關於空氣中之濕度爲甚。據著者之經驗。以晚春濕度驟增之五月。六月須爲最多。

身體之劇動及暴飲等。每能誘致咯血。潛伏期之咯血。尤多以此爲原因。劇烈之咳嗽發作。精神興奮。打撲等。亦誘發咯血。

藥物中。因碘劑及於肺臟病竈周緣部之反應而誘引咯血者不少。此夙爲斯土開Stoke 氏瑞 See 氏等所唱者也。企美 Thiehme 氏及其餘諸氏。於阿斯必林Aspirin可爾奈脫 Cornet 弗倫開爾 Frankel 諸氏。於結麗阿曹篤Kreosotum 等。謂有誘起咯血之作用。又土佩爾苦林 Tuberkulin 注射。每能誘發咯血。亦既爲世人所知。豫防上於此諸點。均須注意。

治療

治療咯血。須先安慰患者。與以適當食餌。使之安臥。併期出血臟器安靜。故須於胸部貼絆創膏。或置冰囊。或於兩胸側及胸面。置適當之砂囊。有時於患側構成人工氣胸。期使肺臟絕對安靜。

此等處置之外。併與催進止血之藥劑。用此藥劑之目的。可分爲左記三方針。

一、驅除小循環中鬱血狀態。並使血壓低降。

二、企圖使肺臟病患部出血血管壁收縮。

三、企圖催進血液凝固力。速使出血血管壁閉鎖。

其中(一)及(二)。其作用多在一時。因此目的所投藥劑。能確實奏功者甚少。(三)則反是。其作用有甚確實者。對此目的。吾人所有藥物。實驗上奏功最確實者不少。故吾人現今處置咯血。專信賴第(三)之方法。

因此等目的所用藥劑。簡單記載之如左。

一、驅除小循環中鬱血狀態並使血壓低降之方法及藥劑。

米爾雷爾 F. Müller氏證明出血前血壓繼續漸增。若肺結核患者之血壓逐次增高。則將起咯血。或痰中已見血絲。同時遇血壓已高者。須豫防其大咯血。命其臥牀安靜。抑制一切爲興奮原因之動作。處以實芰答利斯Digitlis及莫爾比涅 Morphine之合劑。以使血壓低降。唯莫爾比涅雖能使血壓低降。然因是有妨咯血。蓋咳嗽原非甚增進咯血者。且吾人處方中。莫爾比涅之治療量。其能使血壓低降之作用極微弱。故其利甚微。而其害甚大。卽障礙血液排出氣管外。誘發可恐之吸引性肺炎。是也。若爲小咯血。因咳嗽刺戟能誘起出血。故爲緩解此刺戟計。使用少量。有時甚爲必要。然現今惡習。遇咯血時。往往立投多量。此不可不嚴加注意。引爲切戒者也。著者對於頑固繼續之小咯血或血痰。常使繼續內用實芰答利斯少量。實驗此藥於他劑不奏效者。常能有效。用實芰答利斯葉末。一日〇・一五至〇・二。

阿弗雷喜脫 Aufrecht 氏推奬亞篤洛並 Atropin 皮下注射。謂用硫酸亞篤洛並〇・〇一。殺菌蒸餾水一〇穠之注射液。一日注射一至三次。每次〇・三至〇・五筒。其奏效每迅速確實。

納門 Naumann 氏謂大咯血之療法。須制限所攝食餌之全液量。在短時日中有再起咯血之傾向者。此法最爲必要。患者食餌中之液量。須制限爲一日一至一•五立。且須分數次。每次只與少量。又緊縛四肢。以輕減小循環之血流。誘致肺臟貧血。雖爲舊法。然實驗上。能奏偉效。遇大咯血。尤必試之。此時須注意者。不可縛之過緊。至使脈搏停止。又不可至使四肢起厥冷。緊縛之程度。恰以畢爾氏鬱血療法之操作爲度。須用愛斯馬爾喜氏橡皮帶或佛蘭絨等柔軟而寬廣之物。緊縛約三分鐘後。須極徐徐放鬆其帶。終除去之。

二•企圖使肺臟疾患部出血血管壁收縮之方法及藥劑。

自昔因此目的所用藥劑頗多。然其効力可信者。殆可謂無之。例如自昔所用麥角劑 Secale cornutum。(麥角浸•麥角越幾斯•薄姆倍龍氏流動愛爾谷汀 Ergotinum Bombelon。瑞加可爾甯 Secacornin-Roche 等。) 對於子宮出血有效。然其作用。非以直接使血管收縮爲主。實由於子宮收縮之特異作用。故對於肺出血。能否奏効。最爲可疑。又自昔所用醋酸鉛 Plumbum aceticum (鉛糖) 等。對於腸出血。因鉛劑能特使腸管及腸血管收縮。故有賞用之者。此等在學理上稍有根據。然其說明對於肺出血之作用。頗不確實。近時賞用亜特來那林 AdrenalinNatrium 皮下注射。對於肺出血。其效力較爲確實。然本劑之作用。專在增高血管筋緊張力。使出血血管壁收縮。不唯其作用僅在一時。或且惹起甚强之後出血。用量•一千倍鹽化亜特來那林液。一日注射數次。每次〇・五至一・〇。

三・企圖催進血液凝固力速使出血血管閉鎖之方法及藥劑。因此目的所用藥劑。其效力確實。爲輓近所發見者頗多。其主劑爲食鹽・各種鈣鹽類及阿膠。

食鹽卽綠化鈉Natrium chloratum 自昔用爲止血劑。確實證明其止血作用者。爲渾騰惠爾騰 Van Den Velden 氏。其作用在增進體內血液凝固力。氏謂食鹽之作用。爲水血過多症及血液凝固力增進。後者。於內用後經三至五分鐘現出。四十至五十分鐘後復舊。注射。(一〇%食鹽水四・〇。食鹽絕對量爲〇・四。)則其作用之發現迅速。然亦急速減退。靜脈內注射。用一〇%殺菌食鹽水三・〇至五・〇。注。射靜脈管內。然實地上其操作往往甚難。內用。使屢飮濃厚食鹽水每次約一食匙(一五・〇。)其濃度。約爲大玻璃盃三分一之水量中。溶解精製食鹽或粗製食鹽一茶匙(五・〇。)若因內服而覺其刺戟胃粘膜太强。或催嘔吐。不堪再飮者。不得已行靜脈內注射。又繼續用大量時。與溴鹽類交互與之。最佳。溴鹽類亦有催進血液凝固力之作用。將溴化鈉 Natrium bromatum 一五・〇至二〇・〇之大量。與食鹽水交互與之。不呈痲醉作用。反有鎭靜之效。

鈣鹽類。有催進血液凝固力之顯著作用。實驗上頗確實。綠化鈣。Calcium chlor

atum 自昔用以止血。然因用法不同。而其效力大有差異。用時。須使頓服。而一時與大量（三一·○至五·○。）遇必要時。反覆與之。若頻頻分服。每次只與少量。則無效。此綠化鈣之奏效。是否僅其鈣成分增進凝固力。現尙不能斷定。然大約亦由於綠伊洪之作用。其關係與前記綠化鈉相類。人乳酸鈣 Calcium lacticum 之作用不一定。據雷海及揑斯Reiche und Nias 兩氏之研究。其作用不一定者。因患者各人中由腸管吸收鈣之量不同也。綠化鈣有不快之臭味。乳酸鈣反是。完全無味。雷海氏謂若與莫爾比湼併用。則其效力更顯著。此兩鈣劑雖用大量。亦不呈中毒症狀。

阿膠卽健拉汀 Getatin 。有顯著止血作用。經驗上毫無可疑。中國於西歷第三世紀。旣應用之。以爲止血劑。就其止血作用。有種種之說。據齊倍爾 Zibell 氏之實驗。謂因阿膠中所含鈣質。能營止血作用。又據宅克爾 Sackur 氏之實驗。謂阿膠在生活體內。作用於血管。能使赤血球凝固。卽誘致血液之凝固機轉者也。該倍雷 Cebele 氏謂大出血時阿膠之作用始現。莫爾 Moll氏謂阿膠注射後。於血液中。見纖維素增加。以上所述。其說不一定。迫近時有人說明白。阿膠之作用。大約爲一種感受性反應現象。恰與以下所述馬血淸注射之作用相同。蓋注射後一時發現高熱。並發現局所浸潤。此個體對於異種蛋白質。感受性之發現也。據搿老 Grau 氏之實驗。阿膠注射後。經二至四點鐘。血液凝固力。漸漸增進。經一○至一二點鐘。達於其極度。後卽漸漸減退。其增進力。平均計之。爲六六•七%。此藥劑內用。灌腸(皆爲一至四%液 皆可。然此兩法奏效不確實。注射則反是。其奏效頗確實。皮下注射之副作用。爲注射後往往發高熱(四十度內外。)注射部疼痛。遇不幸時。有起劇痛•血栓•發疹•壞疽者。又阿膠中。往往含有破傷風病原菌。使用前。須嚴行殺菌消毒。

於注射目的最適宜之製劑。爲 Gelatin steril.Merck 美爾克商會之注射用殺菌阿膠。此阿膠融封於試驗管形玻璃筒內。爲一〇%殺菌阿膠液。(容器•有四〇西西及一〇西西兩種。)連其用器。溫至攝氏三十七度至四十度。卽吸引於注射筒內。注入上腿•臀部或腹側之皮下。用量。成人普通四〇至八〇西西。小兒五至一〇西西(本劑。於出血性肋膜炎•胃腸出血•出血性猩紅熱•大動脈瘤及其他出血性疾患亦用之。)美爾克商會近時販賣之鈣質阿膠。(含有五%綠化鈣及一〇%阿膠。。)名曰加爾齊奈。 Kalzine 。皮下注射用之。其作用併有兩種。一•兩成分催進血液凝固力之作用。二•鈣之制止滲出及鎭靜神經系刺戟狀態之作用是也。對於咯血療法。可謂一理想的製劑。

今示以上三劑之處方例如左。

處　方

中國近代中醫藥期刊彙編　第一輯

Gelatine steril.,, Merck"

美爾克商會殺菌阿膠(一〇%)　一〇・〇

一次注射量四〇・〇。

乳酸鈣Calc. lact.　一〇〇・〇

蒸餾水Aq, dest

半量。卽時頓服。餘半量。在五至七點鐘內分服。使用前須振盪。

結晶綠化鈣Calc. chlorat,　四・〇

薄荷舍利別Sir. auranti　二五・〇

蒸餾水Aq. dest　五〇

右爲一次頓服量。屢屢反覆用之。

滅菌血清之注射。用異種血清。催進血液凝固力之效頗大。一次二十至四十西西。注射皮下。若反覆用之。則易起血清病。須注意。

UBER TEMINIUM

論睾丸大細胞瘤

吳 匡

人身患腫瘤之部分，首推子宮，胃臟，直腸及皮膚等。睾丸腫瘤不常經見，而良性者尤屬希有。就其種類言之，惡性者有肉瘤，癌瘤，怪瘤 Teratom 及皮樣囊瘤 Dermoidcyete 等，善性者則有纖維瘤，軟骨瘤及肌瘤等數種，近年以來醫家發現一種睾丸大細胞瘤，此乃一種特殊腫瘤，其命名蓋就其組織學上之形態而鑒定者也。茲將此瘤之病理性質略述一二如下。

睾丸大細胞瘤之發生原因殊屬不明，此固意料中事，蓋腫瘤之普通病原學，除知癌瘤可由慢性炎症刺激引起外，雖假定畸生，刺激，寄生蟲等學說，但就大體言之，則尙乏妥確定論，學者猶摸索於五里霧中不知何日方能揭破此玄秘迷幕也。惟按之經驗，患此瘤之病人其生殖器每呈若干異狀，例如鼠蹊道赫尼亞 Herniainiyuinalis，隱藏睾丸 Kryptorchismus 及發育不全等，故睾丸大細胞瘤或與畸形 Missbildung 有若干關係亦未可知。

此瘤每發生於一面，其始病人僅覺一面睪丸略形腫大，初無其他病象。及歷時稍久，腫瘤成長至鷄卵形狀，乃呈堅硬觸覺。副睪丸亦頗緊張。倘聽其自然竟可成長至頭顱大焉。此瘤大多作橢圓形，一如睪丸之原狀。至其經歷初頗遲緩，越時三四月尚不及鵝卵大小，但一經穿破鞘狀包膜 Tunica vaginalis communjs 後則成長卽非常迅速，每有在三四日內忽自鵝蛋大變為拳大者。

睪丸大細胞瘤之顯微鏡上組織甚為簡單。全體由極大圓形或扁圓形細胞組成。細胞核甚大，惟所含染色體 Chromatin 不甚豐富。故在染色之切片上見其色彩頗為疏淡。而分殖圖形 Mitosefigure 則隨處皆是，且多呈不規則形，有作三極及多極狀 tri-u.mutlipolar 者，有子星 Tochtersterne 大小不等者，種種形狀不一而作，甚為可觀。細胞核外僅有少許細胞體質 Crotoplasam，故驟視之酷似一極大淋巴球云。在生長較久之腫瘤中，尚可發見若干出血及壞死病灶，間亦有若干淋巴小球。

此瘤乃一種惡性腫瘤，故有轉移 Metasdase 之危險，不過轉移頗遲且成長較緩，故在惡性腫瘤中猶不失為忠厚長者也。轉移時循睪丸之淋巴道散佈子瘤 Tochter-geschwnlst 於骨盤內大動脈旁之淋巴腺內，以是轉移一成卽無施行手術之可能而生命殆矣。

睪丸大細胞瘤普通發生於三十歲至五十歲之男子，普通起於一邊，亦有兩睪丸先後均患此瘤者。此瘤之治療法惟有及早施外科手術將睾丸割除。倘已不能施術，則可試行朗根光線照射，因此瘤對於X先具良好反應性故也。即施術後再行朗根療法亦頗有益，若兩睾丸皆患此瘤則割除以後尚宜常服睾丸製劑如天福麟 Testiphorin 等，庶不致發生內分泌液缺乏病象。Ausfallseasoleimngei 。

近年以來余在寶隆醫院內遭遇此種腫瘤年必四五六例，較之德國似爲多見，此亦一大可研究之民族問題也。

醫學書局出版

幸福之花

每部五角

丁惠康編・此書首論青年之恐慌時代・凡關於性育教育・與性的衛生之智識・皆詳焉・次論結婚時代之攝生・凡結婚之之性情選擇・體質・配合・疾病避忌・血統利害・而於婚後保攝・又三致意焉・又次論姙娠時代之生理與攝生・凡胚胎發化・娠姙之衛生・不姙之原因・月經之生理・分婉之處置・小兒之養育等・莫不大備・後附快樂與人生・醫學與人生・醫藥與家庭等論文數首・其精警透闢處・如當頭捧喝・能喚醒癡迷・如暮鼓晨鐘・能發人猛省・強體格・健精神・幸福自臻・

身之肥瘦法

每部六角

丁福保徐雲合譯・分爲三編・第一編爲肥法・共四十一章・第二編爲瘦法・共十五章・第三編爲結論・共十二章・末附肥瘦法之問答數十則・說理精當・治法奇妙・試驗於實地・確能使肥者瘦・瘦者肥・非空言可比・吾國男女・蠢然如豕者有之・骨立如柴者有之・非惟大損美觀・抑且易致疾病・甚非所以珍衛身體之道也・欲得瘦肥合度者・盍讀此書・

子之有無法

每部三角

丁福保譯・首論無子之罪・果在男抑女・次論石男石女・次論極簡單之得子法・次論半月同居半月異居法・次論治愈婦人科病而得子法・次論人工姙娠法・次論陰萎不足憂・次論流產豫防法・次論無子法・其附錄論男女之種種不同及月經・論男人之無子爲精蟲・女人之無子爲子宮病・論花柳病與無子相關之理・甚爲詳盡而透澈

實驗却病法

每部三角

此書乃德人山都氏原本・其練習法共十九式・爲正式之運動・其效果有四端・能使全身筋肉・及各臟腑・同時發達一也・能堅忍耐勞・二也・能增加抵抗病毒之力・三也・子女有壯健活潑之遺傳性・四也・凡習此術者・一月小效兩月大效・能使全體內外發達極速・以達却病之目的・

美容法

每部四角

是書雖定名爲美容法其實凡皮膚上普通症候・已包羅無遺・凡所述洗顏・入浴・塗顏・面皰・痤瘡・皮乾・胼胝・雞眼・疣贅・酒渣・多毛・脫髮・母斑・雀斑・汗斑・赤鼻・皸裂凍傷・苔蘚等・種種治法・既詳且備・而又詳於藥方製法・更爲難能可貴・研究美容術者・洵必要必閱之編也・

幸福之敵

每部四角

丁惠康編・此書不啻爲普通人說法・內容凡關於肺癆病・花柳病・胃腸病・之種種學說・如各病之原因症候・最新療法・無不燦然大備・而花柳病篇中・附有新六零六之用量性狀禁忌之學說・尤爲特色・至於用筆之淺顯明白・學理之精警透闢・尚其餘事・故無病者讀之，可以知所預防・有病者讀之・既不致爲庸醫所誤・且可知正當治療之法。而獲早日痊可之效・誠人人必讀之書也・

Die Terapie an den Berliner Universitaets-Kliniken

栢林大學最新處方錄

丁惠康

◎腦貧血 Anaemia cerebri

患者頭部如發現劇甚之蒼白色。及冷汗。人事不省等。宜令患者全部之軀體平臥。而其頭部略低。足部則愈高愈好。衣服宜解寬。注意清潔流通之空氣。用熱水袋暖其足部。行人工呼吸。用一種英國嗅鹽。使其打噴嚏。飲以咖啡糖湯。並注射樟腦劑及咖啡因。

腦貧血一症。多由心臟疾症而來。如大動脈狹法窄症。Aortenstenose 僧帽瓣口狹窄症。Mitralstenose 心囊發炎症。Pericarditis 動脈瘤。Aneurysma 以及動脈硬化症。Arteriosklerose腎臟病。腦病。純正性動脈緊張增進。Hypertonie 或於感受性過敏及中毒之昏迷休克 Shock 現象時。或於過度刺激。劇甚疼痛。與驚駭之後。及繼發性貧血症。惡性貧血症。萎黃病。不良空氣之吸入。智覺消失。卒倒狀態。痙攣質。癲癇等病。皆有誘發本症之可能。其治法亦由其原因之不同而各異。

◉貧血症　Anaemia (secundaria)

欲治本症。必須查明其原因。如急性出血。開刀後出血過度。慢性出血。瘧疾。肺病。梅毒。又胃腸病之慢性出血。慢性傳染病。及中毒症。血毒症。(如鉛等)又如癌瘤之發生。內分泌之障礙。腎臟疾患。骨髓疾患等均是也。治療之一方面。可補助患者多量之紅血球。賞用血液灌注法。Bluttransfusion 或刺激紅血球之形成。Erythropoese 在急性出血患者。則制止其流血。

血液灌注法 Bluttransfusion 施行本法之前。須試驗二人之血液。是否相合。(Mossoche Probe) 卽相合矣。最好於施行灌注法之前一日。先抽出血液數西西。注入於病者之靜脈內。如是可免去神經性過敏休克現象 Shock 之發生。用血液灌注器。徐徐將靜脈內之血液。注入患者之靜脈內。此外或用枸櫞酸血液亦可。每一百西西血液中。加十西西百分之三(三%)滅菌之枸櫞鈉。Natriumacetat 徐徐注入之。

鐵Eisen最好用無機性生物性作用的(卽 Benzidinreaktion 反應正號的鐵)鐵化合物。又,,Fer-Med" (Dr. Tell) 藥片。每日三次。每次一片。飯後服。

砒 Arsen最好服用合有鐵砒之天然化合物。藥物中如亞細亞丸。 Pilul. asiatic.

(Acid. arsenic. 0,5, Piper niger 5,0, Muc. Gummi arab. q. s. tu. fiantqil.No. 100) 每日二三次。每次一丸。又法列兒氏亞砒酸。及林擒酸鐵。各十五西西。每日二次。飯後自十滴起。漸加至二十滴。然後再漸減至十滴爲止。 (Lip.Kal. arsenic. Fowleri 5,0,Tinct. Ferri ponati aa.15,0) 又砒與金雞納丸。其處方如下。亞砒酸Acid arsemicos. 0,05 金雞納枸櫞鐵Chinin. ferro-citric. 20,0 甘草末 Succ.liquiritiae 6,0, Muc. Gumm arab. q. s. u. f. pil. No 100 共分爲百丸。每日三次。每次一丸。飯後服。又行皮下注射。如沙拉純與亞潑太純。 Solarson, Optarson 等。

此外則吾人亟應注意者。當令患者多服蔬菜。與富於維他命 Vitamin 及雷起丁 Lecithin 之食物。如奶油雞蛋等。並行筋肉注射海而平。 Helpin 若行靜脈注射。其効更速。高山太陽燈Hoehensonne之照射。深呼吸。洗浴均可行之。

◎惡性貧血(原發性貧血) Anaemia perniciosa (primaere Anaemie)

最當注意是否爲廣節裂頭條蟲 Botricephalus latus 之作祟。其他條蟲。亦不可忽視之。又妊娠 Graviditaet 與梅毒。亦多爲本症之原因。

重量之砒劑。那愛賽氏 (Neisser) 賞用亞砒酸一。〇分作百丸。Acid. arsenic. 1, , Mass. pilul. q. s. u. f, Pil. 100,0於第一日服二次。每次一丸。第二日服四次。每次一丸。第三日服三次。每次二丸。第四日服四次。每次二丸。第五日服五次。每次二丸。第六日服六次。每次二丸。以後則依次遞減。或阿賽丁〇・五 Arsacetin 0,5 蒸餾水十克 Aq. dest.10,0, 每日三四次。每次十五滴至二十滴。或施行每日二次之皮下注射。每次一至一個半西西

若鐵劑則不甚賞用之。

血液灌注法 Rluttranfusion 在本症療治價值上不巨。可用血液注射法。Blutinjektion 似較為有効。每三四日。可行筋肉注射一次。每次約十至二十西西。

放射機能療法 Radiothor 先行試驗注射 Thorium (原子之一) 100 elektrostat. Einheiten 一百個電氣靜學單位。如是可知骨髓之感受性。及其反應作用之能力。是否强盛。如注射一二次之後。血球之變化較佳。則可注射 Radiothor 25ESE 其功用每可及至一二年之久。(P.Lazarus)同時並用鐳錠照射 Radium 胸肋骨。

腸灌洗法。Darmspiilung 水量愈多愈好。或十二指腸 Duodenalspiilung 灌洗法。用細小之管。流入五%之硫苦溶液一千個西西。Magnes・sulf.

海而平注射法。再先行靜脈注射。然後每日行筋肉注射一次。鹽酸百布聖 Acidolpepsin 亦可用之。

德華醫學雜誌 第一卷第八號

養氣吸入法。Sauerstoffinhalation及樟腦咖啡因等。於呼吸困難與頭昏時用之。

脾臟摘出法。Milxexstirpation 無甚特殊之價值。

◉大動脈瘤 Aneurysma aortae

治療本症之第一要義。當注意其日常之生活。禁止身體過度之勞動。在病情嚴重之患者。須臥牀數星期。或數月之久。同時限制患者之食物與飲量。(僅可在患者身體强健時行之) 每有佳果。

如本症確因梅毒而來。而心臟尚無病理的現象發生。可用新洒爾佛散靜脈注射。極謹愼行之。連合碘劑亞力佛爾 Alival 再佳。水銀劑多不易忍受。而碘劑則宜久時間服用。

Rp. kalii jodati------20,0
Aq.dest. ad,------200,0

每日二三次。每次一茶匙。和牛奶服。

服用上方後。每一月中。休息一星期。三月後休息一月。如有眼炎鼻炎等副作用。則立卽停服。

碘劑之賞用者。爲 Dijodyl, Sajodin, J0dival, Alival 等藥。大都無胃障礙及碘癮之發生。各藥可予以製成之藥片。三次至六次各一片。每片〇•五之 Sajodin 或〇

•三之 Dijodyl Jodival, Alival) Alival 可行筋肉注射。大多無痛。每次一西西。

又內服乳酸鈣 Calc. lact. 十克。蒸餾水一百五十克。每日三次。每次一食匙。並可抵制碘癮之發生。及增加血液之凝結力。而動脈瘤袋之危險可較少。同一之目的。則賞用阿膠劑。Gelatin 和入點心(布丁)中。或灌入腸中。又每星期行皮下注射。消毒滅菌阿膠一百西西。Gelatine steril, Merck"

胸部有壓感疼痛劇甚之患者。可用熱油摩擦之。或羅摩生 Rheumosan 亦佳。透熱機 Diathermie 亦賞用之。冰袋於必要時用之。

又愛克司光線之微量。Ca $\frac{1}{3}$ HED 每使患者有愉快之感。

少數之患者。每有壓迫氣管之感覺發生。則阿大拉斯靜脈刺血法。Aderlass 最爲賞用。(Bürger)

德華醫學雜誌 第一卷第八號

Praklische Therafie d. Masanrhasion

手淫之實地療法

德國 Dr. H. Rohlerder 儒乃德博士著 張士琦譯

手淫一症。開業醫生每少注意及之。尤以在小兒科爲甚。卽在一般醫生當中，對於這相類的性慾科學，亦茫然無知。一部份以爲手淫之結果，無論如何用不着注意；他部份意大抵恐佈於敍述此問題，最後有以爲抵抗此種疾患，全然無法可想者。以上三種意見，在通常均完全錯誤。此種錯誤之由來。由於大部份醫生迄今未對於此方面從事研究。

手淫係性的自己刺激，（或用器械及手等，或純粹精神的）至於性慾亢進，卽達到性興奮之最高點同射精。因之假使發生手淫之結果，（也有手淫無甚結果者）多半是有關於神經系統或感覺器官，精神，消化系，以及生殖器等。

依此等發生結果之現象各有不同，而治療之法遂亦各異。其他方面，在知道手淫之原因，有很多不同之可能。亦甚重要。(一)內因的，卽在身體內者，如皮膚病，寄生蟲病，內科病症，生殖器病，特別是性慾過强或性的早熟，卽比較的過度早期性慾覺醒。(二)外因的，卽在身外的，如家庭及學校中不良教育，不正當營養。(在童年飲酒)社會情況，陽萎，節慾等。以上種種關係，必須性的既往症之確定，而與以有效之治療，但有不可忽視者，卽除患者首先陳述其爲手淫患者，請求救濟外，一定之徵候，固定的症狀，由此可推知患者或以前曾犯手淫尙無有也。現時

更有不容忽視者，卽無一定之年齡可除去其有犯手淫之嫌疑。得斯蘭德氏(Derlandes)所云『手淫自童年到老年均可能』其實實行者也不在少數。手淫症例由於性交隔絕者，(寡婦，鰥夫，老處女及其他)並在成熟年齡及在老年而犯者，依予之經驗，絕對不在少數。但無從得知，因醫生方面對於病症，特別在已成熟年齡內，從未向此方面搜求。只是在青春期中之兒童有此嫌疑，自然特別適當。故在此時期，每個醫生只要稍稍記起在此生活時期犯手淫者非常普遍。卽應對於無論何種身體障碍，而其病原不明者，卽有犯手淫之嫌疑。因一般的統計學所示，人類之大部。均犯手淫，至少有百分之九十。而其中大半多在青春期內自十歲到二十歲之間。

醫生究如何決定一個可能的客觀診斷？

手淫加於器官之主要損傷，在中樞神經。腦神經衰弱。所以大多數的多年手淫者，均爲神經衰弱患者。特別是性神經衰弱。及腦神經衰弱。精神的無力，渙散，

記憶力特別減弱。不喜悅嚴格的長時間的精神工作，特別是憂鬱的情調，無力的疲倦態度。恐懼的生活，爲其重要症狀。再加以消化系及循環系障碍之訴說，眼花閃發，暈眩等，則診斷已略具端倪。如更有客觀的症狀，如無可解釋的精神動作，畏懼生活，提睪筋(Cremaster)反射之減弱。包皮破裂，陰門及陰核之損傷，處女膜消失，及穿通。如此，則手淫之事已有幾分可定。但絕對安全而確實之手淫診斷症狀，仍無有也。完全確定，只有在褲上有精液斑點，及用顯微鏡檢查，在如此之斑點內有精蟲存在。

預後。依根本原因而異，疾患之久長，性格之賦與，由育制度環境等，而於性慾之强度特別有關。

手淫之治療，因並非一種病症，只是由於某種素因激成促進的不良習慣之存在，以預防爲第一要義。極力預防性的惡行之勃發。即每個小孩之監督與觀察均從此點着眼，並從童年得起即與以合理的性衞生敎育。至對於此點進一步之研求。此非其地(可參閱手淫及性敎育大要。)

實際的治療，在每個手淫症例。必須確定其病原，因此病之有效治療。舍此無特別之方也。

在通常治療，應注意手淫者之年齡，一個三十歲與他一個十五歲者。特別是精

德華醫學雜誌　第一卷第八號

神療法，完全不同。如一個在青春期的手淫者。加以嚴重的攝生之處理，即過度的爲此病患結果之描寫，希冀赫阻此犯罪者。完全陷於矛盾。因有不容忽視者，彼輩是性慾常常過强之犧牲者，由於生殖腺過度之分泌，全器官均注入過多之性刺激素。(Setnalhormon) 此種生理的變化，吾人必須注意及之。

此種器官之刺激，特別關於腦部，用力逼迫其作性行爲。於此絕對所需要者。(一)適當的性解說。(二)正當的精神感化。此輩青年性的成熟，經青春期已向上增高其强度之性慾，若仍完全不與以性的解釋，自然毫無意味。

故對於青年男子，從十五歲起，宜給以精神的感化，舉出手淫及於精神能力，腦筋之影響，並指出如再經長時間，則記憶力減弱，而精神大受影響，至於有時完全拋棄其畢生前程。特別對於高等學校學生。此點最爲重要。

在此種年齡之少女，予提醒伊們之虛榮心，爲一有效之方法，用過於誇張的言詞，告訴伊們手淫及於美麗之壞影響。年幼小孩，(五歲至十歲)用小小體罰恐嚇。最小小孩將手脚縛於牀上，有時亦可行之。

還有屬於手淫之一般療法者，爲水治法。(Hydrotherapie) 除精神療法外，此法殊爲重要。其法爲在晨間之全身上半體，及生殖器部冷浴。最好行全身浴 游泳，或海水浴。至於局部水治法，用溫特里滋氏冷却息子，(Winfernifcher Pyehrophor)冷灌尿道，則予尙未見有特殊效果。

生殖器部用電氣治療，則宜完全禁忌。

除上面之一般療法外，進而研求適合病原之特殊療法。在小孩方面發癢之皮膚病頗爲重要。由此所致之手淫，醫生於治療上，頗爲有利之範圍。特別是癢疹及慢性濕疹。所有止癢藥，用爲治發癢之皮膚病，如蕁麻疹，紅色苔癬，疥瘡，錢節，天疱瘡等，藥如煤膠，硫磺，石炭酸，昇汞石炭酸 Tumenol, gudermol 等，均有效宜再。同樣內科致手淫之病症，如肺癆，糖尿症，除依病狀之療法外，(例如胆黃病)施以止癢療法。

如究應否以藥物治療手淫？則每個有見解之醫生將同答曰，如此療法，在通常無甚意味，因手淫只是一種性慾發泄。一種性的惡習，誤入歧途之性衝動，由於不良教育，缺少思想力，乃至如此。此種之意志薄弱，如何可用藥物影響之？但也有過度的性慾加强，雖不必有淫慾狂病。或慕男狂病症之存在，只是性慾加高。則常用一種鎮靜劑，對於年幼的，正在靑春期或靑春期已過手淫者，確係必需之制淫藥。

在制淫藥中，應有鎮靜劑，及臟器療法類藥品之分。刺激素特效藥。在直接減輕性慾或壓服之。

前時所稱爲制淫藥之大部，如溴素（Brom）及其製劑。巴而得畚（Valerian）亞打林（adalin）費若拿耳（Veronal）奴米拿耳（Luminal），嗎啡，鴉片，及其誘導體。均爲無特殊性之鎮靜劑，恰如上面所介紹之水治法。

然則究可使用與否？在强度之性興奮，最初宜用無害的溴素，其形狀爲愛而能邁爾氏混合劑。（Nlenmyeasche Mischuny）溴化鉀一分，溴化鈉一分，二分之一溴化錏，（Ammonium）發泡性的溴鹽，或一種溴藥片，（Congrett. brom Compos.M.B.K.）晚間及必要時服一。片有時過後再改服亞打林，布若母拿爾（Eromural）屋利爽（valisan）及同類藥品，但决不可用嗎啡及鴉片製劑。

純粹的刺戟過强狀態。可改用性刺戟素藥品。此物爲何？因松菓腺（Jlanfula pinealis）疾患，而性慾早發之事實，得一結論，卽從此腺有制止性慾之効驗發出。其實此腺抽出劑，在性慾增高，性慾感覺過敏，（性慾狂症，慕男狂，性慾早熟，腟痙攣）及由此發生之高度手淫，用爲有效的實用制淫藥，在性病實地治療上已完全確定。

此種藥片之最好者我喜用。（一）松菓腺越幾斯（Spijlandol Lenach）原包裝小瓶）每二三日注射一次，或每日二次，每次一片。（二）愛皮拖達耳（Spisosal Laboselin）每日飯後二次或三次，每次一片。

如作者以十年間從事手淫之治療，深知治療手淫之種種困難。則用此種臟器療法，在吾人整備治療成年未婚手淫者所遇之困難中，頗爲有益之企圖。然一種永久繼續治療強度及正常的性慾之法，則此仍非；不過暫時服用此藥，則頗爲必要，有時其效果頗佳也。

有時尤其有後尿道炎，或攝護腺炎症例，用硝酸銀溶液灌注後尿道，功効最佳。起始用二千分之一之强度，徐徐加至五百分之一。如患者爲小兒，其手淫多半爲本能的動作，故將其手縛於床上，或束上防手淫帶，也無其他妨碍。

然而如上所述，最大困難，爲老年患者之手淫治療。尤是成長之人，有正常或已增强之性慾，此輩大多爲未婚者。因倫理或宗教之原由，亦或恐佈疾病傳染，而拒絕婚外之交接。

吾人應否介紹此輩未婚手淫者—其數目如上所述，不在少數—以婚外交接之法？此問題異常重大，而一般醫學家，亦有很不相同之答案。此種婚外交接之在今日，大多由公開的，或秘密的賣淫爲其媒介。但此卽爲男女兩性性病之源泉，如斯男子幾完全在婚外；而女子在婚外後被傳染。因此除倫理及道德的反對原由，如此建議已屬錯誤，若再介紹一成年手淫者則以婚外交接，大有使其被傳染花柳病之危險或有人將反對予說曰，吾人可同時介紹患者預防藥品，以防性病。但吾人又知，如此達到之傳染預防，並非絕對的。卽使婚外交接之性病傳染最少，或全無此種婚外之交接，仍非治療手淫疾患之良方，因大部份老年手淫者，的確曾在性成熟年齡內，已從事交接。如手淫者尙無此種情事，則此種方法，爲道德的犯罪。故菲爾鞭根氏（Fimbuges）有至理名言曰。『欲手淫患者由婚外之自然交接而去其重患之治法，吾人覺爲此難題之危險解決』關於如此方法給與少女之錯誤，因顧及，或然之受孕，此地更無容費語也。如此之方法，在醫生方面，依予之意見，更是一種道德之罪人。

然則對於未婚手淫者，由一種激烈的性衝突，促其作性行爲。究有治療之法乎？則有人必答曰。（一）結婚（二）節制性慾。

（一）苦兒施曼（Curschmann）富爾利爾（Fornier）歐能布施（Enlenbny）諸氏，及其他有經驗之醫生，均介紹結婚可治好手淫。此種方法，依予之意，完全錯誤。因結婚並非節制及治愈手淫之可靠良方。其證明多有許多於不幸之結婚中，已身爲人父者，而其通常性慾之滿足，仍陷於手淫之一途。且有許多手淫者，並未有醫生之參加，已早從事結婚問題之解决矣。

但結婚仍然是與婚外交接一樣，少有治療手淫之效。

(二)勸其節制性慾，仍非善策。性成熟之身體。有性行為之要求，無論其為正常，或手淫的。因此節制手淫，通常不過只能暫時行之。決不能一生如此。因之惟一宣告手淫者，一致到結婚前絕對長久節制性慾，而未婚者，應終身如此為全無意識之舉。因為人類渴望滿足性慾是天然的，所以不能永久用力壓制。然此究不能與醫生以介紹婚外交接之口實也。

吾人正在困難之中，而其解決之法，至今尚未能發見。因即如精神療法，催眠術，精神分析等，自然不能改變生殖腺之內分泌，以至性慾發生之改善，因之開業醫生均避婚外交接之介紹，而只限於減低其過強之性慾。

有少數醫生，特別對於性慾過敏（性慾狂症，及慕男狂）曾有施手術之建議。如陰部箝制 (Infibulasion) 等陰核切除，甚至去勢，予對此種種，完全反對。因為用陰部箝制及陰核切除術，仍不能除去不正常之性慾，及性慾過敏症。因前者係卵巢(或睾丸)所致，陰核切除，只造成一種人工的交接不能。而缺少此種由陰核發出之快覺，其他同業例如康得爾氏 (Kanaers) 曾有一手淫者性慾過強之症例。用斯坦那氏手術 (Steina . hsperasion) 輸精管兩側切除 (Uarecsomia luplex) 為最後之方法。如此加斯氏 (Keqqis) 曾用此以代去勢法。但均毫無結果。因以後發生之青春腺增殖依斯坦那氏之理論，反增高性慾，故如此適得其相反之効用也。

予反對以最悖理之去勢法治青春期中，或過青春期後之手淫，因只造成一種無性狀態，即如此之狀態，其結果較極端手淫尤甚。更有進者，以後者接種別的生殖腺，在通常已證明其有損無益矣。

基於性慾異常之手淫，目今尙無善法可治，其治療之重要點，即在此種異常之自身，此種治療，現時包括在精神分析內，但希望尙甚少也。

Uber ein neues Seekrank heilsmittel, das "Vasano"

論暈船新藥「泛船拿」

吳匡

暈船這個毛病，是狠普遍的。俗語叫做疰船。我們常常聽見太太們和小姐們乘風破浪以後，總有許多頭暈目眩的現象。就是男子，倘然身體不健也每每容易犯這惡疾，而神經系衰弱的幾位先生，那自然更加厲害了。還有一部分人，平常日子身體極好，但是等到一聲款乃的時候，便身不自主，心裏一陣難過，嘔吐起來，食不下咽就像生重病的一樣了。這是因爲他迷走神經特別緊張的緣故。可見得這個暈船毛病不分長幼，不分强弱，不分男女，不分貧富，都要欺侮的。他的勢力在旅行界中澎漲到極點了，人們一生一世忙碌在紅塵堆裏，難得偷一些空閒，出去旅行旅行散散心，可是這個病魔還來纏擾不休，剝削我們的幸福，這是何等可惡的事體！被他征服的人第一次吃了他虧，第二次嚇得再也不敢冒犯他了。回轉來一想，我要疰船還是乘火車罷。但是試驗的結果仍舊如此。也有人痴心妄想去改坐飛艇，那不用說自然愈弄愈糟了。這個暈船症既是人們的大敵，而且近年世界交通逐漸繁盛旅行的事格外的多，他也格外猖獗起來，人們那有不謀抵抗他的方法。於是許多醫學家爭奇鬬勝，都要來擒虎爭功。有的主張用溴劑，有的主張用佛羅那 Veronal，有的主張用袍水苦魯拉灌腸 Einlauf mit chlorolhy drat，無非是鎮靜的意思。也有人說這是迷走神經興奮的緣故，須要用莨菪精，Atropin 喜屋司趣阿明 Hyoscyamin 一類麻痺神經的藥的。雖然各有理由，但是理論和事實總不是一件事體，試驗以後，果然大大失望，這是什麼道理呢？原來這暈船毛病，他的病原至今還沒有解釋淸楚，難怪不能對症用藥了。記者不幸，也是一個暈船的人，倂且廁身醫界，所以對於這個問題格外關心。前月寄到一種德國醫報，其中有一篇是討論暈船問題的。他說這個惡症此刻已得到一個解決了，因爲有一種新藥叫做泛船拿的，確有根治暈船的能力，已經許多船醫實地證明了。我讀了起初以爲一定是吹法螺，所以不狠注意。後來因爲又要旅行，不免頭痛起來。因此想起這泛船拿了。恰巧其時先靈洋行寄來泛船拿樣品一盒，眞是使我樂不可支，但是一方面還抱懷疑，恐怕他未必有效。不料親自試用以後，果然靈效非常，優勝一切尋常藥品。後來又遇幾位同道，問及此事，也是異口同聲，都說名不虛傳確是良劑。我想犯暈船的人何止千萬，我既得良藥解救，安可不公諸同好。因此不惜曉舌，草茲陋文，把我自己和朋友的經驗以及泛船拿的藥性等等寫在下面。

讀到這泛船拿的性狀，功效以及用法先靈洋行寄來的說明書說得狠清楚的，我把他介紹給讀者諸君，也可以省我許多筆墨工作：

◎泛船拿 VASANO

大學教授司坦根司丹氏 Prof. Starkenstein 創製之暈船聖劑。專供乘坐舟車或航空時預防與治療嘔吐作噁昏眩不寧等症。

暈船一症自古已為醫學中難解決之重要問題。近世海船雖構造精良足以乘風破浪穩快進行，然遇波瀾澎湃舟身動搖之際感覺過敏者仍不免患暈船惡症，而以迷走神經緊張之人為尤烈。

航空之際機身之飄蕩運動亦足以惹起相似狀態，而乘坐火車時患暈眩作噁者當更不在少數。

職是之故醫家嘗千方百計竭盡能力，以謀撲滅此暈船惡疾，舉凡鎮定，催眠，麻醉等劑莫不試用殆遍，終不得良好效果，即莨菪精 (又名阿刀邊) Atropin) 一物我人知其能麻痺迷走神經，理論上應有根治功效，而實驗之下亦無何等價值。

自本廠之暈船新藥「泛船拿」出世後暈船症(及陸上與空中之相似狀態)之治療界遂開一新紀元。

此劑由德國派拉格大學 Universitaet Prag 藥物學教授司坦根丹氏 Prof. Starkenstein 最近發明。司氏研究暈船問題曾竭盡科學與實驗之能事，孜孜屹屹數載於茲，給果乃應用藥物互相解除毒性與增高功效之原理而創製此聖劑，固與凡拉蒙之成功同軌一轍者也。

司坦根司丹氏發見狠毒草 Mandragora 根中之植物鹼類具有以下數種功效：

一、能消滅一切由迷走神經與奮而惹起之暈船現象。

二、因其作用不一，或發生於中央神經系或發生於外圍神經系，故能互相解毒。互相增效。

三、卽在中央神經系內之作嘔原因亦能消除。

此種功效僅在狠毒草鹽基 Mangragorabasen (司可普拉明 Skopolamin ，喜屋司趣阿明 Hyoscyamin) 之樟腦酸鹽類 Kampfersaure Salze 其劑量配合適當時方能發生，故僅遵方監製之「泛船拿」具此偉效也。

「泛船拿」已經許多船醫試用於各種航行皆獲驚人奇效，卽航空家及乘坐火車者採用之後亦一致頌揚，嘆爲得未嘗有，實近世空前絕後唯一可靠之暈船神藥也。

用法

藥片：早晨服取二片以爲預防，或於暈船病象初發時服之。此劑量大多已能支持二十四小時之久，倘尚嫌不足則午時可再服一片，甚或晚間更服一片，如此服法保無副作用發生。惟口內及喉內略覺乾燥，可用飲料(最好咖啡)解之。

坐錠；若嘔吐業已發現藥片不復能容留胃中，則當先塞一坐錠於肛門內以代初服之二片。其後如須繼續治療可接服片劑。

玻管；在極劇烈之病症將一玻管內藥液注射於皮下。

原　裝　包

每管裝十片「泛船拿藥片」

每匣裝十個「泛船拿坐錠」

每匣裝六管「泛船拿注射液」

醫院包裝

每盒裝三十管「泛船拿注射液」

製　造　廠　德國柏林先靈開爾邦製藥廠

駐華總經理　上海香港路四號　先靈洋行

上面把藥性已經說明了，下面再寫實驗的成績；

我這一次旅行是從上海出發到天津去的。起椗的時候，天晴日朗，心中甚是歡喜，不料海行二日以後，忽然風浪發作，船身搖動不堪。當即服取泛船拿二片，未見功效。少頃漸覺頭暈目眩作噁欲嘔，急以泛船拿坐錠塞入肛門竟得平安。次日起每晨服取泛船拿藥片二枚，連歷數日雖惡風巨浪相送而來，竟未發暈船症了。

寶隆醫院王建高醫師說；我是素來患暈船症的。就是乘坐火車長途些。也不免作嘔吐。這次旅行到北京，舟車勞頓竟未受什麼痛苦，都是泛船拿賜我的。

寧波鎮海時疫醫院陳士傑醫師說：我這次乘新江天船到寧波去，隨身帶了泛船拿注射藥一盒。走到半路忽起風浪。隣室乘客有人暈船嘔吐的，我替他注射了一針，立刻平安無事，這藥眞靈效極了。

上海萬春醫院蘇月坡醫師說：我有一個親戚年紀已經高邁，不堪舟車的勞頓。每次旅行總要發暈眩嘔吐等症。就是陸地乘坐汽車也是如此。這次坐長江船，我給他泛船拿一盒，請他早晨服取二片以爲豫防。服候仍覺略有不適，後加服二片卽見偉效云。

介紹

頃接德國柏林大學敎務處來函囑敝人將以下文披露本報。茲特介紹如下。

此種續習所 "Fortbildungskurse" 專爲醫者而設。每年各大學均有一次舉行。柏林大學爲推廣該國學說起見特設一萬國醫師續習所 Internationale aerztlice Fort„bildungskurse" 其意旨是使在社會謀生之醫師。有繼續增進新智識新方法的機會。並且還可以指導在社會上的醫師。對于自己診斷上及治療上的錯誤。所以德國的醫師天天在進步的。德國對于我國人民大戰後感情完全變更。所以我們醫界同行若是有志向的。絕對是可以去的。至于有些德文不懂的同志。他們能夠用英文來解釋。還有德國生活程度如何及其開銷。敝人均可答覆。茲將下列文字譯爲中文以便閱者一目了然。

◉柏林萬國醫師續習所

本所以柏林大學醫科及其各醫院爲根據地。專供在社會謀生醫師假期內實習。

續習期限計分兩種，一種是長期的，一種是只限十月份一個月。

一、長期的續習期

甲，有半月期或一月期之分

乙，或長期在院中續習者。則期限不一定。醫師可隨己意定之。在此期內有教授順序之指導

二、十月份的續習期

甲全部醫科之最新治療及進步(特別注意肺病)(十月一號至十三號)

乙，耳鼻喉科(十月八號至二十號及二十七號)

丙，小兒科(十日十五至廿七號)

丁，最新診斷學及最新治療學并在佛里得里戲漢醫院內實習。(十月十五號至二十號)

戊，全部醫料各科續習及實習。

教授言語爲德文惟一部份教授亦能用英法西班牙文講解

本辦事處亦能爲之介紹住房，亦能報告在柏林之用度及醫院實習情形

辦事處地址如下

Kaiserin Frs'edrichlaus

Berlin Nw6

Lnisenplaty 2—4

醫學博士丁名全謹啓　九月十二號

本誌投稿簡章

本誌刊行宗旨。在普及新醫學及衛生常識。彼此發揮思想。研究學術。而促進醫藥界之進步。公共衛生建設之實現。

一 投寄之稿或自撰或翻譯，或介紹外國學說而附加意見，其文體不拘文言白話或歐美文字均所歡迎。

二 投寄之稿望繕寫清楚並加標點符號。

三 凡稿中有圖表等，務期明瞭清潔書於白素紙，以便直接付印。譯外國名詞須註明原字。

四 投寄譯稿請將原文題目，原著者姓名出版日期及地點詳細敘明。

五 稿末請注明姓字住址，以便通信，至揭載時如何署名聽投稿者自定。

六 投寄之稿揭載與否，本社可以豫覆，原稿若預先聲明並附寄郵資者可還原稿。

七 投寄之稿俟揭載後，本社酌致薄酬如下：(甲)單行本二百份 (乙)本雜誌 (丙)書劵 (丁)現金

八 原稿請寄上海梅白格路一百廿一號德華醫學雜誌社收為荷

民國十七年八月十五日出版
△德華醫學雜誌第一號
△即中西醫學報第十卷第八號

主幹者 醫學士 丁惠康
藥學主任 藥學博士 丁名全
醫學主任 醫學博士 丁錫康 上海梅白格路一百廿一號
出版者 德華醫學雜誌社 上海梅白格路一百廿一號
總發行所 醫學書局 即愛文義路巡捕房南首
(廣告刊例函索即寄)

定價表

每月一册 全年十二册

零售每册大洋三角 郵費國內二分 國外八分

預定全年特價大洋二元四角(原價三元六角)

郵費 國內不加 國外九角六分

新疆蒙古日本照國內 香港澳門照國外 郵費代價作九五折以一分四分及一角為限

郵章如有改動隨時增減

定閱諸君如有詢問事件或更改住址通信時務將定單號數定戶姓名原寄何處三項詳細開明方可遵辦實緣定戶太多簿冊繁重非此三項無從檢查難免仍有誤寄特先聲明

Deu Hua Medizinische Monatsschrift

德華醫學雜誌

Verlag: E. Yoh Medical Press, Shanghai, Myburgh Road 121

德華醫藥學會出版 上海梅白格路一百廿一號醫學書局印行

I Jahrgang: 第一卷 | January 1929 | No. 9. 第九號

編輯者 Herausgegeben von: 醫學博士丁名全 Dr. med. M. T. Ding 醫學博士丁錫康 Dr. S. K. Ting M. D. 德醫學士丁惠康 Dr. W. K. Ting

撰述者 Unter Mitwirkung von:

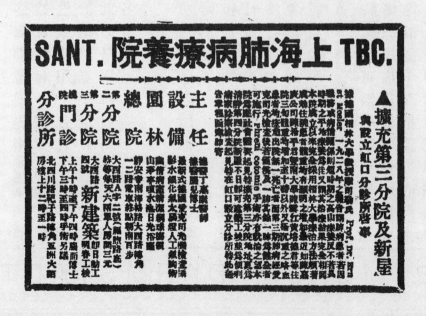

醫學博士尤彭熙 Dr. med. B. C. Yuh; 醫學博士王畿道 Dr. med. C. D. Huang; 醫學博士江逡孫 Dr. med. T. S. Kiang; 醫學博士朱仰高 Dr. C. K. Tsue; 醫學博士李元善 Dr. med. Y. C. Li; 醫學博士李梅齡 Dr. med. M. L. Li; 醫學博士李中庸 Dr. med. C. J. Li 德醫學士杜克明 Dr. K. M. Doo; 醫學博士金問淇 Dr. med. W. K. King; 醫學博士胡定安 Dr. med. Ping. Hu. 醫學博士周景文 Dr. med. K. W. Chow. 醫學博士周綸 Dr. med. L. Chow 醫學博士周君常 Dr. med. C. T. Chow 德醫學士張森玉 Dr. S. N. Dschang; 醫學博士俞鳳賓 Dr. med Voonping yu 醫學博士曾立群 Dr med. L. K. Tschen; 醫學博士曹芳濤 Dr. F. D. Zau M. D.; 醫學博士趙志芳 Dr. med. C. F. Chao; 醫師蔡禹門 Dr. Y. M. Tscha; 醫師陳邦賢 Dr. P. I. Chen; 醫師孫祖烈 Dr. T. L. Sun; 醫學博士孫克錦 Dr. med. K. C. Sun 醫學博士顧毓仁 Dr. med. T. C. Koh

EUKODAL

德國怡默克廠
總經理

上海興華公司
總代理

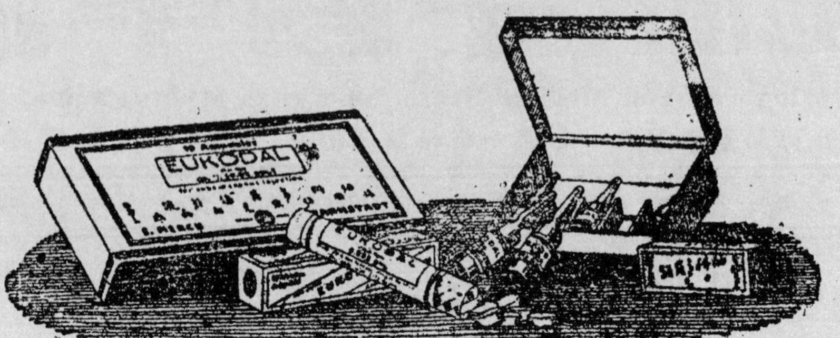

油科達爾

用法

安神咳嗽每次可服半片至一片

止痛每次可服一片至兩片最多至四片

油科達爾

止痛鎮靜醫藥界多藉重麻醉品然皆含有毒性亦易養成習慣性致使用之者有欲却不能之勢怡默克藥廠有見及此欲矯此弊是以特發明一種新藥定名

油科達爾

其功用與各麻醉品相等然毒性毫無已經內務部化驗認可批准行銷即日日用之亦無習慣性所謂習慣性者即如飲酒者思飲吸紙煙者思吸是此則不然用以治病病愈後可隨時不用故欲

鎮痛安神莫如用油科達爾

油科達爾可治咳嗽氣喘腹痛牙痛神經痛再如乾性水胸膜炎胃潰傷十二指腸炎心肉炎等以能安神亦有用以戒除雅片者

E. MERCK, DARMSTADT

BEHRINGWERKE A. G.

MARBURG-LAHN.

YATREN 105

zur

Bekaempfung der Amoebenruhr

NACH

Prof. Muehlens und Menk

Institut fur Schiffs- und Tropenkrankheiten Hamburg.

VERTRETUNGEN:

Mee-Yeh Handels Compagnie. Shanghai und Hankow;

China Netherland Producê Co., Tientsien.

藥特靈痢疾丸

白痢亦痢爲熱帶險惡病症之一普通多因其各種險象俱已發生始從事診治收有成效者雖不乏其人然病根不除時發時愈變成休息痢爲害終身者亦爲數甚多自該藥出世以來凡俱此項病症者均有着手成春之效請試服之方知言之不誣也

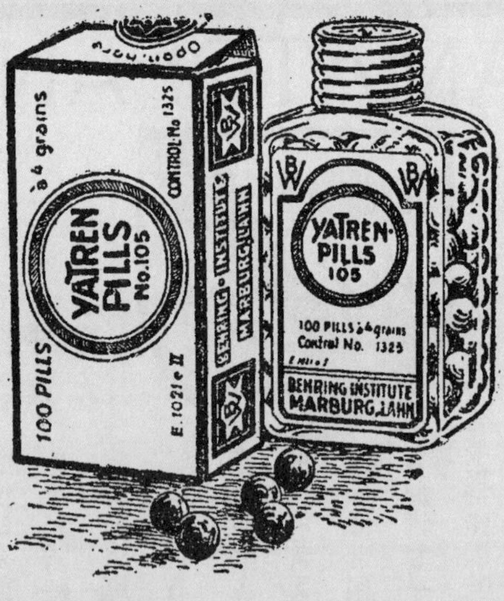

其服法成人可於一定之時期每星期服三天計每天三次每次服二丸釐孺每次服半丸或一丸已足如服後有便多腹瀉者並不緊要因腸內毫不受損也

德國貝靈大藥廠監製

Mee-yeh Handels Compagnie

上海　SHANGHAI-HANKOW　漢口

中國總經理咪咃洋行

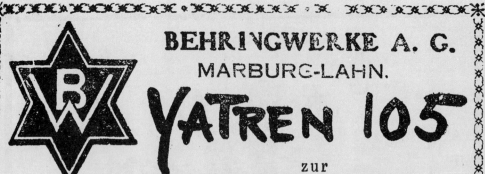

SIEMENS CHINA CO.

Simple Roentgen-apparatus

for

Radioscopy Radiotherapy and Radiography

for Direct Current.

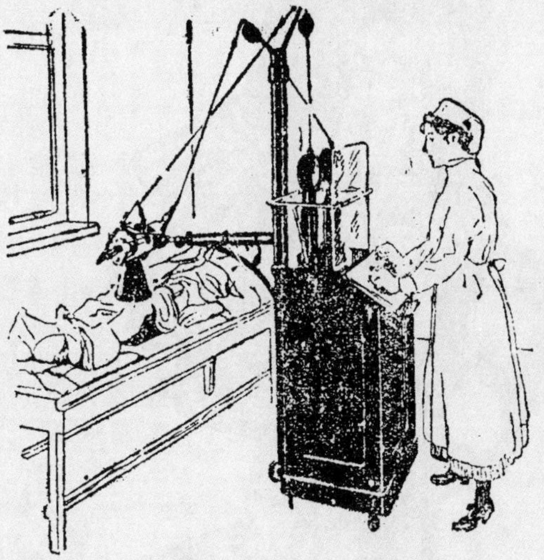

輕便愛克司光機

比機爲敝廠最新發明者運用靈便裝置極易既可診斷骨骼心肺腸胃各症及攝影又能用以表面治療各式皮膚症誠醫界不可不備之器械也敝廠備有暗室以便隨時試驗之用倘蒙惠臨參觀不勝欢迎之至

分行

天津 北京 濟南 重慶 南京 奉天 漢口 成都 香港 廣州

上海江西路二十四號 西門子電機廠啓

選購愛克斯X光器械須知

凡醫生。或病院。欲裝設愛克斯X光器械。應將以下諸端詳細指明之。

甲 所需電氣來源之情形。

乙 對於裝設此器之要求。

愛克斯X光裝設之價值。即全繫于此。

對於甲項。計有以下問題。

(一)或直流電。電壓力幾何。日間或夜間發電。

(二)或交流電。電壓力幾何。循環次數若干。日間或夜間發電。

以上一二兩條。係由公共電氣廠。供給電氣而言。

(三)或係自備發電機。與愛克斯X光器械。一同購之。

乙項計有以下問題。

(一)係欲透照。與時間治療。及時間照像。

(二)或係欲時間。兼速治療。與透照。及時間。兼速照像。

(三)抑或係欲時間。兼速。併兼片刻治療。與透照。及時間。兼速。併兼片刻照像。

此器之價值。按其要求而有增加。並按其所帶附屬品之多寡。而有不同。如附帶愛克斯X光筒。三腳架。安裝件。療病台。與療病附屬品。各若干是也。

茲請按照以上諸端。詳細註明。俾可具單開列價值

上海西門子電機廠啓

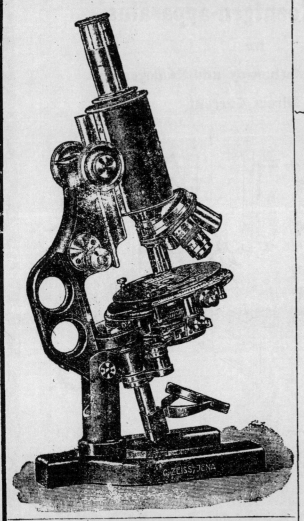

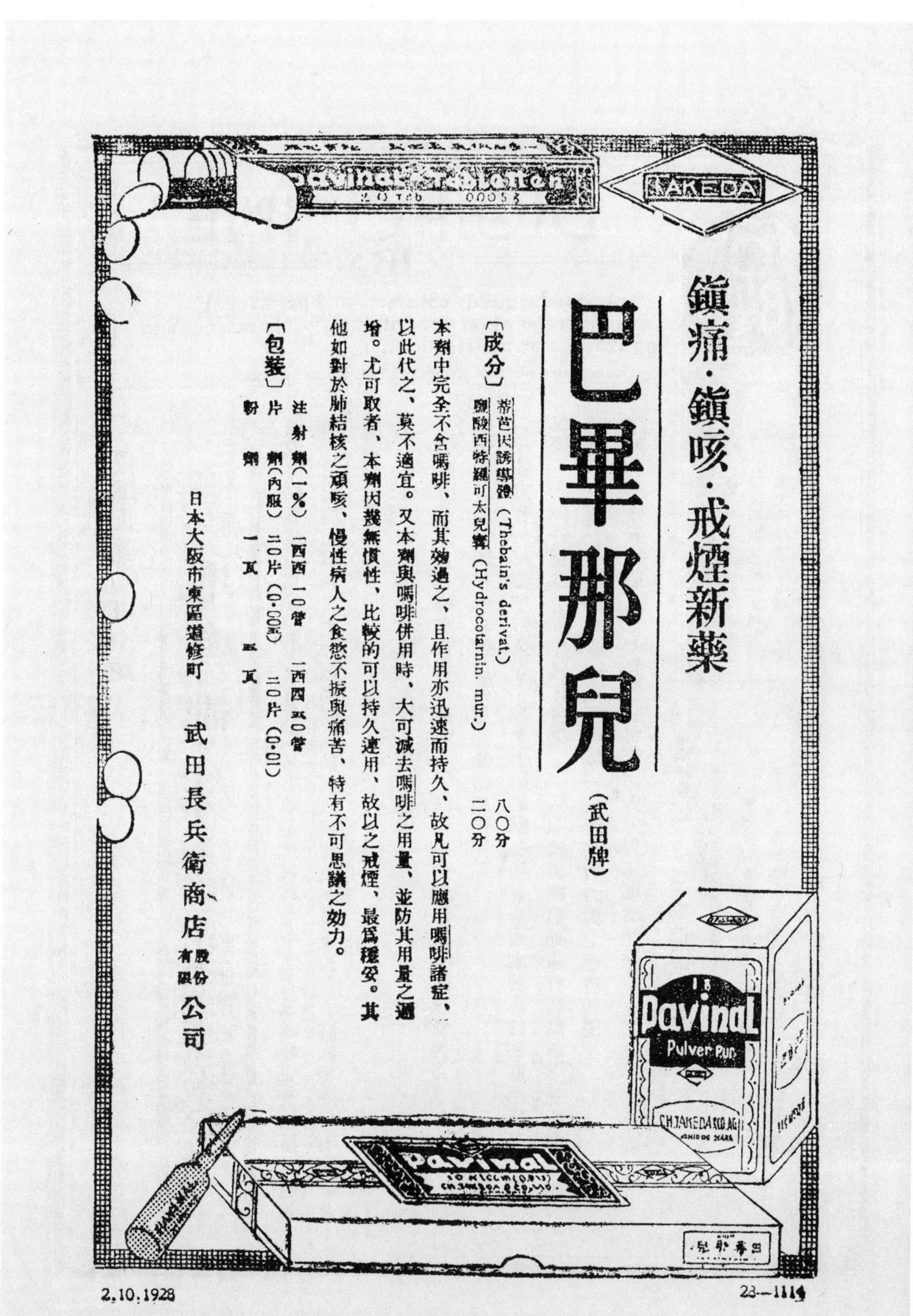
Pavinal-Tabletten
TAKEDA
鎮痛·鎮咳·戒煙新藥
巴畢那兒
（武田牌）
〔成分〕蒂芭因誘導體（Thebain's derivat.） 八〇分
鹽酸西特羅可太兒寧（Hydrocotarnin. mur.） 二〇分
本劑中完全不含嗎啡、而其効過之、且作用亦迅速而持久、故凡可以應用嗎啡諸症、均以此代之、莫不適宜。又本劑與嗎啡併用時、大可減去嗎啡之用量、並防其用量之過增。尤可取者、本劑因幾無慣性、比較的可以持久連用、故以之戒煙、最爲穩妥。其他如對於肺結核之頑咳、慢性病人之食慾不振與痛苦、特有不可思議之効力。
〔包裝〕
注射劑（1%） 一西西 10管 一西西 50管
片劑（內服） 20片（0.005） 20片（0.01）
粉劑 一瓦 五瓦
日本大阪市東區道修町
武田長兵衛商店股份有限公司
Pavinal
Pulver Pur.
Pavinal
2.10.1928
23—1114

DIGIFOLINE
"CIBA"

A standardised, constart, and permanent Digitalis preparation for internal, subcutaneous and intravenous abministrations.

Society of chemical industry in Basle. Switzerland.

標準正確効力不變

強心利尿 **地齊佛林**「汽巴」可供內服及皮下靜脈內注射之用

地蒺佛林為強心利尿劑中最有效之品凡地蒺打利斯葉中之有效成分完全包括無遺其配合與天然比例無異更加以品質精良效力確實故歷蒙東西各大醫家贊許早有定評茲特摘錄其長處於下

一有害成分絕不含有故可常用久用而無害

一此藥中含有各種有效物質雖服入胃內亦不生變化故不能減少效力

一注射部位無刺戟性連用久用亦無蓄積作用

一效力有一定標準貯久亦不變壞對於心臟各症完全達到地蒺打利斯治療之目的

包裝　此劑每管二十五片每片含藥〇・一格蘭姆與標準地蒺打利斯葉〇・一格蘭姆相同

液劑　小瓶十五西西大瓶一百西西每一西西之效力與上述者相同

注射劑　分五管裝及二十管盒裝每管之效力與上述者相同

詳細仿單名醫實驗錄承醫家索取請函示上海新華大藥行當即奉贈

中國總發行處上海英租界交通路中新華大藥行

北方發行處天津法租界亨達利洋行

福州發行處福州南台上杭街萬順豐號

南方發行處廣州市惠愛東路三四大新華公司

瑞士國汽巴藥廠監製

RALGIN

神經痛注射藥　拉爾精

此藥由 Phenyl-dimethyl-isopyrazolon 與 Citric acid 之複合體而成乃無色澄明○性之溶液也耑治神經痛一症有特殊效驗故治斯症不論輕重急性慢性初發與久病均能以一二次之注射而全愈實神經痛之特效藥也

此藥對於人體完全無毒無害故凡屬神經痛症不論其在臀部頸部肋間脊部等處俱可安心注射而無害

用法及用量　注射針須由壓痛點之皮膚面垂直刺入漸及深部針達該神經枝幹時患者頓覺發生痙攣性之疼痛乃在該處徐徐注入可也注射針刺入之深淺須視神經所在之深淺而定之壓痛點有數處者可同時注射數管

效用　耑治骨性神經痛(○有神經痛肋間神經痛)有大效惟對於僂麻窒斯風濕痛症無效

包裝　每盒六管每管一西西

BROVARIN

催眠鎮靜　葡羅萬靈

此藥之化學名爲 Alfa-monobrom-isovaleryl-Carbamid 乃白色有光澤無味無臭之結晶性粉末在水中難溶酒精以脫中易其效能統治諸種不眠症及神經興奮症在不眠症用之可得自然之安眠覺醒後心身爽快在神經興奮症用之其鎮靜作用極爲優良無副作用故對於諸種不眠症神經衰弱症希斯鉄利症神經之興奮不安恐怖諸狀態顛癇百日咳孕婦嘔吐頭痛頭重舟車眩暈等諸症用之俱極有效

用量及用法　作催眠劑之用最在就寢前頓服○六至一格蘭姆(即片劑一片至二片)作鎮靜劑用量每飯後服○·一至○·三格蘭姆(即片劑半片至一片)

包裝種類　散劑二十五格蘭姆一百格蘭姆片劑十二片一百片

製造廠日本新藥株式會社

中國總經理處交通路中新華大藥行

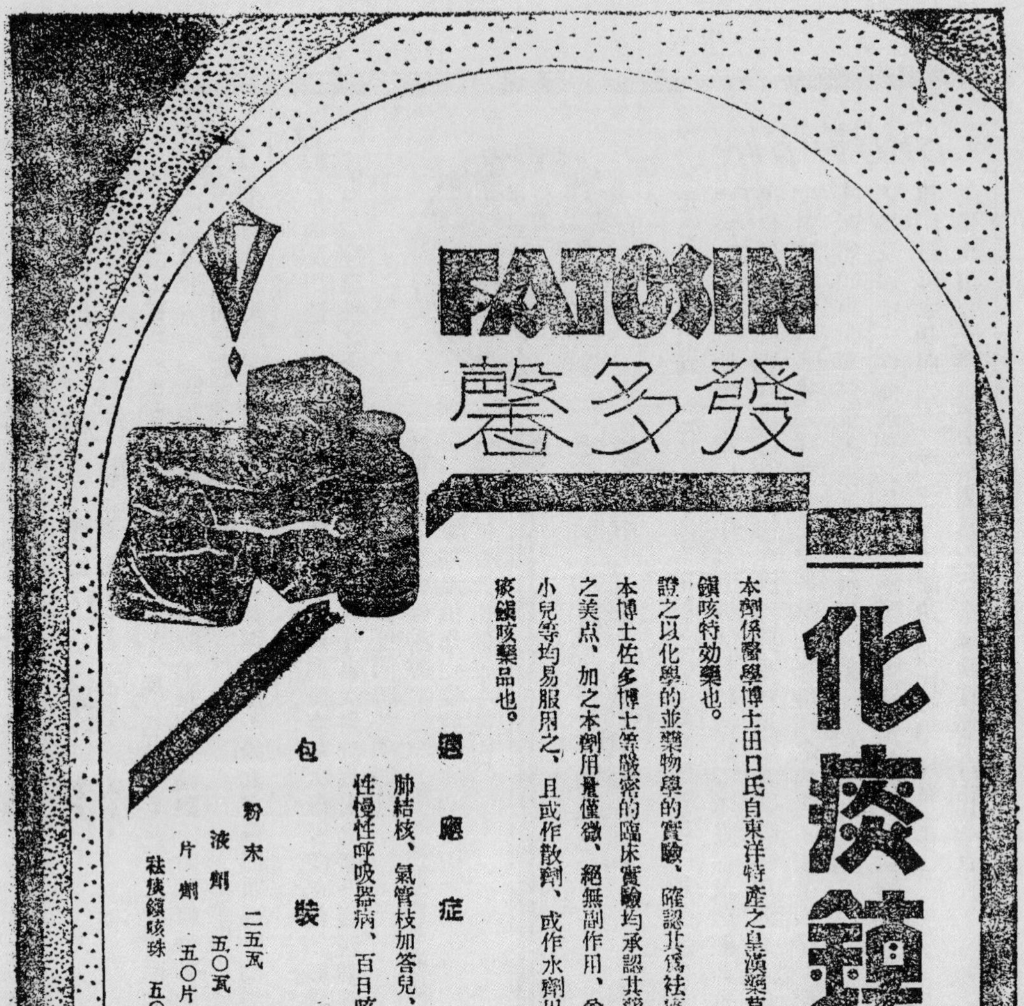
FATOSIN
發多馨
化痰鎭咳劑
本劑係醫學博士田口氏自東洋特產之皇漢藥草 Araliaceae 屬植物中新發見之祛痰鎭咳特効藥也。證之以化學的並藥物學的實驗、確認其爲祛痰鎭咳藥中之最合理的藥品、且依岡本博士佐多博士等嚴密的臨床實驗均承認其藥効溫和適好、並讃揚其眞有皇漢藥之美点、加之本劑用量僅微、絕無副作用、毫不呈不快之臭味、故婦人・老人・小兒等均易服用之、且或作散劑、或作水劑用皆可、誠學理上實際上之理想的祛痰鎭咳藥品也。
適應症
肺結核、氣管枝加答兒、喘息、肺炎、喉頭結核、其他之急性慢性呼吸器病、百日咳等。
包裝
粉末　二五瓦　一〇〇瓦　一瓶裝。
液劑　五〇瓦　一〇〇瓦　四五〇瓦　一瓶裝。
片劑　五〇片　一〇〇片　一瓶裝。
祛痰鎭咳珠　五〇珠　一〇〇珠　一鋁匣裝。
大阪市道修町三丁目
總發售處　株式會社　塩野義商店

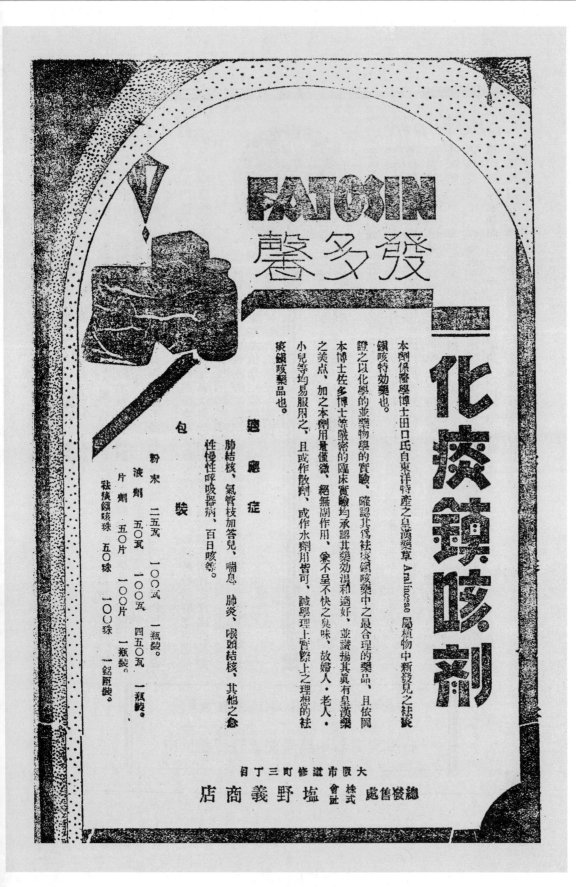

Chemical Works "Chinoin" Vienna and Ujpest.

Yohistrin

育嗣得麟

育嗣得麟爲近代醫藥界最精良出品有返老還童及提神補身之功効此藥內中所含均係西藥中寶貴之補品服之精神鮮健元氣充足分男女兩種各有注射液及藥片有驚人奇効

男用治下列各症

精神衰弱　萎靡不振　年老乏嗣

頭暈耳鳴　陰虛陽萎　滑精早洩

女用治下列各症

身體虛弱　面黃肌瘦　月經不調

永不受孕　頭暈耳鳴　精神不安

男用注射液每盒十針定價壹元五角

藥片　每瓶五十片定價壹元四角

女用注射液每盒十針定價壹元六角

藥片　每瓶五十片定價壹元五角

Spermin

賜貝命

賜貝命乃從壯健幼牛睪丸中提出爲天然滋養大補品最宜常服有益無損分藥片注射液兩種本廠所出者質地濃厚裝璜美麗功効勝人一籌取價較爲低廉凡患精神衰弱腰痛背痠陰虛陽萎體弱身虧用之立奏奇效對於一切色慾上神經衰弱尤爲靈驗

注射液每盒六管每管壹西西定價壹元

尚有每管兩西西者定價每盒壹元五角

藥片每瓶五十片定價壹元

克努英大藥廠

精製各種良藥以及臟器製劑

上海

禧買林洋行經理

廣東路十九號A

電話中央一九四〇號

上海集成藥房公記有限公司

J. D. CHANG & COMPANY, LTD.

Chemists & Druggists

Cabl. Add:	54 NANKING ROAD	Telephone
„Ch.mieu."	SHANGHAI	C. 7533
Shanghai.		7534

本藥房創設多年備蒙社會信仰茲因擴充營業重行改組添加公記總發行所遷至南京路抛球場口五十四號新屋內容外部大加整頓專售泰西各國原料藥品醫院醫生應用器械上等香料化粧物品並設專廠製造補身家用良藥選貨精良定價低廉批發格外公道如蒙賜顧無任歡迎

集成藥房公記有限公司謹啓

總發行所　南京路抛球場口五十四號　電話中央第七五三四號

製藥廠　英租界泗涇路十二號　電話中央七五三四號

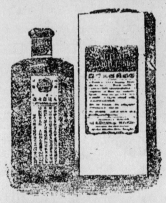

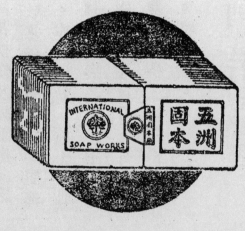

Deu Hua Medizinische Monatsschrift

Vol.1 January 1929 No. 9

德華醫學雜誌

第一卷第九號目

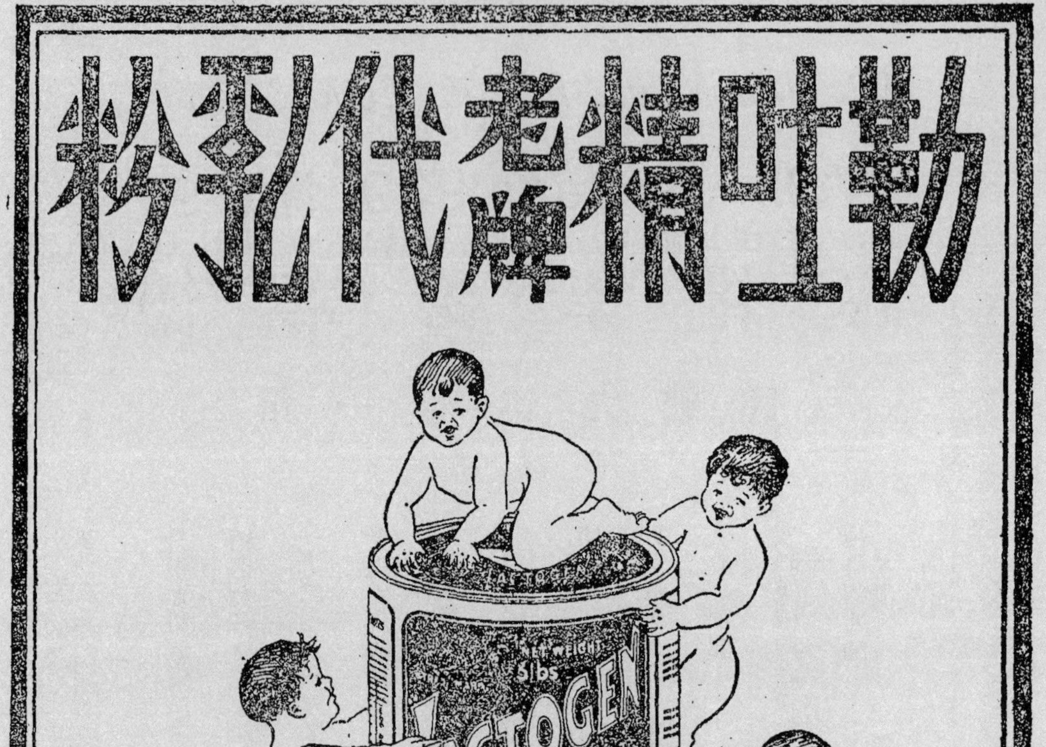
勒吐精老牌代乳粉
NET WEIGHT
5lbs
LACTOGEN
INFANTS
PREPARED IN AUSTRALIA
滋養豐富
育嬰珍品

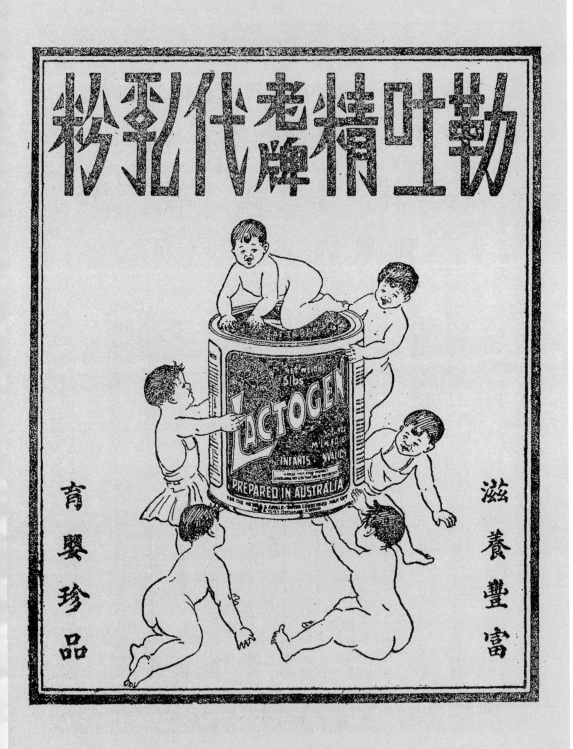

丹毒血清治療法之成績

The Present Status of Erysipelas Antitoxin

By

F. T. Chu, M. D.

諸福棠

自猩紅熱抗毒血清發明以後，丹毒之抗毒血清卽接踵而起。惟經裴克韓氏（Eirk haug））在一九二六年提議此種血清後，用者尚未普遍，其結果如何，亦未大白於世。茲將已經公佈之經驗，彙集紀載如下：

一九二六年裴氏仿杜希（Dochez）製造猩紅熱血清之法，發明丹毒血清，以之試用於六十病人，結果優美，但其報告中，僅載十二患者之病歷，對於全體病人之年齡，患病之日期等等，均未詳提，且無未用血清治療之病人，以作對照之比較，誠爲遺憾。

一九二八年五月，愛倫與懷爾敦（Allen and Wilder）發表其應用丹毒血清之經驗。所用製劑係 Squibb and Sons 公司之濃厚血清。應用於二十二極沉重之丹毒病人，其中十五人，在注射血清後二十四或四十八小時之內，顯然病勢減退，結果無一死亡者。在未用清血療清時，計患者一百六十六人，其死亡率爲百分之十三·五。

同年七月，麥克（Mc Cann）謂受血清（先用裴氏自製之稀血清，後用 Squibb 之濃血清）治療者計六十九人，其中十五人爲小兒，結果死亡率爲百分之二十・二。病愈者之熱病時期，平均爲八・六日。同時另有不受血清治療者二十五人，其中僅有小兒二人，結果死亡率爲百分之十六，病愈者之熱病時期，平均爲六・九日。觀此報告，似乎丹毒血清，全無益處。但吾人熟知小兒之患丹毒，尤屬危險，易致不救；此六十九人中既有四分之一爲小兒，其死亡率亦應加高也。

總之，以上三例，人數既少，分析又不詳細，故其結果，殊難引爲確據，此固評察治療價值應有之態度也。以下更有二例，分析與比較，較爲精密，其結果均覺血清確能減退病苦，並降低死亡率，是吾等當引爲樂觀者也。

一九二七年潑氏等（Platou etc）應用各種丹毒治療法，結果可列表如下：

	人數	年齡	受治日期	熱度	自受治起至熱退經過日數	治療後局部症狀蔓延之人數	死亡人數
單用血清治療	30	自二月至七十八歲平均四十一歲其中四人在三歲以下	病後一日至七日平均三日	99-105°F	一至二日許平均二・二日	十四人或46%	三人或6%（其中一人爲嬰兒）
比較組（併用硫酸鎂甘油冷罨）	35	自一月至七十歲平均爲四十四歲其中五人在三歲以下	病後一日至卅日平均二・四日	9[illegible]-105°F	二日至卅日平均三・四日	二十四人或68%	八人或23%（其中四人爲嬰兒）

由此表可見兩組之人數與年齡，均相髣髴。而在用血清治療後，熱度之下退較速，死亡率亦減少。故潑氏等以爲血清確爲有用之品。不過依彼等經驗，以爲一次注射，丹毒力不能持久。在丹毒病患期內，應予一次至四次之注射，注射次數之多寡，則由年齡病情以及受治日期之不同而定奪之。

一九二八年八月紐約錫茂氏(Symmers)報告，在一年中連治七百零五丹毒病人，均用血清治療法。依其觀察，面部丹毒較軀幹部丹毒易於治療，故將其病者劃分二類，並與前一年內五百八十一未經血清治療之病者相比較，列表如下：

	面部丹毒		軀幹丹毒	
	用血清治療者（五六三八）	不用血清治療者（四八九八）	用血清治療者（一四二八）	不用血清治療者（九二八）
在二日至七日內治愈者	92.1%	26.7%	78.1%（在三日至七日內治愈者）	18.4%（在四日至七日內治愈者）
在八日至十四日內治愈者	1.9%	49.2%	9.8%	42.3%
未見功效者	08.%	15.1%	3.5%	16.3%（在十五日至四十六日內見愈者）
死亡者	4.9%	8.9%	8.4%	22.8%

錫氏並謂受血清治療之病者，平均計算每人住院之時間爲四・六日，未受血清之病者，住院時間爲十一・四日。其結論以爲丹毒血清，若能在早期注射，確爲有效。惟分劑必須充足，方能見功。錫氏之例，應用 Lederle Antitoxin Laboratories 之製劑，每次用量，淡者二十五西西，濃者十西西，不論年齡大小，每日注射一次，直至紅腫減退，勿再蔓延爲止。在十分頑固之病，注射八次後，仍不見效，即不復用。血清之功用，認爲僅及於當時之病症，而不能影響於其續發症，且不能予以免疫性，使不復發云。

至於注射血清之方法。潑氏謂肌肉，靜脈，以及腹腔（在小兒用）注射，均可應用。但錫氏之經驗，靜脈注射，危險頗多，故非至垂死之病人不用。所有錫氏病例，均用肌肉注射。

援用 Rivers 與 tillett 用動物試驗之結果，馬素氏 Musser 曾以抗連瑣狀菌血清，試行皮內注射於丹毒病者紅腫之邊緣，計十四例，大多數能抑止其紅腫之蔓延，但於全身症狀無甚裨益。馬氏以爲在重症丹毒之初期，除肌肉注射血清外，亦可行邊緣之皮內注射，一如使用 Novocaine 然。

尙有應用新愈病人之血液，以代抗毒血清者，其爲他動性之應用治療，理由正復相同。但依裴克韓氏之實驗，病丹毒後約經六星期，血內之抗毒力，已經消失。故凡取用患丹毒病人之血液，必在其病後五星期之前，方可希望其有效。

Die therapie an den Berliner Universitaets-Kliniken

栢林大學最新處方錄

丁　惠　康

◉狹性咽喉炎 Angina

加答兒性，窩性及結節性狹性咽峽炎 Angira catarrhalis, lacunaris und folliɔul laris 最好以含漱劑局部治療之：醋酸鉛液 Liq. alumin. acetic. 一茶匙和水一杯，二%水楊酸液，二%至三%硼酸溶液，三%過氯化氫 Hydrogen. peroxyd. 溶液（一食匙和水一杯）；最好應用怡默克廠 E.Merk 之純粹過氯化氫（三〇%）稀釋爲百分之二成溶液。和緩之含漱水：

Rp. Thymolioo. 25

Acidbeugoici 30,0 wafsea

Tinct. Eucalypti 12,0

aq. dest. 75,0

右爲含漱水。

此外香嚥紫蘇水，平常鹽水，石灰水及檸檬汁，不時服一茶匙。腫脹劇烈時嚥冰丸：亦可試用。Pycyanase. 頸上圍裹冰管或濕罨（每半小時或一小時交換一次）。寒熱高强時服硫酸金鷄納霜 Chinin. sulfuric.（〇・二五包於澱粉囊中），菲納朱丁 Phenacetin（〇・二五），霹藍米藤 Pyramidon（〇・二至〇・三）或美奴勃靈 Melubrin. 在痊愈期內注射意蛋白尿！

◉文產脫氏狹性咽峽炎 Angina. Vincenti

此症由螺旋菌及梭形菌 Bacilli fusiformes 惹起之，以四分之一％至二分之一％綠化鐵稀釋溶液塗搽患處。在許多頑固症靜脈內注射中劑量新酒爾佛散 Neosalvasar（〇・三至〇・四五）或以四％新酒爾佛散甘油溶液 Neosalv arsangly cerinloesnug 塗搽。或以鉻酸 Chroms aeure（至二〇％）或乳酸（二〇至八〇％）塗搽。流動性食物，冷飲料或溫飲料，

◉梅毒性狹性咽峽炎 syphili tische Angina

專門治療，局部以硝酸銀桿或二・％鉻酸腐蝕。

◉慢性再發性狹性咽峽炎 Chronischrezidivierende Anyina.

宜注意扁桃腺內之膿灶（挾出或外科術消除）；此種疾病每爲敗血症，腎炎，心內膜炎，關節炎及貧血之起因。

◉狹心症 Angina pectoris, stenok ardie

此處宜將急性發作之治療及永久治療分別討論。在急性發作時倘呼吸非常迫促

且心悸極甚。則首宜皮下注射嗎啡溶液，併可加入硫酸化阿力邊若干以防嘔吐：

Rp. Morphin. muriatic. o. 1

Atropin sulfurici o. oo3

Aq. dest. ad 10,0

右方皮下注射一二西西。

如呼吸極爲困難宜使病人吸入氯氣。在較輕之發作常用嗎啡，此時卽應用次亞硝酸鹽 Nitrite 亦已足夠矣。最適宜者爲硝酸甘油，Nitroglycerin 處方如下：

Rp. Nitroglycerini o.1

Spirit. vini ad 10,0

MDS. 3—5 Tropfen in etwas Wasser.

右方以藥水三至五滴和入少許水中含於口內若干時間。硝酸甘油亦可製成藥片以供內服，每片含量半密理格蘭姆。此外復可以 Amylnitrit 代替硝酸甘油以供吸入之用：

Rp. Amyli nitrosi 1,0

Spirts. vini ad 10,o

MDS. 15-20 Tropfen auf ein Tuch

右方以藥水十五至二十點滴於布上以供吸入，至面色紅潤且溫暖爲度。此藥之功效大多不甚持久。有相似功效者尚有怡默克廠 E.Merck 之 Ery hrol tetranitrat tabletten 藥片，每片含量半密理格蘭姆。如在發作之際脈搏不良宜即應用咖啡精，樟腦等藥，劑量照常，但不宜用毛地黃劑。有時且須繼續注射。若心臟工作仍不轉佳則必須靜脈內注射四分之一至二分之一密理格蘭姆史脫祿番丁 Stroph antin Boehringer 矣。疾病之發作有時亦常可以阿刀邊抑制之（例如靜脈內注射二至四密理格蘭姆 Novatropin）。此外心部熱罨或貼芥紙，手足熱浴，或竟以冰囊置於心部常能減輕痛苦。在發作之時靜脈內注射 Euphyllin （○·二五格蘭姆——市售含量○·四八格蘭姆之十西西藥管之半量），十%綠化鈣溶液（五至十西西或 Afenil 一管），或十至二十西西二十%消毒葡萄糖溶液有時亦有良效；最好以四十%葡萄糖溶液稀釋 Euphyllin 至二十西西，且注射極緩以免種種不快副作用。

長期治療時緩緩服取小量亞硝酸鹽亦頗有益，例如日服硝酸甘油片二三次，每次一片含量半密理格蘭姆，或亞硝酸鈉與硝酸鹽之合併劑：

Rp. Natrii nitrosi 1,0

Kalii nitri ci 24,0

Eleosacchari menthae 5,0

M. F. pulv. 3×tgl 1 Messerspitze

右方日服藥粉三次，每次一刀尖。

此外長時間內服 Diuretin 溶液，日服一二格蘭姆，或 Theocin. natr. acet. 日服○・三至○・五，或 Theacylon 日服○・五至一・五，或 Eus henin 日服○・三至○・五，或 Euphyelin ○・一五，日服粉劑一二次，但作爲坐錠則更佳，有時亦可供肌肉內及靜脈內注射，與 Papaverin 合併功效極佳：

Rp. Diuretin o.3

Papaverin hydrochloric. 0.03

Sacchari ad o.5

m. f. pulv. D. tal. dos. no XXX

右方日服二三次每次服藥粉一包。

上述諸種普林誘導體 Purin derivate 至好連服二三星期之久，乃休息若干時日。即單用 Papaverin 亦屬相宜，但與樟腦相併合則更佳，例如 Perichol 藥片是也。

阿刀邊治療，鎮治療，長時間應用溴劑，葡萄糖注射，每星期靜脈注射十%綠化鈣二三次（鈣劑內服大多無甚功效）。尤要者爲調節生活狀態（間或少肉食），注意消化（橫隔膜上擠能引起發作！），透熱治療，高周波電療，節制吸咽，更當搜尋梅毒以治療之。倘內科治療法不能獲效有時須施行交感神經切除術 Symp atek tomie（切除頸交感神經及胸神經結節之最上部）。倘同時有變成心臟不足（瓣膜錯誤，心肌炎）之傾向則旁施普通心療治法（毛地黃等）自不可免。

◎十二指腸蟲 Ankylostosum duodenale

此病患者大多係坑穴工人。以 Extr. Filicis maris 八至十格蘭姆驅蟲，或用甘汞 Calomel 清腸，繼乃服取 Thymol（在心腎疾病宜謹慎）二格蘭姆，入膠囊中服之，每日四至七次（每隔二小時服一次）。時常反覆檢驗大便中蟲卵且繼續服藥至大便中蟲卵消滅爲度。糞便宜竭力消毒。講明此病之傳染情形（幼蟲能自完好之皮膚侵入）及隔離病人頗關重要。伴發之强度貧血宜用砒，鐵等劑及適當之食物療之。

◎胃慾不良 Anorexie, Appetitlosigkeit,

倘此症之原因爲器官疾患。則宜首將病原治愈，亦猶與胃慾不良併發之貧血，蒼白症，赫司脫尼亞 Hysterie 及神經衰弱等症應先行排除也。此外宜注意酗酒，吸鴉片及過度吸煙等誘因。在輕症可應用鹽酸：

Rp. Acid. hy drochloric. dilut. 40,0

DS. 3×tgl 16—20 Tropfen

右方日服三次，每次於飯後半小時以藥水十六滴至二十滴和水一酒 杯飲之。

此外服取苦味藥及健胃藥如 Tinctura chinae composita, Tinctur a phei Rinosa Tiuctura Amara 等亦有良效。苦味丁幾日服數次，每次服十至三十滴。Decoct. Condur ango 每服一食匙或 Vial 氏補酒。

Rp, Acidi hydro chlorici 5,0

Tincturae amarae (或 tincturae chinae compositae) ad 30,0

DS 3×tgl 15 Tropfen in einem Weinglas

右方日服三次每次於飯前將藥水十五滴和水一酒杯飲之。

尙有 Orexinum basicum 及 Orexinum tannicum (日服一二次，每次服〇·三裝於膠囊中和入熱牛乳或肉汁中服之) 亦可試服。其次則 Tinct. uucispomica, Candiolin 藥塊 (一種燐酸鈣劑) 日服三次每次一二塊。

在選擇食物時，倘無器官疾病則宜竭力設法適合病人之口味。但每次僅可食少量，寧多食數次也。而滋養製品如 Hy gimaa, Nutrose. Plasmon, Tropon, Robor a t, Liebigs Fleisches Extrakt (李別氏肉汁)·Somatose 及牛肉汁等尤能供給病人充分濃厚營養料。卽在選擇此種製品時亦當以病人之嗜好爲標準也。患結核病者則宜服怪阿蔻製劑 Guajakol praeparate 以興奮其胃慾。

◎大動脈擴大 Aortenerweiterung, 大動脈炎 Aortitis, 大動脈硬化 Arterio sre

rosis aortae.

自X光診斷法盛行以來大動脈炎症發見者已屢次矣。此症有時毫無病象。在大多數病症患者皆爲少年人且其病原十九爲梅毒，故宜相當治療之（碘治療）倘胸骨下有壓迫感或其他痛苦宜用解除血管痙攣之劑（普林誘導體 Purinderivate: Diuretin Euphy llin 等及 Papaverin, Brom 諸劑）。X光治療參閱大動脈瘤。

一九二七至一九二八年研究肺癆成績之報告

Tuberculose Problem im Jahre 1927-1928

Vor Dr. Med. M. Ding

醫學博士丁名全

◉一、病原與診斷 Pathogenese-Diagnostik

大凡一輩患肺癆者。每以肺尖爲多。其之所以然。美國肺病專家華西氏 (Walsh) 曾謂肺部呼吸動作。以肺尖爲最劇。肺底最少。本來在初生的嬰兒。各部肺葉都是一樣。(groese der Alveolen) 因爲後來肺尖呼吸動作多。所以肺尖的肺葉比較來得大。也比較容易漲大。所以肺尖的肺葉是很容易得病的。(American revue of tuberculosis 14. 142. A926)

還有結核菌最喜在有空氣充足的地方發展。有名的。cterobier 所以在 Miliartuberculose 也是肺尖多。下部少。結核性的腦膜炎也是如此。血多的地方。這種病菌聚集得多。

對于上種見解。列盧氏 (Loschcke) 的解說不同 (Beitr.z. Klinik d. Tuberk. 64. 344. 1926 列氏謂。肺尖之所以易得病者。實因橫隔膜距離過低。肺尖之肺葉時常漲大。因此所有的細血管都也變更。甚至于塞住。

這樣一來。肺尖的營養便不充足。營養不充足。肺尖便易受損失。所以 Typus Asthenicus 的人最易得肺病。因爲肺尖離開橫隔膜特別遠。還有十六歲至廿三歲的人。特別會生肺病。因爲在這時期發育並烈的時候。長得快闊得慢。(Breitenwachstum in, Laengen wachstun)

還有譬如忽然間來的病。人體瘦弱。筋肉不强。致使橫隔膜下降。肺病遂生焉

蔓延性的及作膿性的肺癆 (produktiv exsudativ)

且克來氏 (U.ziegler, Beitrag z. Klin. d. Tub. 65,163, 1926) 謂蔓延性的及作膿性的肺癆。兩下分別。非特臨診不易分別。即使愛克斯光下也是不容易的。并且解剖學上毫無理由。因爲兩者都可以混在一起。及分開的。臨診上所能應用的。是急性的發炎。臨診上所謂急性的肺癆。亦是急性發炎過速。其發足現像。能在蔓延性的肺癆。亦能在發膿性的。所謂善性則與上述相反。發炎的速力不大。不是急性的乃是慢性的。

鎖骨後之肺結核 (Infraclaviculare Lungeninfiltration)

阿史買氏 (Assmann, Deut. med, Woch.1927, S.781) 謂成人所得的肺癆。從肺尖來的這一說。有點不確。因爲他時看見年輕成人的肺結核。時常在鎖骨後傍發現。還有該氏以爲這種地方是有復傳染的可能。而且是從空氣充足的地方來的。

鎖骨後的肺癆呢是有發膿性的。極容易化而爛爲空洞。普通一班在極少的痰中可得極多的病菌。這種病狀。若是早期的治療。久時的調養。那希望還是很大的。豫後是好的。若是看不出這種病狀。那豫後是很危的翁萬里氏 (Unverri.ht, Klin. Wochensch. 1926 S 1468) 謂鎖骨後的結核病。病者自己是不覺得什麼的。還有物理性的診斷。也是很困難的。愛克斯光下則此種現像都甚明白。所以愛克斯光的檢查是很重要的。

陸馬半氏 (Romberg, Klin. Wocheus. 1927, S. 1121) 謂肺尖的結核病是不會蔓延至第三期。卽謂肺尖癆與第三期肺癆是無關的。第三期之所以能發現。是由鎖骨後結核起的。不是肺尖蔓延開來的。

多輪多夫氏 (Dorendorf, Med. Klinik 1917 S, 667) 謂鎖骨後的診斷學是很重要的。因爲若是早日診斷出來。用力的治療。是有希望的。甚至于有空洞的時候。豫後還是的好。多氏曾將一有空洞的病人施行胸空術五月後病者全愈。多氏還以爲此種症候。很多還是重復受毒的。

陸純半氏 (Rosenberg und gunther, Klin Wochenschrift 1927 S. 936) 與龔太耳氏謂有糖尿症的肺癆病人。可以用因蘇林 Insulin 治療。對于病者。非特無損。而且有益。至于病能變劇。是絕對不會的。亞不拉哈馬氏 (Abraham, Med. Klin. 1927。

謂患糖尿症的肺癆病。用因蘇林治療。能使肺癆全愈。

車維細氏 (Zwisch-Ossrity, Beitr. z. Klin. Z, Tubdsk. 65,561, 1927) 謂患肺癆的小兒。若是用酒精擦其胸前背上。則能發生一種紅點。而且只在有病的肺部份。與愛克斯光照出來的病處相合。還有隨病之輕重。紅點亦分輕重。不過在很重的病人。現像有點不確。

開的或是鎖的肺癆病。一種很好的分別方法。(Offene oder geschlossene Tuberculose) 是用列文使坦氏的營養術。(Züchtungsmethode Wiener Klin. Wochenschr, Loewenstein, 1927 T 155) 因為無論如何。若是開的肺癆。營養質地中一定有肺癆菌發現。

潘滿氏 (Bohme, Klin Wochenschr,1926, No 97) 對于礦工的灰肺。病與肺癆病的關係。曾有精細的研究。計共一百二十六個人當中有六成六是肺中有病的。而以 Quarzstaub 為最劇。大約也須是化學作用。

灰肺第一期臨牀的現像。是在工作的時候氣逆。愛克斯光下形狀如 Miliar tuberculose第二期疤痕較大有時同瘤疽一樣。物理性的診斷還是很缺少。

第三期的灰肺(末期)則有很大的癬痕。肺枝炎肺枝腫漲。或則肺炎。還有最重的血脈循環不順。心臟放大。石灰肺中亦時常有結核菌。有以上的觀察。作者便謂礦工患肺癆的可能比較煤炭工的要多三倍。而且在最重的灰肺病還是結核菌作惡最烈。所以照工業衛生上講起來。凡是能發灰的地方。都當用吸灰機始可。

肺癆抵抗力最强的。莫過于已患過肺癆病的人。譬如有種患過骨癆。關節癆或則淋巴腺癆。這種病人對于肺癆是俱有反抗力的。所以理想上有一種可能性這便是用活結核菌 (Typus bovinns) 注射人身以增其抵抗力。

◉二、社會衛生　Lylales

挪威醫學界報告 (Meddel.f.d.National Forening met, Tub, Jahrg.16, T10 1926,) 該國之肺癆病一年少如一年。前年是南部最多。今年北部最多。還有挪威自從一千九百年起。政府已有佈告。凡是患肺癆病者必須住院療養。免環境受其害。至今已二十餘年。年年減少。據云現在在醫院內治療者。被政府强迫的有九成之多。

反抗肺癆病。牛華美氏 (Neuholme, Lancet,216,No 22, 1926) 謂當在兩點觀察。

一、把各人的反抗力增高。　二、要把傳染的可能性減少。

所以凡是患肺癆者都須住院治療。反觀我中國則無一專門醫院。

三、治療　Therapie

馬氏與萬氏 (V. mulart und Weiller Zeitschrift f. Tub.46,34, 341, 1926) 謂長期用樟腦對于肺癆有很大的效力。計共試驗過四百三十人成績都很好。有些吐血的可用大量的樟腦液每六點鐘三西西一成的樟腦液計共注射一二日之久。

咳嗽是使肺部震動的。是阻止病者全愈。有時還是使肺出血的根源。治咳嗽的法子。第一要把根本病去了。鼻內炎喉下發炎等。對于此種可用哈氣法。或用發表藥治之。最要緊的還是令病人把咳嗽用壓住的方法。習慣是很有關係的。我國的人民。便是一個大比例。別國人從來沒有這樣多咳嗽的。我絕對不信中國患肺癆的有如患假咳嗽的人那樣多。若是我國假咳嗽的人少了。肺癆也就可以少了。

治療胸部內有膿的方法。外科專家紹安耳不樂赫氏 (sauerbruch, Beitr. Z. Klin. D. Tub.65, 3o9, 1926) 謂有膿的胸內液體。可用慢性的治療。再次則用手術。使之流出。若是結核性的胸內液體。則先宜施手術。使之流出。這種手術方法。或則用肋骨減短法。或則用胸部開刀法。若是另外還有膿管。則當胸膜外的肋骨縮短法。可使氏 (Kus, zetrch.d. 1,app. resp 1,203, 1916) 應用一九一二年半耳老氏(Bernon)發明的油胸術。(Oleothorax)可使氏謂將油類注入空胸。爲時較空氣或淡氣的久。因這油類是很難被內臟收吸的。可使氏常用臘油 (Paraffinol)。因爲這油比較普通植物油還要經久。不過施這種手術須要一定的器械。此種器械。在可使氏中均詳細記載的。

止盜汗之法。此萬氏 (zwerg, Deuts. med. Woch. 1926,No 42 S 1742) 得有兩種方法一、用半耳敢耳氏的Salvysat 其中四十七人廿二個服每後完全無汗。還有十個服後好了大半。還有第二種是Kampfer sehe gelatinetten 這這藥的效用也是很好的。

治療之經的新藥

Zur Behandlung der Amenorrhoe.

Von Dr med.

M. Ding

醫學博士丁名全

維也納大學教授史坦納氏。曾在醫學界中破新紀元。創設男性變女性。女性變男性之說。自從此說傳佈以後。各學者。對于生殖器內腺之研究。日新月異。最近數年來。各醫學家對于此項腺液之成績。實在可觀。德國之 Noudeck 和 ctochheim 荷蘭之 Laquer 均是研究女子生殖器內線所最著明人物也。故近年來治療乏經之進步日新月異。成績斐然。敝友史托來氏亦以此項成績報告。而余師對于濃厚之內腺液尤爲贊美。此非特女界之幸福。亦我們爲婦科醫生所歡迎也。蓋以前治療乏經之方法。非特無效。而且有害于女身。今既得此項藥品。我醫界同人。亦有辭以對病者。而其他混名之通經聖藥。亦將漸漸處于消滅之地位。茲將敝人所得之新藥一一爲介紹之。

女子生殖器內腺液。從前都將卵巢提出來做的。所以裏面的成份很少。

現在的女子內腺液與上不同了。那是提鍊出來的，能溶化于水中的。女子的卵巢。孕婦的小便。及胎囊羊水中均有之。而且男性中的睾丸中及一種植物果中亦有此項腺液。不過較女性中爲少耳。

女性內腺液藥品。最創始的是買福兒夢 Men formon 及福裏古林 Folikulin 此兩種藥品。內中只有三至四單位。故非多服不足以通經。及久時乏經者。亦不能達到通經目的。敝人年來所治療的均是乏經不久時的女子。所以一服便見效。近來有幾個乏經久時的用該項藥品。便沒有效驗。敝人有了這種感想。所以很希望得一種濃厚的內腺液。以便久時的乏經也可以治療。現在這個問題可以解決。因爲有新藥出來。能夠比前藥單位重幾倍。茲錄如下。

一•「Progynon 伯樂求儂」此藥須史坦納提練出來的。一片藥有二百五十單位。成份濃厚非常。所以有時一粒便可以通經。有時二三十粒便可以了。不過此藥非醫生的檢查。不能亂服的。(先靈洋行出品)

二。Ovarial Panhormon 此藥成份較輕。功效與上相同 (禮和洋行出品)

三、「undln 翁等」此藥須德國拜耳藥廠出品。成份爲十單位。較上述單位均爲少。惟提練亦純潔。故用之者亦甚多。

以上所述二種藥敝人均缺乏大經驗惟第一種藥。成績甚佳。病者每服三五粒即能通經。與德友史得來克所得之經驗相同。茲將其主治之病力略述如下。

一。凡一切不因傳染病或惡性瘤而乏經者。換言之即柔弱女子乏經者。均可用此藥治之。

二。經期不調。或遲或早。或多或少。來時疼痛。而無傳染性者。諸此均可用此種藥治之。

總而言之。我們在月經的病症中。的確得了一種極有效用的藥品。換言之。我們對于可憐乏育的女子們。若是不因花柳白濁而乏育的。多少可以使他們得一兒或兩女的希望。

試用Krysolgan之報告

陶舜威醫師

結核一症。與梅毒疾患同爲人類之公敵。然二者比較。結核尤勝於梅毒也。蓋對於梅毒疾患已有六零六九一四等爲之根治。而于結核一症。則無確切之治療。故每年我國之同胞死亡于是疾者。何啻千萬。且患斯病而呻吟于床褥之間者。則更多矣。雖有種種藥物。然均無確效。自歐戰告終後。始發明金治療劑。名 Krysolgan 者。以之療治各種結核症。成績頗佳。前由德商先靈洋行寄來樣品。囑余試用。今將試用結果略述於下。

患者王某。年念四歲。男。　肺結核

患者本有遺傳的關係。去秋九月間發生感冒。其後呈肺尖加答兒之症狀。旋即治愈。至今春四月間再發。至五月間來所初診。當時左肺全部聽得多數之水泡音。時時咳嗽。痰中結核菌爲陽性。體溫三十八度左右。食慾不振等症狀。即投以鎮咳祛痰劑。命安臥至五月下旬。試行 Krysegan 注射療法。一週注射二回。漸次增量。並無何等副作用。持續至七月中。總共注射八次。現在食慾亢進。體溫三七度左右。咯痰量減少。結核菌數亦減。水泡音亦少。一般狀態佳良。本患者尚在繼續治療中。

患者陳某。年卅二歲。女。未產婦。　肺結核

去年十一月中發生肺尖加答兒。治療後經過不佳。遂至臥床不起。四月間往診。已侵及左胸。水泡音甚著。咳嗽咯痰亦多。營養甚衰。余即注射 Krysolgan。並給祛痰鎮咳劑 Elbon 等。約注射十四次後。水泡音減少。咳嗽咯痰均輕減。體溫三十七度三四分之間。患者大覺輕快。後因患者之夫就職京都。遂遷居焉。治療之機因而中止。

患者朱某。年四十七歲。男。　肺結核

數年來時發感冒。咳嗽。咯痰。體力消耗。及一般衰弱之感。五月間初診時。兩肺尖有纖維性結核症。慢性氣管枝加答兒。兩肺尖上聽得濕性及乾性病理的呼吸音。全身衰弱。體溫上昇。咯痰中檢得結核菌。即投以鎮咳祛痰劑及注射 Krysolgan。並給以 Elbon,Pagol 等。約注射十二次後。諸症均減。體溫亦退。營養亦佳。仍在繼續治療中。

化學與保健之關係

胡鴻基

欲明化學與保健之關係。須先了解左列各事實。

(一)人體係由各種化學物質平衡結合而成。因其化學作用及反應之調節。始得生存。惟化學作用及反應。有先後遲速之殊。

(二)人體細胞由膠質(克落愛特)而成。並受其浸潤。故膠質爲構成內臟及組織之要素。因膠質系統。能保持其平衡狀態。始得生存。研究其作用。是爲膠質化學。

(三)生命乃物質及熱力溶合變化中一極複雜之現象。化學及物理學。是研究物質變化及熱力之科學。推而廣之。精而研之。足以解釋此種極複雜之關鍵。

(四)生命既爲物質及熱力溶合變化之一極複雜的現象。則其變化之程序與速度。當然有密切之關係。質言之。卽變化之程序與速度適當。則健康。否則卽不愉快。或疾病。

綜上述事實。可歸納之曰。人之所以能獲生存者。乃組成人體臟器之細胞。所起化學作用之結果。如心跳呼吸、消化、排泄、新陳代謝等。顯而易見之徵象。無一不由化學之功能所致。但因人體化學變化及反應之情形。極爲複雜。往往變化之中。又起變化。反應之中。又起反應。其精確情形。現代化學上。尙少圓滿了解。蓋現時化學。對於健康人體之臟器、組織、細胞、漿液等化學作用反應及結構之發明。以確知與未知者相較。尙覺甚少。

人體之化學功能。如有停滯。或遲速失度。卽爲致病之原因。如關節痛（尿酸過多之關節痛）糖尿病。甲狀腺腫。及自己中毒等。皆爲極顯明之考證。卽化學功能反常最輕之時。亦足減低人身抵抗疾病之力量。遇病原菌侵入。非但不能抵抗。且造成化學產物如毒素等。以損人體。化學與保健之關係。豈不重哉。按化學起源於埃及。初由寺僧以極簡單之化學。配合物品。用爲醫病藥劑。經若干世紀之研究改良。至十六世紀。始知水銀、鉛、硫磺、鐵、砒、硫酸銅等。用以爲藥。自後迭有發明。能於天然的不純粹物質中。提鍊純粹藥品。（阿爾加落愛特等）造成未有之天然藥品。（潑羅客因痲醉藥及催眠藥六〇六等）由內分泌臥器內提鍊藥品。（愛批奈弗林沙愛羅克新等）認定人生營養食物所不可缺之生活素。（維泰明）諸如此類。不勝枚舉。此化學上對於保健已有極大之貢獻也。考落愛特化學。（膠質化學）爲研究人體內分泌之基礎。關係極爲重要。但化學家尙鮮注意。又現在醫療肺癆、癌腫、心臟、內膜炎等病。尙少特效藥劑。內分泌液之主要成分。提鍊未尙純粹。各種抗毒素、血淸、疫苗等。有效之成分尙少。（其無用液體。每起顯著反應及複雜的合併症。有害人身。）凡此諸端。均爲現代言保健者。所亟盼有以解決之問題。深冀化學家一致努力。以獲美滿結果。

人體細胞之化學。如有精密之研究。得有美滿之解決則保健問題。不難悉以科學智識。施以準確適合的維持。不但足維固有之健康。且可增長人生之壽命。目下化學趨勢。已向治療醫學及預防醫學方面進行。是誠化學家最大發明。造福人類之一最重要機會也。

化學於保健已有之貢獻。既如彼其大。待決之問題。又如此其切。故言保健。不可不重化學。而研究化學。亦不可忘却其主要目的與效力。乃爲恢復人類健康。與增益人類壽命。我國人士之研究化學而能深造者。頗有人在。惜以國事蜩螗。建設不遑。懷才之士。無從展其所學。遑論精研機會。現當北伐成功。建設開始。吾知國家社會。必將努力提倡化學事業。以應現代及國內之需要。爰草此篇。以冀國人之注意焉。

Uber Entfettung

消肥談

吳匡

臃腫癡肥人所共惡，而以青年女子之求柳腰嫵媚者爲尤甚。乃天不作美曼妙少婦反多肥胖之病，於是醫師診察室內常聞鶯聲嚦嚦討論消肥問題矣。顧此道談何容易，每聞病人用盡心力，節制飲食也，勤習運動也，旦夕熱浴也，久而久之，脂肪未見減少，體重或且加甚，勞而無功。其不廢然而返者幾希。蓋人之肥瘦雖云飲食有關亦見格於體質，天生肥者百計無以瘦之，亦猶形消骨立者縱日飽膏脂優遊憩息終難償其面團團之宿願也。我友某君清癯一如不佞，屢進滋補營養之品不特無效，抑且轉弱，憤甚，聞歐人有豪飲啤酒獲壯者，試倣之，日傾二三瓶，酒癮深矣，而消瘦如故，以彼類此亦可見一般矣，近世醫學發達漸知人體內脂肪之新陳代謝，與內分泌有莫大關係，而甲狀腺影響尤巨。於是試以甲狀腺製劑療治肥胖症者遂如風起雲湧，盛極一時。乃實驗之下，效驗雖佳，副作用亦層出不窮，最顯著者爲心臟之障礙。夫肥人之心臟本已薄弱，今更蒙甲狀腺之損害，安有不漸趨危殆者。是以此種治療偶或不愼，卽貽無限禍端，職是之故，患肥胖病者多裹足不前，莫敢嘗試而此消肥問題終未獲澈底解決。近閱德國醫報。載有消肥新藥多種，按彼邦臨牀家之實驗其功效的確可靠，且毫無損害心臟之副作用。因特介紹於左。凡我同道盍不試之。倘眞有偉效不特醫界利賴之。亦肥胖同胞之福音也。

一、立波離新 Lipolysin 乃多種內分泌腺之混合製劑，其中主要成分爲特製之甲狀腺抽出物，更和以生殖腺精液，故有男用及女用兩種，男用者名 Lipolysin masculin.，女用者名 Lipolysin feminin. 皆係藥片，專供內服。劑量當按病情輕重爲轉移，大約日服二三片。

二、希胖退滿 Hypertherman 乃一種牛乳製劑，內加定量大腸桿菌。用法：肌肉內注射二至五西西。以此劑連續治療，一月內可減輕體重三至五啓羅格蘭姆。

三、退格拉淨 Degrasin 乃按特殊方法用新鮮甲狀腺去殼後乾製之消肥聖劑。其中並不含絲毫蛋白質分解物質，故治療時見效迅捷且並無任何不良副作用及全身障礙病象。劑量起初日服一片，逐漸增加至日服六片爲度。

四、鐵祿格新 Thyroxin 乃人工製造之甲狀腺內分泌液 Thyreojodin. 以之治療肥胖症功效確實而無損害心臟之副作用。劑量：倘欲得迅速功效宜靜脈內注射二密理格蘭（等於二管注射液），可接連注射數日。長時間治療則內服藥片每日二至六片。

五、退過胖 Decorpa 乃棕色顆粒，內含拜蘇林族植物 Baparinreihe 中之一種膨脹物質。按費盧兒氏 Fischl-Prag 研究，此劑所以有功效者，因其能長時間逗留於胃中而充分膨脹故也。例如淮試驗早膳時，加服一咖啡匙退過胖，則經過一小時後胃內猶發見許多內容物，直至八十至一百分鐘後胃中方完全空虛。以是卽覺飽滿而減少飲食矣。但在事實上則退過胖，不能為胃腹所吸收，故身體並未得絲毫熱量，徒皮受飽滿感覺之欺騙而已。循是言之，退過肥對於物質交換，初無直接影響，亦未替代甲臟腺之機能，而為一種絲毫無害之舉劑，藉減少饑餓感覺之作用以間接影響肥胖而已。劑量：每膳前半小時服退過肥一二咖啡匙。服時先置藥粒於舌上然後用清水囫圇漱下。

匡按 Degrasin, Thyro din, Decorpa 均係德國先靈開爾邦製藥廠出品，在中國歸上海香港路四號先靈洋行獨家發售 Hypertherman 。係德國薩克生藥廠出品中國經理處為上海江西路美狄根公司。至 Lipo ysin 是否已經來華現尙不知，一俟調查明白當再報告於閱者諸君也。

Lehrbuch Des Bakteriologie

病原細菌學

丁福保譯　醫學書局出版

此書共分五編第一編爲細菌生物學內分四章一細菌形態學二細菌生理學三細菌病性學四免疫學此編皆關於學說者其第二編爲細菌檢查法內分八章一細菌檢查法一般二檢查細菌之用具用品及試驗藥三滅菌法四懸滴檢查法五染色檢查法六培養試驗法七動物試驗法八免疫法及血清反應檢查法此編皆關於實習者其第三編爲病原細菌各論內分四種一消化器系病原菌二呼吸器系病原菌三皮膚系病原菌四生殖器系病原菌其第四編爲細菌以外之病原微生體內分四章一分歧菌屬二芽生菌屬三絲狀菌屬四原生動物其第五編爲病原不明之傳染病凡歐美細菌大家之學說靡不兼收並採鉅細無遺材料旣富而選擇尤爲精當內附銅圖一百餘幅五彩圖畫十六幅尤稱特色

每部二冊　定價三元

Die experimentelle Pharmakologie

增訂藥物學綱要

丁福保譯　醫學書局出版

此書共分十六章第一章麻醉藥第二章興奮藥第三章解熱藥第四章淸涼藥第五章防腐藥及消毒藥第六章驅蟲藥第七章變質藥第八章強壯藥第九章收斂藥第十章刺戟藥第十一章下劑第十二章吐劑第十三章利尿藥第十四章祛痰藥第十五章發汗藥第十六章緩和藥附錄調查備考四節並補遺十餘頁其中所載藥物較從前所譯之藥物學綱要各藥之理論及用法亦較爲詳備常用之藥物在目錄上加圈以便讀者避繁就簡並錄日本藥局方于上欄按法化驗又詳査博醫會之定名及各種之異名注於各藥之下以便讀者對照參考至於用量之比較及煎劑浸劑製法亦載之藥物學書當推此書爲最佳

每部定價二元五角

褚民誼先生在上海女子醫專演詞片片錄

謝筠壽

▲實行總理男女平等主義提創女子醫學

▲中國教育之不發展由于教授之生活不固定

▲破除中國哲學的醫學宜爲科學化

▲中藥是有効的但宜加以科學的研究

▲科學家旣以身殉科學供獻屍體乃最後之一種供獻物

▲運動之目的爲衞生有時反不衞生

▲製健康診斷書以保國民之健康

上海西摩路女子醫學專門學校。爲謀男女之實行平等。必先謀女子之職業始。爰創辦該校。雖爲時不久。對於校中之設備。如試驗室。圖書室。屍體解剖處。已設備楚楚。茲又請黨國要人醫界先進褚民誼先生爲主席校董。於本月十八號在該校禮堂開歡迎大會。褚先生熱心社會事業。對于醫藥。尤熱誠提創。遂欣然引諾殷勤指導。聞者均極表歡迎。茲將演詞撮要節錄于後。

(一)實行總理男女平等主義宜提創女子醫學　吾國古語。謂女子無才便是德。這是男女不平等的地方。難道女子不應當受教育嗎。適才胡教務長所談。吾國女子因無職業而被壓迫。故急宜求一種之職業。以資自立。又因舊社會之女子多因羞恥的觀念。而諱疾忌醫。由于這兩點。培殖女醫確是不可緩的。

(二)中國教育之不發展實由教授之生活不固定　日昨在甯波同鄉會上海各大學教授同樂會上。談到吾國教育之不發展。實由于教授生活之不固定。爲教授而不足以維持其生活。自難專心于事業。今本校教授。多是自己開業。其生活不賴本校之維持。自無生活不足之憂。將來校務自能日益發展。望諸同學潛心研究。毋怠毋縱爲要。

(三)破除中國哲學的醫學宜爲科學化　醫爲一種之科學而非哲學。必窮其理究其因而後可。吾國醫學爲哲學式。多近于理想。但吾國之理想。並不弱于歐美。如說部中之封神榜西遊記。其中之玩意。皆想入非非。但當時以爲只可想像者。今則居然實現。如飛艇潛水艇無線電等等。何以吾則思想至幾千年尚不能實現。其故由于國人只知理想不肯研究。醫之道亦若是。故吾儕宜從科學的研究。實是就是。從陰陽五行虛無縹渺中去求。是萬萬求不到的。

(四)中藥是有効的但宜加以科學的研究　上面所講中醫的學理。既不可靠。何以炎黃以後。子孫尙保存不衰。此由于藥物之効力。例如大黃可瀉。附子止痛。近如大黃等一年中運至外洋者甚多。但國人熟誦古方。只知其當然。不知其所以然。問其故則瞠目不知所對。吾人當提倡國產藥物。用科學的方法。來研究其有効成分及用量等以布告世界。則不但救一國之人民。可救全世界之人民矣。

(五)科學家既以身殉科學供獻屍體乃最後之一種供獻物　吾國醫學之不發達。由于病理解剖之不提倡。一疾病也。醫治無効。遂封入棺中。瘞埋于地。在泰東西各國。病之治而不愈者。死後必解剖之。以窮其病之所在。即無病而終者。亦可由其人之特點而剖視之。新近法國有名之文學家阿那妥來台法蘭斯 Anatole de France 死後。供醫生之解剖。其腦之大。異於常人。此外凡有異于常人。即過分發達或過分萎縮者。皆宜剖視。或保存一部。以資比較。以示來者。吾人既置身科學。當不吝此死後之軀殼。以身作則。組織一屍體解剖志願團。死後任人解剖。如予之骨格將來亦可保存。(先生體軀魁梧骨格堅强故云)又如現今吳稚輝先生思想卓越。其腦必大。將來亦可供解剖。以資參考。

(六)運動之目的爲衞生有時反不衞生　吾人欲謀身體之康健。而致力于運動。倘行過度劇烈之運動。不但無益。反覺有害。尤以女子為甚。常見長途之賽跑。雖能達目的地。其人已流行淋漓喘息不已。甚至面無人色而卒倒者。更有有患心臟病肺病。因運動而咯血或因之致命者。豈非以運動而傷其生命。故普儕醫者宜先將運動員檢驗其身體有否疾病。有者停止其運動。一面當運動之先。測驗各人之脈轉及呼吸。運動後再測驗之。視其相差之如何。如相差過遠或運動畢後久時不恢復原狀者。皆宜限制其運動。

(七)製健康診斷書以保國民之健康　文明各國均有健康診斷。或種疾病。常隱伏於內。不現於外。一旦暴發。為害殊大。故自以為無疾病時。宜就醫之診斷。是否為眞運動。倘發見疾病。易于早期治療。一方面醫生再記其平時之體重脈搏呼吸。以與病時可資區別。例如身體瘦削。如不知其平時之體重。為難斷其有疾病與否。例如前之體重為百磅。今仍其舊。是無瘦削。前為百廿磅者。今改為百磅。是較瘦而含有疾病之意義矣。此外脈搏呼吸亦然。蓋一人有一人之特性。不能執一而論。不有健康診斷書。醫者何從而資檢別。

人參之研究

吳冠民

人參為吾國舊醫賞用之補劑。（强心劑）為多年生草本 Pauax Giuseng C. A. May 之根。屬五茄科 Ariaceae 之植物也。原產上黨。故有黨參之名。按上黨卽潞州。時人以參為地害。置而而不採。後來所用者。大半來自遼東。舊醫謂人參性稟和平。形狀如人。故名人參。又以其功與天地並立為參。此參之義也。李時珍謂人參卽人蓡草。以其年深浸漸長成。根如人形有神。故又謂人蓡神草。後人以諧音簡稱。傳謂人參。命名上諸多立說。未知孰得其當。近來科學進步。新醫家對于人參效能。不無疑竇存焉。故每有試用於臨牀上。藥學家從事於本生藥成分之抽出。屢有報告。其結果亦僅與尋常生藥等。故新醫先進之國。並不採參為貴重藥用。藥局方上收載問題。更無論矣。帝國主義者。全為經濟侵略計。投吾國人所好。從事栽培。滿載而來。歲易金錢。滿載而去。使吾國人大食人參。於身有補與否。遑且勿論。而適足以增貧之一病者必矣。余有鑒于朝鮮爲參之著名產地。別直多來是處。原係國產。今變外貨。至爲憾事。關東野生產品。實足與此並駕齊驅。以其同一物質。因無科學上證明。故舊醫只知崇拜別直。歧視關東產品。宜于外人乘機推廣。增加產額。特于朝鮮設專賣局。實行其己所不欲廣施於人之侵略計劃。願吾國人勿以命名上爲迷信。當以漏卮爲要圖。國貨前途。庶有豸乎。前先將參之狀態並製法略述如下。

參有數種。採掘後新鮮之品。形狀甚大。以其含水甚多。故以水參名。因其製法上之不同。約分二種。卽紅參、白參、是也。白參將水參以日光乾燥。帶黃白色。圓筒狀、或紡綞狀。其頂端往往分歧。底部有根痕。質硬。參之橫斷面約分三部。外爲皮部。黃白色。中心爲木部。白色。居於木皮二部之間。爲新生組織輪。黃褐色。紅參卽以水參晒干。乘以火焙。紅黃色。因其中所含澱粉糊化。故爲角質之物。其餘構造與白參同。

查吾國參之產出。多係野生。並無栽培者。古法製參。採取後經年過久。用淋過灶灰晒干之末。或與炒米同參納入甆器中收藏。是爲上品。今之關東諸省製品。卽將參採取後。漂淨、糖浸、風乾、貯藏。有爲色澤關係。以二養化硫薰蒸者。卽後文灰分條中。有硫酸鹽反應。或基於此。

供本試驗之參有四種。兩係外貨。兩係國產。同時分別施行。作一比較分析。

籍知國貨與外貨有何判別。抑或同質。但籍一二成分之證同。不能得窺全豹。故非將全部成分分析作一系統報告不可。科學上之批評。决不以命名爲拘泥。但證其質同。卽本試驗所負之本旨也。參業者亦應有使命。盍興提倡。毋以一物之微。拱手讓諸他人也。玆將余所研究之參分析手續。及其所含各成分。順次詳述。以供國人之參攷。

(一)原料之採擇。(Selection of Samples) 採自上海藥肆。計國貨關東野參。國貨遼東大力參。日貨別直野參。日貨雲州野參。四種。其植物學上形態與構造。大致類似。惟色澤及大小各有不同耳。其餘有如次表。

類別	產地	平均支重	色	味
國貨關東參	奉天	一六瓦	紅褐	微甘帶苦
日貨別直野參	朝鮮	一五瓦	同前	同前
國貨遼東大力參	奉天	六．八七瓦	黃白	微甘帶苦
日貨雲州野參	雲州	六．三三瓦	同前	同前

(二)分析之目的。(Purposes of Analysis) 參之系統分析。及其異同之證明。(卽國產參與外貨參內容之比較)

(三)實施法。(Procedure) 本實施法爲比較化驗便利起見。卽將四種參同時用同法分別試驗。其成績如下。

第一　水分 (Moisture)

先將各參切成菲薄之細片。分別稱取十瓦。置於眞空乾燥器 (Vacuum dryer) 中。以硫酸干燥之。每隔四十八小時稱量一次。至得恆量 (Coustaut Weight) 爲度。其各參之減失量如次。

國貨關東野參　爲一・四一四瓦　卽一四・一四%

日貨別直野參　爲一・四六四瓦　卽一四・六四%

國貨遼東大力參　爲〇・九八四五瓦　卽九・八四%

日貨雲州野參　爲〇・七〇二五瓦　卽七・〇二%

第二　醚之浸出 (Eether extracr)

卽取第一項眞空乾燥後各種參之全部試料。分別移入沙氏浸器 (Soxhlets extractor) 中。加以純醚。施以攝氏六〇度之溫。環流浸出。至浸竭爲止。需三十小時。再將其浸出物使之自然蒸散。除去醚分後。移入乾燥器中乾燥之。稱定其恆量如次。

國貨關東野參　得〇・三五八五瓦　卽三・五八%

日貨別直野參　得〇・三二八五瓦　卽三・二八%

國貨遼東大力參　得〇・一二三八五　卽一二・三八%

日貨雲州野參　得〇・一二三六五　卽一二・三六%

各參醚之浸出質。均爲褐黃色。帶有竄透性之香氣。（爲含有揮發性物質 Volatile Matter 之證。）味苦。質粘稠弱。酸性反應。水中不溶。遇鹼則化。（爲含有脂肪油 Fatty acid 之證）其鹼化試驗如下。

將各參醚之浸出質。分別用少量醇（Ethyl alcohol）洗瓶中。加以定規鉀液（N—Potass. hydroxide solution）之適量。及非諾夫他林液（Phenol phthalein solution）二至三滴。瓶口塒以直立冷凝管。（Condeuser）置于攝氏百度湯煎鍋（Water bath）上。加溫約一小時許。將其冷凝管拆去。其瓶仍在湯煎鍋上繼續加溫。蒸去其醇分。其殘渣用溜水溶解之。移入分液漏斗（Separatory funnel）中。加以純𤇆（Beuiue）再三振搖。抽取其輪層液。置入重量已知之玻璃杯中。自能蒸乾。稱定其恆量。卽得各參醚之浸出質中不鹼化質（unsaponifiable matter）之量。再由各參醚之浸出質量減去不鹼化質量。卽得各參醚之浸出質中之鹼化質（Sapouifiable matter）之量也。

國貨關東野參	鹼化質	二・五六%	不鹼化質	一・〇二%
日貨別直野參	同前	二・〇八%	同前	一・二〇%

國貨遼東大力參	同　前	一・八四五	同　前	〇・五四%
日貨雲州野參	同　前	一・八三五	同　前	〇・五三%

据酒井和太郎氏之研究。參中有揮發性物質。對于神經中樞有鎭靜催眠麻醉諸作用。及延髓中樞興奮作用。及其他有多少利尿作用。概對于醚之浸出質而言。又舊醫馮楚瞻謂人參能回陽氣于垂絕。却虛邪于俄頃。亦不外于强心興奮等作用而已。

第三・甲醇之浸出 (Methylalcoholic extracr)

卽將醚浸後所遺之各參殘渣。除去醚分。分別移入浸出器中。用再溜甲醇。(Redistilled methylalcohol) 照醚浸法浸出。需四十八小時。所得各種浸液。低溫蒸乾。稱定其恒量如次。

國貨關東野參	得二・〇九二五	卽二〇・九二%
日貨別直野參	得一・六六二五	卽一六・六二%
國貨遼東大力參	得一・七五四五	卽一七・五四%
日貨雲州野參	得一・六〇二五	卽一六・〇二%

各參甲醇之浸出質。均爲深黃色。有苛疎之味。其水溶液呈酸性反應。振搖之則生持久性之泡沫。其内容之反應有如次述。

德華醫學雜誌　第一卷第九號

一、取浸出質之水溶液。（即醇浸質乾燥後溶解于水）加以鹽基性醋酸鉛（Basic lead acetate）液。即起溷濁。（鹼素 Sapauin 反應之一）

二、稱取浸出質〇・五瓦。溶于水少許中。加以飽和輕養化鋇液。（Saturated Baryta water）即生小塊狀之沈澱。沈定後。濾過。以鋇液洗淨之。將其沈澱分布於水中。通以二養化炭（Carbon dioxide）氣流。除去其鋇分。對于鹼性銅液不直接還元。如行加水分解（Hydrolysis）後。對于銅液微有還元之作用。（Saponin 反應之一）

三、上項通二養化炭後濾過之液蒸濃之。或取浸出質之粉末體。滴以濃硫酸。暴於空氣中。均漸呈美麗之紫堇色。（因鹼素過硫酸分解爲鹼素根（Sapogenin之作用也）

据以上三條反應。各參之醇浸質中。認爲含有屬于配糖體類（Glucosides）之鹼素作用。又据朝比奈泰彥之報告。人參醇浸液蒸發濃厚。加苛性銅飽和液。即生沈澱。爲一種鹼素云云。是可爲本試驗之佐證。

第四　水之浸出（Water extract）

取第三項甲醇浸後之各參殘渣。除去醇分後。分別移入他器。各加以十倍量之水。（約一〇〇c.c）冷浸溫浸各一次。每次需二十四小時。所得浸出液。低溫乾燥。移入硫酸乾燥器 (Desiccator) 中乾燥後。稱定其恆量如次。

國貨關東野參　得三・〇四八五　即三〇・四八%

日貨別直野參　得二・八五六五　即二八・五六%

國貨遼東大力參　得二・六一六五　即二六・一六%

日貨雲州野參　得二・八四八五　即二八・四八%

各參水之浸出質。爲褐色。味苦。溶于水中有粘稠性。弱酸性反應。且有吸濕及養化等性。熱至攝氏一〇〇度以上。即有類似炭化 (Char) 之現像。其主要試驗如下。

一、取本浸出質之粉末一瓦許。加以硝酸六〇c.c。蒸發至其殘留三分之一容積。放置二十四小時後。加以十c.c溜水。再放置數日後。則生白色粉末狀物質。及稜形結晶。玆將稜形結晶分離取出。用微量水及醇洗淨。乾燥後。檢其熔融點(Melting paint) 爲攝氏九九度。本結晶水及醇均能溶解。味酸且澀。遇鈣鹽 (Calciuw salt) 則生沈澱。是可證明水浸質中含有抱水炭素類 (Carbo hydr ates) 遇硝酸酸化變爲草酸 (Oxalic acid) 之作用也。

再將白色粉末狀物質。用多量水及醇洗淨乾燥後。檢其溶融點爲攝氏二〇八度。本質無可辨性之味。水與醇均難溶解。在空氣中久置殆無變化。是可證明水浸質中含有粘液質。因硝酸酸化變爲粘液酸。(Mucic acid) 之作用也。

二、水浸質對于費林氏液 (Feh'ing's saluqion) 不直接還元。加酸煮沸後始呈作用。据近藤平三郎及田中儀一兩氏之研究。白參水浸質中。含有粘液質及抱水炭素等。以硝酸酸化生成粘液酸。但未涉及草酸。

第五　灰分 (ash; Iuorg unic matter)

另稱取各參之原試料 (Original samples) 一定量。分別置于重量已知之坩堝 (tared crucible) 中。先以低火炭化。漸次增高熱度。燒成白色之灰。在除濕器中放冷。稱定其恆量。再改算爲百分率量如下。

國貨關東野參　二・六一%　國貨遼東大力參　三・二四%

日貨別直野參　二・九〇%　日貨雲州野參　三・〇二%

各參之灰分在稀酸類酸全部溶解。含有鎂 (Magnesium) 鈣 (Calciuw) 鉄 (Irou) 及硫酸鹽 (sulphate) 等。均照普通分析法證明之。茲用略。

(四) 簡要 (Suwuuary of Qesults) 各參各成分含量之總表。及其成分證明之簡說。

類別	水分%	醚浸質%	醇浸質%	水浸質%	不溶質%	坩無機質%

國貨關東野參	一四・一四	三・五八	二〇・九二	三〇・四六	三〇・八八	二・六一
日貨別直野參	一四・六四	三・二八	一六・六二	二八・五六	三六・九〇	二・九〇
國貨遼東大力參	九・八四	二・三八	一七・五四	二六・一六	四四・〇八	三・二四
日貨雲州野參	七・〇二	二・三六	一六・〇二	二八・四八	四五・一二	三・〇二

一、醚浸質中爲含一種揮發性物質及脂肪油。由竄透性香氣及鹼化試驗證明之。

一、醇浸質中爲含有配糖體類之鹼素。由鉛鋇等沈澱反應及硫酸分解試驗證明之。

一、水浸質中爲含有抱水炭素類及粘液質。由硝酸酸化變爲草酸及粘液酸證明之。

一、灰分中含有鈣鎂鐵硫酸、鹽、等之無機物質。照普通分析法證明之。

一、不溶性物質。卽經醚浸醇浸及水浸後之參渣。爲無味無臭之纖維狀物質。似無成分可查。故置而未試。

(五) 結論(Couclusion) 總核以上之各參分析成績。及外觀與氣味之攷驗。認國貨關東野參之與日貨別直野參。國貨遼東大力參之與日貨雲州野參。兩兩同一。因之對于生理上之効能當無二致。直認爲名異實同之物產。不爲過焉。質諸同志。以爲如何？幸垂教焉！

中華民國十七年十月下浣作于徐家匯五州固本廠之研究室吳冠民誌

德華醫學雜誌 第一卷第九號

人體機械觀之新說

王承烈

自來學者，根據人體與機械二者頗多相似之點，認爲人體之生活現象，不論在靜止或運動之候，均與機械中蒸汽機（Dampfmaschine）之作用相髣髴。其所持之理由如下：

一；人體與蒸汽機，均從輸入之燃料，產生化學的能力（chemische Kraft），以營其事業。產生此種能力之燃料，在機械方面爲煤油，及其他燃料；在人體方面爲自消化器攝取之營養素，卽蛋白質，脂肪，炭水素（Kohlehydrat）等。

二；人體與汽機均變產生之化學的能力之一部分爲器械的作業，（Arbeit）其他一部分爲溫熱（Waerme）。

三；人體與汽機，若停止運動，則所產化學的能力悉變爲蒸熱。

四；蒸汽機需用氯氣，以供燃料之燃燒，卽所謂氯化是。人體亦然，攝取之營養素，賴肺臟吸入之氯氣，而營燃燒作用，且二者於燃燒結果均發生溫熱及燃燒產物（Verbrennungsproducte），如水及炭氫氣等。

基上二者相似點，從前學者，遂以爲在人體內，亦如蒸汽機關，輸入之營養物先儘化爲溫熱，然後此溫熱之一部分，當人體運用筋肉之時，準勢力保存之律，（Gesetz der Erhaltung von Energie）復變而爲器械的作業，其他一部分則向外放散；蓋吾人固知，汽機之作用由於燃料受高度之熱，其炭素因以極大之親和力與氫氣抱合，發生溫熱，此溫熱復蒸水變汽，蒸汽既多，勢必擴張，汽機因而動作也，

然而吾人身體內部之理學的，化學的作用雖然並陳。莫可究詰。決不若無機界現狀之簡單，設吾人不厭求詳，更進而一爲精確之比較焉，則其不同之處正復甚夥。茲略述之：

一，凡可燃物質汽機悉能燃燒，而人體不然，僅限於一定之營養物質，例如澱粉，脂肪，砂糖等；其植物纖維質（Cellulose）卽非人體所能燃燒者也。

二，汽机之燃燒作用極爲簡單，且極完全。其燃燒產物如水如炭氫氣均爲終極產物，不復含化學的能力。而人體反是，極爲複雜，其燃燒產物，除水與炭氫氣外，尚有含多少化學的能力之物質，例如尿素（Harnstoff $CO\genfrac{}{}{0pt}{}{NH_2}{NH_2}$）是。

三，汽機之消費化學的能力及其所營作業與燃料輸入之多寡相關係，換言之，在一

定範圍內燃料之供給增多，則其器械的作業與費能力之耗費亦隨之而增加，否則隨之減少。在人體則消費量一依體內之需要爲標準，初不隨食物輸入量而轉移。輸入過量，消費有餘，其分解未盡富於能力之物質仍由消化器，排泄器排於體外。故多食非特無益。抑且有害。輸入過少，消需不足，則不得不取償於本身有機性之體質，以應一定之需要。故食物缺乏，致體尩羸。

四，人體有一種爲機械所不具貯蓄能力 (Energiespeicherung) 之能力，即人體平時能於攝取之含水炭素（澱粉等）內，將澱粉變成之砂糖之一部分。經肝細胞之作用變成一種動物的澱粉，名曰瑠溜庫健 (Glykogen)，$(C_6H_{10}O_5)n$ 貯臟肝臟及筋肉內，俟體內營養缺乏或飢餓時，便由肝臟酵素之作用復化而爲簡單之砂糖，即葡萄糖 $(C_6H_{12}O_6)$ 由血液送諸全體，以供應用。故吾人絕粒時尙能略延生命，不致即死，端賴此物維持之力耳！

五，汽機能絕對的停止其作業，同時停止燃燒作用，故不需燃料之加入。而人體則否。人體爲持續生命起見，於安居或睡眠時縱能停止其外部之器械的作業，然其呼吸筋與心臟筋之動作仍賡續不斷。其攝取食物暨物質交換之化學的現象與動作時亦無以異。是謂之靜止的新陳代謝 (der Ruhestoffwechsel)

六，汽機之作業祇及消費化學的能力百分之十五乃至二十；在人體則作業愈多，能力之消費愈省，即作業愈久或愈强，可由少量之物質消費而持續之，在最良之狀態下，作業能至消費化學的能力百分之三十五乃至四十。

七，汽機經久長作業鐵製之部隨時磨滅。然人體內之筋動作，雖延長至七八十年之久，絕無毀損之事。

依據上列各端，可知人體內部之作用不能與機械相比擬，彰彰甚明。晚近德國學者，復根據事實，精密研究，益證明前人臆說之非。茲記其研究結果二則如后，其第二項尤屬緊要：

一，倘人體作用酷似機械，則當筋動作之候，其體溫至少當升高至攝氏一百七十度。抑知事實不然。吾人休息時之體溫平均係三十七度，身體運動或力役之際，雖漸上升，然至多不過二度以上，詳言之，吾人體內之溫度固隨器械的事業而增加，但溫量發生，遠不若作業增加之速，一若成反比例者然。

二，人體內由食物分解產生之化學的能力，用於工作時，並非先變成溫熱，然後再由溫熱變成作業，却係先成作業，然後生熱，且二者之先後出現，並非互相推移，即並無何等關係介於其間，與上述機械內部能力變化之情形逈異。自此項理論發明以來，人體機械觀之說根本不能成立，其爲重要，不言可喻。茲更將此說所據人體內作業先溫熱而發生之大概現象說明之：

原於電流的神經刺激人體筋肉內先起一種化學變化，即貯藏筋肉內之瑡溜若健由砂糖之形變成乳酸。(Milchsaeure) 乳酸能使筋纖維內之蛋白質凝固，因之起該部筋肉之短縮强直，而營所謂器械的作業。而此凝固一瞬間所產之能力大抵完全變成工作，僅一小部分爲克制該筋起收縮運動時所生之抵抗而消費，變成溫熱。此溫熱之量甚小，非使人體增高溫度之主因，自可勿論。由此觀之，人體作業自開始迄於此時，並未需用氧氣，並未造成炭氧氣，並未起氧化作用，故亦並未產生溫熱。迨至筋肉漸欲弛緩，回復原狀，爲達此目的計，不得不先使乳酸燃燒而消滅，於是乃需用血液內之氧氣，同時發生多量之熱。此熱乃作業之副產物，即體溫增高之源，然係向外消失，而不依能力不變之理復營作業。此即最近學者人體作業先溫熱而發生之主張，與機械相異之重心點卽在乎是。是以人體雖可目爲一種機械，然因特具極複雜之理學的，化學的作用，遂與無機界之蒸汽機顯然各別，莫可並論。

醫學書局經售

七大叢書

百川學海　十四元

宋古鄖山人左禹錫輯此書世傳絕稀歷來藏書家亦罕完帙惟嘉興沈乙庵尚書所藏本末粲具今柳君蓉邨即從尚書處借得亟爲影印以餉學者全書共四十册凡百種離爲十集於漢唐兩宋名賢著述搜羅閎富名曰學海洵洋洋乎偉觀也世之久慕此書而不可得者可無憾矣

守山閣叢書　七十四元

金山錢錫之先生輯先生性好表章往籍其行於世者指海珠叢別錄而外即此守山閣叢書是也共六百五十二卷一百八十册所收之書都百有十種其書多從浙江文瀾閣錄出當時並邀顧賓王張嘯山諸同好相與校理異同以正謬誤宜其書多希見之籍魯魚亥豕一從刊落爲世所寶貴也今柳君蓉邨以其影印行世想爲愛讀古書者所歡迎也

拜經樓叢書

海寧吳槎客先生輯先生之生值乾嘉盛時家富緗素多宋元槧本又好山澤之遊先世有別業在陽羨常往來於蜀山蛟溪之間遺聞軼事頡採尤多如國山碑攷桃溪客語陽羨名陶錄皆存叢書中全書共三十種秘四十八册多希見之本今由柳君蓉邨積年蒐輯得以復存並爲之影印用廣流布世之博雅好古者幸勿失之交臂也每部實價七元

岱南閣叢書

陽湖孫星衍先生校刊先生自少以辭章擅名中年後覃精漢學好聚書嘗校勘遂爲考據專家其所傳岱南叢書搜羅宏富校勘精覈全書共六十册今柳君蓉村取以重印不徒傳先生之學亦可爲藝林之津筏也故亟爲之介紹於好讀古書者每部實價念四元

宋六十名家詞

此書共分六集搜輯宋代名家詞凡六十家爲千載以來聲家之淵海也顧元刻既不多遴學東本又未盡善鑒者唏焉今柳蓉邨迺以汲古閣初印本影印全書共三十二册縮爲袖珍本僅帶頗稱便利世之愛讀古書者諒必以先覩爲快也每部實價七元

借月山房彙鈔　三十六元

昭文張海鵬編刊是書搜采前明幷近儒未刊之籍若惠定宇易例陶正靖詩說等百三十五種離爲十六集共一百廿册凡經學小學雜史野乘奏議傳記地理政書史評儒家術數藝術譜錄以及雜家小說詩文評類本末之學略具焉惟此書傳本絕稀世不經見今柳蓉邨君特將其影印廣爲流布凡欲研究經史泛濫百家者當必以先覩爲快也

蘇齋叢書　三十八元

大興翁覃溪學士精心汲古宏覽多聞於金石譜錄書畫碑版之學尤能剖析毫芒如肉貫串今所傳蘇齋叢書凡十九種博而能精皆其生平所致力者海內學人得此書讀之必測海尋涯望斗知歸矣惟此書傳本稀少今由柳蓉邨君爲之募寫付印以廣其傳全書共四十册世之好讀翁氏書者皆宜購置一編焉

傳染病要論

楊尚恆

用顯微鏡以檢查各病。其原因起於最小之動植物者。爲數最多。由觀察之便。可盡謂之曰傳染病。許多傳染病。有一定之限制地。如咽腔白喉，各器官之結核病，肺炎，霍亂，痢疾，腦脊膜炎，白濁等。均名器官病。雖其爲病有時生出普通現象。而局部病之名。固仍不能變也。其他方面。則有許多傳染病。不能限於一種器官。既同時散布各器官。或其引病物侵入血道。如急性發疹，楊梅，流行感冒，瘧疾（又名間歇熱）之類是。他方面則須人工入道。始能起病。如流火症，(Erysipelas) 放線菌病，(Aktinomykose) 等是也。

傳染病之微菌學說。茲不詳論。微菌學未進化之前。卽有人謂有有生傳染毒素。(Contagium vivum) 此種情形厥維病素之無限再生力及潛伏期。病素之無限再生力。與化學上毒素。完全相反。而所謂潛伏期者。卽論毒素傳染後及發出現象中間之始末情形也。

傳染胚芽是否在病人體內生長。由接觸而及別人。或生長於外面。因傳染毒而得散播。近來進步之學說。對於此點。爰將免疫性之問題。置於當前。於是得知人身內常有安全無害之桿菌。有時或視為腸植物。(Darmflora) 對於新陳代謝之作用。最為緊要。有時竟至有毒。並生出最重大之損害。而有毒之桿菌。如連鎖狀球菌，葡萄狀球菌，雙球菌 (Diplokokken) 白喉桿菌等。有時竟在口內，鼻孔內及咽腔環 (Rachenring) 之腺狀組織。竟不生病。但亦有一經感冒。則又不然。且可傳染別人身上者。如傷寒桿菌。可存留於曾患傷寒者之膽囊內若干年。毫無病象。隨時或間時排泄於外。以傳染於人。此之謂帶菌者。(Bazillentraeger) 又曰久期排泄者。(Dauerausscheider) 欲解說此種現象。則只可謂個人對此引病物。有時或隨時具有免疫性而已。

世間有許多人。自來卽有免疫性。雖遇傳染。亦不重病。痘症及痲疹等。一般人對之。多有被傳染之素因。勝過此病後。始可得免疫性。此性可以經久。或經過一生。入內之桿菌。至少一部分被白血球吸收。或被滅絕。麥池尼可夫 (Metschnikoff) 謂之曰食細胞作用。(Phegocytose) 此則由於存留體內之免疫性。實為化學功用。蓋反對體 (Antikoerper) 造成後存於血清內也。如用一定引病物或其他毒質。循序而使動物免疫。則遂給此動物之血清以一性質。性質維何。卽使別一康健動物。得此血清後。對於彼種毒質。立即免疫。此種血清。名曰療治血清。身體自己並不參與免疫動作。故曰他受性免疫。(Passive Immunitaet) 在白喉，破傷風 (Tetanus) 等病。或傳染後。用爲防護接種。(Schutzimpfung) 至所謂自發性免疫 (aktive Immunitaet) 則由於接種一種血清。此血清因漸次接種。(Tierpassagen) 其毒已減輕。或由人工使弱之引病物純粹培養。而使血液細胞構造反對體。是之謂毒苗療治。(Vaccinbehandlung) 此類重要接種素 (Impfstoffe) 有時由許多桿菌培養而起。此之謂多價毒苗。(Polyvalente Vaccine) 或由病人自身之引病物而成。此之謂自身毒苗。(Autovaccine) 近來亦有用異性毒苗者。此毒苗之造成。不由原病引起物。而由別種引病物。如神經毒苗 (Vaccineurin) 之類是也。

具有一定傳染病或經過一定傳染病之人。其血清因之得多種特性。其於施診斷時。最關緊要。桿菌培養基內。如加以此種血清。則細微分散之桿菌。凝聚一堆。而其液亦因之清明。傷寒病之格魯伯維達爾氏反應。(Gruber-Widalsche Reaktion) 卽是此理。其法以傷寒病人之血清。置於傷寒桿菌基內。則生一凝聚反應。尋常血清內。尚有一質。名 Opsonine. 乃萊特氏 (Wright) 所發明。此質可使桿菌易被噬食。含反對體之血清。有時由補充結合。(Komplementbindung) 而藏溶解別種血清內紅血球之效用。如患楊梅時之華氏反應 (Wassermann'sche Reaktion) 是也。

傳染病之現象。有時僅於入病處或血內。見桿菌之增長——許多敗血病。由損傷傳染物，肺炎球菌，白濁球菌，腸桿菌。——或由病毒之移轉。多許效用。都有毒質 (Toxine) 引起。如熱病 (Fieber) 是也。照傳染病之普通情形而論。須經過各種時期。如潛伏期，預徵，始期，增加期，減退期。預徵期可以無之。始末之間。可以加劇。病將終時。亦可復發。苟身中尚無免疫之本能。則可從新傳染。其始未爲間歇 (intermittiereud) 或爲輪週。(Cyclisch) 引病物在身中。經過一定之發育。而後現象發出。如瘧疾是也。引病物亦可在腺內或其他部分。從事休息。或被包圍。(Einkapselung) 多年後始復作事。如在梅毒及肺癆是也。

本誌投稿簡章

本誌刊行宗旨。在普及新醫學及衛生常識。彼此發揮思想。研究學術。而促進醫藥界之進步。公共衛生建設之實現。

一 投寄之稿或自撰或翻譯，或介紹外國學說而附加意見，其文體不拘文言白話或歐美文字均所歡迎。

二 投寄之稿望繕寫清楚並加標點符號。

三 凡稿中有圖表等，務期明瞭清潔書於白素紙，以便直接付印。譯外國名詞須註明原字。

四 投寄譯稿請將原文題目，原著者姓名出版日期及地點詳細叙明。

五 稿末請注明姓字住址，以便通信，至揭載時如何署名聽投稿者自定。

六 投寄之稿揭載與否，本社可以豫覆，原稿若預先聲明並附寄郵資者可還原稿。

七 投寄之稿俟揭載後，本社酌致薄酬如下：

(甲)單行本二百份 (乙)本雜誌 (丙)書劵 (丁)現金

八 原稿請寄上海梅白格路一百廿一號德華醫學雜誌社收爲荷

民國十七年九月十五日出版

△德華醫學雜誌第九號

主幹者 醫學士 丁惠康

藥學主任 藥學博士 丁名全

醫學主任 醫學博士 丁錫康

出版者 德華醫學雜誌社 上海梅白格路一百廿一號

總發行所 醫學書局 上海梅白格路一百廿一號

卽愛文義路巡捕房南首

(廣告刊例函索卽寄)

定價表

每月一冊 全年十二冊

零售每冊大洋三角 郵費國內二分 國外八分

預定全年特價大洋二元四角(原價三元六角) 郵費國內不加 國外九角六分

新疆蒙古日本照國內 香港澳門照國外 郵費代價作九五折以一分四分及一角爲限

郵章如有改動隨時增減

定閱諸君如有詢問事件或更改住址通信時務將 一 定單號數 二 定戶姓名 三 原寄何處 三項詳細開明方可遵辦實緣定戶太多簿冊繁重非此三項無從檢查難免仍有誤寄特先聲明